失能失智老人
医疗服务需求满足

问题与对策

黄玉捷　石　瑛◎著

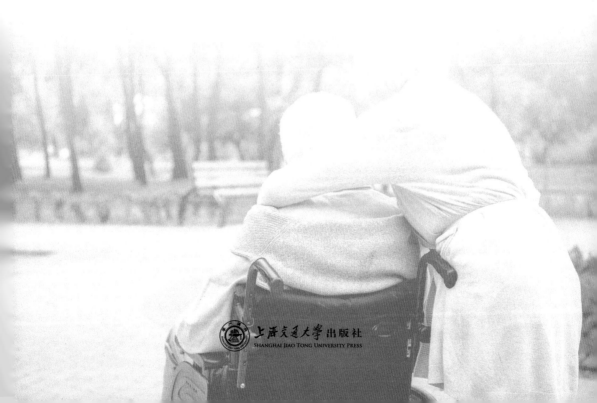

上海交通大学出版社
SHANGHAI JIAO TONG UNIVERSITY PRESS

内容提要

本书分为三编,共 18 章。第一编:失能失智老人。该编通过大量文献检索,梳理了失能失智老人的评估方法,厘清了失能失智的概念。同时,梳理了引发失能失智的相关疾病。第二编:失能失智老人医疗服务调查。该编运用上海市卫生和健康发展研究中心课题组于 2020 年 9 月进行的失能失智老人调查所获取的数据,对失能失智老人治疗服务需求、医疗护理需求和医疗行为进行了详细分析,获取了影响失能失智老人卫生服务利用需求满足、治疗服务需求满足和医疗护理需求满足的相关因素。第三编:失能失智老人医疗服务对策。该编在全面梳理我国失能失智老人医疗服务相关政策的基础上,结合失能失智老人医疗服务中存在的问题,提出了完善失能失智老人医养结合、预防失能失智,加强失能失智老人医疗服务、医疗护理服务、医疗保险保障,以及建设失能失智老人友好社会等对策建议。

图书在版编目(CIP)数据

失能失智老人医疗服务需求满足:问题与对策/ 黄玉捷,石瑛著. —上海:上海交通大学出版社,2023.9
ISBN 978 - 7 - 313 - 27340 - 6

Ⅰ.①失… Ⅱ.①黄…②石… Ⅲ.①老年人－医疗卫生服务－服务需求－研究－中国 Ⅳ.①R199.2

中国版本图书馆 CIP 数据核字(2022)第 158836 号

失能失智老人医疗服务需求满足：问题与对策
SHINENG SHIZHI LAOREN YILIAO FUWU XUQIU MANZU: WENTI YU DUICE

著　　者：黄玉捷　石　瑛		
出版发行：上海交通大学出版社	地　　址：上海市番禺路 951 号
邮政编码：200030	电　　话：021 - 64071208
印　　制：苏州市古得堡数码印刷有限公司	经　　销：全国新华书店
开　　本：710 mm×1000 mm　1/16	印　　张：17.75
字　　数：299 千字	
版　　次：2023 年 9 月第 1 版	印　　次：2023 年 9 月第 1 次印刷
书　　号：ISBN 978 - 7 - 313 - 27340 - 6	
定　　价：78.00 元	

前　言 | FOREWORD

我国人口老龄化进展迅速。国家统计局数据显示,截至 2019 年末,我国 60 岁及以上人口达到 2.54 亿,占总人口的 18.1％。伴随着老年人口规模增长,我国失能失智老人规模也增长迅速。全国老龄办《第四次中国城乡老年人生活状况抽样调查成果》显示,我国失能老人占全部老年人口的 18.3％,以此推算,2019 年我国失能老人达到 4 648.2 万人。另据中国疾病预防控制中心调查,2019 年我国失智老人(老年认知障碍症患者)达到 900 万人。

失能失智老人规模增大,意味着社会养老照护需求和老年医疗服务需求飙升。全国老龄研究中心调查数据①显示,80％以上城乡失能老人患有慢性疾病。2020 年 9 月上海市卫生和健康发展研究中心课题组在上海市杨浦区和奉贤区的调查结果表明,失能失智老人平均患有 2.3 种慢性疾病,40％的失能失智老人口患有 3 种以上慢性疾病。其中,失能失智老人高血压病患病率为 70.5％,脑血管疾病患病率为 36％,心血管疾病患病率为 31％,老年认知症患病率为 27.3％。与一般老年群体相比,失能失智老人不仅多病共存,而且日常生活自理能力较差,需要医疗护理和日常照护。上海市杨浦区和奉贤区调查结果表明,55.5％的老人日常生活不能自理,44.2％的老人有语言障碍,32.5％的老人进食困难,61.2％的老人长期便秘,35.2％的老人情绪不稳定,20.8％的老人有痴呆的行为精神症状(behavioral and psychological symptoms of dementia, BPSD,主要表现为激越、攻击性社会行为等)。

我国政府高度重视失能失智老人医疗服务问题,从关注失能失智老人方便就医和健康管理,逐渐过渡到全面推进失能失智老人医养结合,为失能失智老人

---

① 中国老龄科学研究中心课题组,张恺悌,孙陆军,等. 全国城乡失能老年人状况研究[J]. 残疾人研究,2011(2): 6.

提供健康教育、预防保健、疾病诊治、康复护理和安宁疗护等全过程健康服务。

2015年11月，国务院办公厅转发国家卫生计生委、民政部、发展改革委、财政部、人力资源社会保障部、国土资源部、住房城乡建设部、全国老龄办、中医药局等九部门《关于推进医疗卫生与养老服务相结合的指导意见》（国办发〔2015〕84号），提出"鼓励为社区高龄、重病、失能、部分失能以及计划生育特殊家庭等行动不便或确有困难的老年人，提供定期体检、上门巡诊、家庭病床、社区护理、健康管理等基本服务"；"全面落实老年医疗服务优待政策，医疗卫生机构要为老年人特别是高龄、重病、失能及部分失能老年人提供挂号、就诊、转诊、取药、收费、综合诊疗等就医便利服务"。

2017年2月，国务院发布《"十三五"国家老龄事业发展和养老体系建设规划》（国发〔2017〕13号），提出"落实老年人医疗服务优待政策，为老年人特别是高龄、重病、残疾、失能老年人就医提供便利服务。鼓励各级医疗卫生机构和医务工作志愿者为老年人开展义诊。加强康复医师、康复治疗师、康复辅助器具配置人才培养，广泛开展偏瘫肢体综合训练、认知知觉功能康复训练等老年康复护理服务"。

2019年10月，国家卫生健康委等十二部委联合发布《深入推进医养结合发展的若干意见》（国卫老龄发〔2019〕60号），提出"实施社区医养结合能力提升工程，加大社区医养结合机构建设力度。社区卫生服务机构、乡镇卫生院或社区养老机构、敬老院可利用现有资源，内部改扩建一批社区（乡镇）医养结合服务设施，重点为社区/乡镇失能失智老人提供集中或居家医养结合服务"；"加强医疗服务与养老服务衔接。有条件的地方可积极开展医疗服务和养老服务的衔接，完善硬件设施，充实人员队伍，重点为失能的特困老年人提供医养结合服务"。

2020年12月，国家卫生健康委印发《关于加强老年人居家医疗服务工作的通知》（国卫办医发〔2020〕24号），指出居家服务的服务对象是"有居家医疗服务需求且行动不便的高龄或失能老年人，慢性病、疾病康复期或终末期、出院后仍需医疗服务的老年患者"。

2022年3月，国家卫生健康委、国家发展改革委、民政部、财政部、住房城乡建设部、应急部、国家医保局、国家中医药局、中国残联等九部门联合印发《关于开展社区医养结合能力提升行动的通知》（国卫老龄函〔2022〕53号），提出"有条件的社区卫生服务机构、乡镇卫生院或社区养老机构、特困人员供养服务设施(敬老院)等可利用现有资源,内部改扩建社区(乡镇)医养结合服务设施,重点为失能、慢性病、高龄、残疾等老年人提供健康教育、预防保健、疾病诊治、康复护理、安宁疗护为主,兼顾日常生活照料的医养结合服务","国家发展改革委安排中央预算内投资支持建设连锁化、标准化的社区居家养老服务网络,提供失能照护以及助餐助浴助洁助医助行等服务,支持医疗机构开展医养结合服务"。

在全面推进失能失智老人医养结合过程中,开展全面、系统的失能失智老人医疗服务研究十分必要。一是通过全面、系统的研究,可以全面梳理我国失能失智老人医疗服务政策,更加清晰地把握我国失能失智老人医疗服务政策走向,发现失能失智老人医疗服务政策中的不足。二是通过全面、系统的研究,可以全面梳理失能失智老人医疗服务中存在的问题,完善我国失能失智老人医疗服务政策措施。三是通过全面、系统的研究,可以完善我国失能失智老人医疗服务问题研究。随着我国人口老龄化不断深入,近十年来我国失能失智老人研究逐渐增多,研究重点主要聚集在失能失智老人养老照护方面:一是失能失智老人照护体系研究。这部分研究主要集中于长期护理保险服务制度研究。二是失能失智老人家庭照护者精神负担及社会支持研究。三是失能失智老人照护现状研究。有关失能失智老人医疗服务研究的文献还比较少。

失能失智老人医疗服务问题的缘起是失能失智老人医疗服务需求增加。本书选择失能失智老人医疗服务需求是否得到满足这样一个视角,作为研究失能失智老人医疗服务问题的切入点。通过研究回答:在现有医疗服务资源配置条件下,失能失智老人医疗服务需求是否得到了满足? 未得到满足的原因是什么? 我们需要如何调整医疗服务政策来推动医疗服务资源的重新配置,以保障失能失智老人医疗服务需求?

本书分为三编,共18章。第一编:失能失智老人。该编通过大量文献检索,梳理了各类失能失智老人评估方法,厘清了各类失能失智概念。同时,梳理了引发失能失智的相关疾病。第二编:失能失智老人医疗服务调查。该编运用上海市卫生和健康发展研究中心课题组2020年9月失能失智老人调查数据,对失能失智老人治疗服务需求、医疗护理需求和医疗行为进行了详细分析。之后,重点对失能失智老人卫生服务利用需求、治疗服务需求和医疗护理需求的满足情况进行了研究。通过多因素分析,获取了影响失能失智老人卫生服务利用需求满足、治疗服务需求满足和医疗护理需求满足的相关因素。第三编:失能失智老人医疗服务对策。该编在全面梳理我国失能失智老人医疗服务相关政策的基础上,结合失能失智老人医疗服务中存在的问题,提出了完善失能失智老人医养结合、失能失智预防、医疗服务、医疗护理服务、医疗保障和社会支持等六方面的对策建议。

　　由于作者知识水平和能力有限,书中难免存在错误与疏漏,敬请同仁、专家、各位读者斧正。

上海市卫生和健康发展研究中心(上海市医学科学技术情报研究所)

黄玉捷　石瑛

2022.7

目 录 | CONTENTS

第一编 失能失智老人

第二编 失能失智老人医疗服务调查: 需求与满足

第一编

失能失智老人

1

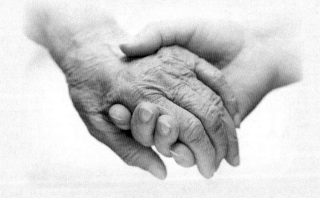

第一章

失能失智老人评估

一、失能失智概念及内涵

失能失智是一种人口现象。它是指由于意外伤害或疾病，人的身体或精神受到损伤，导致生活或社交能力丧失。失能失智包括：失动（运动功能的丧失）、失智（认知功能的丧失）、失禁、失明、失聪，感知觉与沟通能力受损、社会参与能力受损，以及由此引发的生活综合能力丧失。

失能失智是一个时点概念。失能失智表明了在某一时点某人的行动能力丧失状况。在不同时点，人的失能失智状态可以保持不变，也可以保持变化状态。如，通过医疗手段或康复训练，相对于上一时点而言，某人的失能失智状态可能得到改善，失能失智程度有所减轻；反之，由于缺乏医疗条件或康复训练，相对于上一时点而言，某人的失能失智状态愈加恶化，失能失智程度加深。一般而言，由阿尔茨海默病、血管性痴呆等认知障碍疾病引起的失智状态只会加重而不会减轻。因为阿尔茨海默病、血管性痴呆等认知障碍疾病是一种进行性疾病，药物治疗或非药物干预只能延缓而不能扭转失智进程。

失能与失智并不是一对独立概念。在社会发展早期，失能与失智概念相对独立。社会一般认为，失能是指个体丧失了日常生活活动能力（activities of daily living，ADL）或丧失了工具性日常生活活动能力（instrumental activities of daily living，IADL），而失智是指个体出现的疯癫状态。随着医学进步特别是脑科学的发展，人们对精神疾病有了比较深入的了解，精神疾病得到了更为科学和细致的分类，失智也有了比较明确的指代，即认知障碍，而不是笼统的、缺乏医学证据支撑的疯癫状态。进入 21 世纪以来，人们进一步认识到认知能力也是人的一种行动能力。因此，失智被纳入失能范畴，即失能包含失智。但现实生活中,纳入失能人群的个体并非全部既失能(丧失日常生活活动能力和工具性日常生活活动能力)又失智。一方面,在现代意义上的失能(包含失智)人群中有一部分人日常生活活动能力和工具性日常生活活动能力完好但认知能力低下。随着其认知症的发展,这部分人的失智状态可能会恶化,直至终生。但同时,他们在生命晚期也可能会丧失日常生活活动能力和工具性日常生活活动能力,最终完全失能失智。另一方面,在现代意义上的失能(包含失智)人群中也有一部分人日常生活活动能力和工具性日常生活活动能力丧失但认知功能完好。随着年龄增长特别是进入老年期之后,其认知功能开始出现障碍,最终完全失能失智。从这个意义上讲,用失能人群来作为失能失智人群的统称并不能完全体现这个群体的特性,因而,我们在使用"失能人群"称谓的同时,还常常使用"失能失智人群"这一称谓,体现对失智群体的重视。

失能失智人群长期以来一直是社会重点关怀的对象,纳入民政系统残疾人员管理。在人口老龄化背景下,我国失能失智群体出现了一系列重要变化。

其一,老年人成为失能失智主体。随着人口老龄化进程加速,老年人口规模增长迅速,老年人口中的失能失智人群也增长迅速。到目前为止,失能失智群体中 80% 的人口为老年人口。2015 年,我国有失能老人 4 000 万人,老年人失能率达到 18.3%。

其二,老年失智人群规模增长迅速。伴随着人口老龄化,我国人口预期寿命大幅度提高,2019 年达到 77.3 岁。在老年人寿命越来越长的同时,老年认知障碍疾病却悄然而至。老年人口中失智老人规模增长迅速,目前已达到 1 000 万人。由此,失能失智问题由单纯的残疾问题转变为失能失智与人口老龄化交织在一起的综合性社会问题。因此,应对失能失智问题上升为我国应对人口老龄化国家战略的一部分。

总体而言,在应对人口老龄化国家战略下,我国失能失智老人的养老服务、长期照护和医疗服务等多方面被综合考虑、全面部署,在国家未来中长期规划中还将不断深化和完善。

具体而言,包括如下三个方面:

第一,在失能失智老人养老服务方面,2013 年,国家民政部发布了《老年人能力评估》(MZ/T 039—2013)行业标准,确立了我国老年人行为能力评估指标体系。通过对老年人的日常生活活动能力、精神状态、感知觉与沟通、社会参与等的全面评估,科学划分老年人能力等级,根据老年人能力等级制定养老行业服务标准,指导养老机构和社区提供科学精准的养老服务。2021 年 11 月,国家民政部发布了《老年人能力评估规范(征求意见稿)》国家标准,进一步细化了老年人日常生活活动能力、认知能力、感知觉和社会参与等方面的评估内容,老年人能力评估分级更为精准,其评估结果更有利于指导机构养老服务和社区养老服务,提高养老服务水平。

第二,在失能失智老人长期照护服务方面,2020 年,国家医保局、财政部发布《关于扩大长期护理保险制度试点的指导意见》(医保发〔2020〕37 号),提出利用医保基金,稳步推进我国失能失智老人长期护理保险制度试点,协同促进养老服务体系建设。2021 年 8 月,国家医保局、国家民政部发布《关于印发〈长期护理失能等级评估标准(试行)〉的通知》,在总结 2016 年长期护理保险制度试点经验基础上,提出了长期护理保险服务国家评估标准。通过对老年人日常生活活动能力、认知能力、感知觉与沟通能力等方面进行评估,确立失能失智老人享受长期护理保险服务的等级。建立全国统一的长期护理失能等级评估标准,能够更好地保障失能失智老人公平享有长期护理保险待遇,更好规范和精准提供长期护理服务。

第三,在失能失智老人医疗服务方面,2019 年,国家卫生健康委等十二部委联合发布《深入推进医养结合发展的若干意见》(国卫老龄发〔2019〕60 号),提出建设深化医养签约合作、实施社区医养结合能力提升两大工程,重点为社区(乡镇)失能(含失智)老年人提供集中或居家医养结合服务。同年,国家卫生健康委员会发布了《关于建立完善老年健康服务体系的指导意见》,初步提出"建立健全老年健康危险因素干预、疾病早发现早诊断早治疗、失能预防三级预防体系""加强老年人健康管理,做实家庭医生签约服务,改善老年人营养状况,加强重点慢性病筛查指导,降低老年人失能发生率""探索建立从居家、社区到专业机构的失能老年人长期照护服务模式,实施基本公共卫生服务项目,为失能老年人上门开展健康评估和健康服务""支持社区嵌入式为老服务机构发展,增加从事失能老年人护理工作的护士数量"等指示。在此基础上,2022 年,国家卫生健康委会同国家中医药管理局发布《关于全面加强老年健康服务工作的通知》(国卫老龄发〔2021〕45 号),进一步详细规定了以失能失智老人为重点的老年健康服务内容。

一是加强老年人健康教育。积极宣传"老年健康核心信息""预防老年跌倒核心信息""失能预防核心信息""阿尔茨海默病预防与干预核心信息"等老年健康科学知识和老年健康服务政策。

二是做实老年人基本公共卫生服务。重点为失能老年人提供健康评估和健康服务。

三是加强老年人功能维护。加强老年人群重点慢性病的早期筛查、干预及分类指导，积极开展阿尔茨海默病、帕金森病等神经退行性疾病的早期筛查和健康指导，提高公众对老年痴呆防治知识的知晓率。鼓励有条件的地方开展老年人认知功能筛查，及早识别轻度认知障碍，预防和减少老年痴呆发生。组织开展老年人失能（失智）预防与干预试点工作，鼓励有条件的省（自治区、直辖市）组织开展省级试点工作，减少老年人失能（失智）发生。加强老年人伤害预防，减少伤害事件发生。鼓励有条件的地方开展老年人视、听等感觉能力评估筛查，维护老年人内在功能。

四是开展老年人心理健康服务。重视老年人心理健康，针对抑郁、焦虑等常见精神障碍和心理行为问题，开展心理健康状况评估和随访管理，为老年人特别是有特殊困难的老年人提供心理辅导、情绪纾解、悲伤抚慰等心理关怀服务。

五是做好老年人家庭医生签约服务。提高失能、高龄、残疾等特殊困难老年人家庭医生签约覆盖率，到 2025 年不低于 80％。

六是提高老年医疗多病共治能力。加强国家老年医学中心和国家老年区域医疗中心设置与管理，鼓励建设省级老年区域医疗中心。加强综合性医院老年医学科建设，到 2025 年，二级及以上综合性医院设立老年医学科的比例达到 60％以上。医疗机构要积极开展老年综合评估、老年综合征诊治和多学科诊疗，对住院老年患者积极开展跌倒、肺栓塞、误吸和坠床等高风险筛查，提高多病共治能力。

七是加强老年人居家医疗服务。重点对居家行动不便的高龄或失能老年人，患有慢性病、处于疾病康复期或终末期，以及出院后仍需医疗服务的老年患者提供诊疗服务、医疗护理、康复治疗、药学服务、安宁疗护。

八是大力发展老年护理、康复服务。为老年患者提供早期、系统、专业、连续的康复医疗服务，促进老年患者功能恢复。

九是加强失能老年人健康照护服务。完善从专业机构到社区、居家的失能老年人健康照护服务模式。鼓励建设以失能老年人为主要服务对象的护理院（中心）。鼓励二级及以下医院、基层医疗卫生机构与护理站建立签约合作关系，共同为居家失能老年人提供健康照护服务。面向居家失能老年人照护者开展照护技能培训，提高家庭照护者的照护能力和水平。

二、失能失智评估方法

失能失智人群划分是为失能失智人群提供充足的、必需的公共服务的重要基础。早在 20 世纪 60 年代,许多国家就开展了失能失智评估探索。经过多年的实践,在国际社会中形成了以人的日常生活活动能力评估为主线,以基础性日常生活活动能力和工具性日常生活活动能力为两大主要评估内容的评估体系。

基础性日常生活活动能力评估常用量表包括巴氏指数(Barthel Index)、改良巴氏指数、功能独立性评定(functional independent measure,FIM)、卡茨指数(Katz Index)、PULSES 评估、Kenny 自理评估等。工具性日常生活活动能力评估常用量表包括快速残疾评估(rapid disability rating scale,RDRS)和功能活动问卷(the functional activities questionary,FAQ)等。不同的量表适应不同的评估对象和评估目的。在基础性日常生活活动能力评估中,巴氏指数操作简单,可信度和灵敏度高,应用最广泛,主要以躯体功能损伤人群为主。功能独立性评定敏感精确、全面客观,适合所有残疾者,以中枢神经疾病患者为主。卡茨指数根据人体发育学规律,由难到易对工具性日常生活活动能力进行考察,以老年人、慢性疾病患者为主。PULSES 评估是一种总体功能评定方法,常与其他量表合用,以老年人、慢性疾病患者和住院患者为主。在工具性日常生活活动能力评估中,功能活动问卷效度最高,适用于社区老人独立性和轻型老年痴呆患者评估。

(一) 巴氏指数

1965 年,美国的 Dorother Barthel 和 Floorence Mahney 设计制订了巴氏指数评估表,用于康复病人日常生活活动能力评估。巴氏指数总分为 100 分。100 分表示患者基本的日常生活活动功能良好,不需他人帮助,能够控制大小便,能自己进食、穿衣、床椅转移、洗澡、行走至少一个街区,可以上下楼。0 分表示功能很差,没有独立能力,全部日常生活皆需帮助。

巴氏指数将失能失智人群的日常生活活动能力分成轻度功能障碍、中度功能障碍和重度功能障碍等三个等级。获得 60 分者有轻度功能障碍,能独立完成部分日常活动,需要部分帮助;60—41 分者为中度功能障碍,需要极大的帮助方能完成日常生活活动;40 分以下者为重度功能障碍,大部分日常生活活动不能完成或需他人帮助。

巴氏指数具体评估项目如表1-1所示。

表1-1 巴氏指数评估表

评估项目	内　　容	评分标准	得分
大便	失禁	0	
	偶尔失禁或需要器具帮助	5	
	能控制：如果需要，能使用灌肠剂或栓剂	10	
小便	失禁	0	
	偶尔失禁或需要器具帮助	5	
	能控制：如果需要，能使用集尿器	10	
修饰	需要帮助	0	
	独立洗脸、梳头、刷牙、剃须	5	
洗澡	依赖	0	
	自理	5	
如厕	依赖别人	0	
	需要部分帮助；在穿脱衣裤或使用卫生纸时需要帮助	5	
	独立用厕所或便盆，穿脱衣裤，冲洗或清洗便盆	10	
吃饭	依赖别人	0	
	需要部分帮助（如切割食物，搅拌食物）	5	
	能使用任何需要的装置，在适当的时间内独立进食	10	
穿衣	依赖	0	
	需要帮助，但在适当的时间内至少完成一半的工作	5	
	自理（系、开纽扣，关、开拉锁和穿脱支具）	10	
转移	完全依赖别人，不能坐	0	
	能坐，但需要大量帮助（2人）才能转移	5	

续　表

评估项目	内　　容	评分标准	得分
转移	需少量帮助(1 人)或指导	10	
	独立从床到轮椅,再从轮椅到床,包括从床上坐起、刹住轮椅、抬起	15	
行走	不能动	0	
	在轮椅上独立行动,能行走 45 米	5	
	需要 1 人帮助行走(体力或语言指导)45 米	10	
	能在水平路面上行走 45 米,可以使用辅助装置,不包括带轮的助行	15	
上下楼梯	不能	0	
	需要帮助和监督	5	
	独立,可以使用辅助装置	10	
总分			
评定者			
评定日期			

注：此表为 Shah 等人改良的巴氏指数评估表版本

巴氏指数评估表的目的：① 确定失能失智者日常生活活动能力缺失程度,分析原因。② 设定符合失能失智者(患者)期望及实际情况的治疗目标,为其量身制定治疗方案。③ 随时了解失能失智者(患者)的治疗进展,随时修订治疗方案并帮助判断预后程度。④ 了解治疗方案效果,比较治疗方案优劣,促进治疗师之间的交流提升。⑤ 量化治疗效果,增强失能失智者(患者)的信心,提高其积极程度和配合度。⑥ 为失能失智者(患者)回归家庭以后的环境改造提供参考方案,真正提升其生活质量。

巴氏指数评估步骤：① 收集资料。通过对失能失智者(患者)躯体、感知、认知等功能的评估及查阅病历、参与查房、与其他医院的医务人员或治疗师进行沟通来获取失能失智者(患者)基本情况。② 交谈。评估前与失能失智者(患者)

交谈,以进一步确认最初收集资料的准确性和有效性。若患者有言语或认知问题时,直接询问其家属。③ 选择评估场所。选择患者认为最好的、熟悉的地方进行评估。可以是患者实际居住的场所,也可以是医院模拟的环境或场所。评估时尊重患者个人的生活方式、习惯,保护其隐私。前后评估场所尽量为同一场所。④ 评估。要求患者逐一独立完成评估表中的每项活动,询问患者不能完成活动的情况,询问使用辅助器具对活动的影响。

巴氏指数是美国康复治疗机构常用的一种日常生活活动能力评估方法。巴氏指数评估简单,可信度、灵敏度较高,是应用较广、研究最多的一种日常生活活动能力评估方法,主要适用于检测老年人治疗前后独立生活活动能力的变化,反映老年人需要护理的程度,适用于患有神经、肌肉和骨骼疾病的长期住院的老年人。我国自 20 世纪 80 年代后期在进行日常生活活动能力评估时,也普遍采用这种评估方法。

随着巴氏指数的不断应用和推广,巴氏指数在实践中不断完善。1989年,加拿大学者 Shah Cooper 和 Vanchay 等提出了改良巴氏指数评估表。该表针对巴氏指数评估等级少、分类粗糙、敏感度低的缺陷,在评估内容不变的基础上对巴氏指数等级进行加权,将 10 个评估项目都细分为 5 级:完全依赖、最大帮助、中等帮助、最小帮助和完全独立,且每一项每一级的分数有所不同,独立能力与得分情况正相关。英国牛津大学学者 McDowell 和 Newell 则提出了巴氏指数-20,即巴氏指数内容仍设定为 10 项,但满分为 20 分。英国的 Collin 等提出了两种改良的巴氏指数评估表,将巴氏指数由原 10 项内容改良为 5 项和15 项。

(二) 卡茨指数

1963 年,西德尼·卡茨(Sidney Katz)提出了卡茨指数。卡茨认为,人类日常生活活动包括进食、穿衣、大小便控制、如厕、洗澡、转移等六个方面。而且,人的活动功能的丧失是根据特定顺序进行的,复杂的功能首先丧失,简单的动作丧失较迟。卡茨指数把日常生活活动能力状态分为 A—G 七个功能等级,A 级为完全自理,G 级为完全依赖,从 A 级到 G 级独立程度依次下降。A 级表示全部六项活动均能独立完成。B 级表示能独立完成六项活动中的任意五项,只有一项不能独立完成。C 级表示只有洗澡和其他任意一项不能独立完成,其余四项活动均能独立完成。D 级表示洗澡、穿衣和其他任意一项不能独立完成,其余三项活动均能独立完成。E 级表示洗澡、穿衣、如厕和其他任意一项不能独立完成，其余两项活动均能独立完成。F 级表示洗澡、穿衣、如厕、转移和其他任意一项不能独立完成，其余一项可独立完成。G 级表示所有六项活动均不能独立完成。

（三）功能独立性评定（functional independent measure，FIM）

与巴氏指数和卡茨指数不同，FIM 在日常生活活动能力评估基础上增加了认知功能的评估。它将人的行动能力分为运动功能和认知功能两个部分。其中，运动功能包括自理能力、括约肌控制、转移、行走等四个方面。FIM 细化了巴氏指数和卡茨指数关于日常生活活动能力的内容。其中，FIM 所指的自理能力包括进食、梳洗修饰、洗澡、穿裤子、穿上衣、上厕所等内容，括约肌控制包括膀胱控制和直肠控制两项内容；转移包括床、椅和轮椅间的转移、如厕和洗浴（盆浴或淋浴）等三个方面的转移；行走包括步行/轮椅、上下楼梯等两方面内容。FIM 新增的认知功能部分包括交流和社会认知两个方面。其中，交流包括理解和表达两个方面，社会认知包括社会交往、解决问题和记忆等三个方面。

FIM 评估分为 1—7 分，共七个等级，含"功能独立"和"功能依赖"两大类。

功能独立即能够独立完成所有活动，包括两个等级：

7 分：完全独立。活动完成规范，无需矫正，不用辅助设备和帮助，并在规定时间内完成。

6 分：辅助独立。活动需要辅助设备（假肢、支具、辅助具），或超过合理的时间，或活动不够安全。

功能依赖即需要有人监护或提供身体方面的帮助，或不能活动，包括五个等级：

5 分：监护或准备。需要他人准备支具或物品等，口头提示或诱导，不需要身体接触性帮助。

4 分：最低接触性帮助。给患者的帮助限于扶助，患者在活动中的用力程度大于 75%。

3 分：中等接触性帮助。给患者的帮助大于扶助，患者在活动中的用力程度为 50%—74%。

2 分：最大帮助。患者活动中的 25%—49% 为主动用力。

1 分：完全依赖。患者活动中仅有不足 25% 为主动用力。

其中，4—1 分也可以采用动作分解的方式，并按动作完成的数量进行评估。

（四）PULSES 评估

PULSES 评估是一种包括身体疾病评估和身体结构状态在内的总体功能评估方法。评估内容分为 6 项：

（1）躯体状况（physical condition，P）。包括内脏疾病如心血管、呼吸、消化、泌尿、内分泌和神经系统疾患情况。

（2）上肢功能（upper limb function，U）。包括颈部、肩胛带和上背部脊柱情况。

（3）下肢功能（lower limb function，L）。包括骨盆、下背部和腰骶部脊柱情况。

（4）感官功能（sensory component，S）。包括语言、听觉和视觉情况。

（5）排泄功能（excretory function，E）。即大小便控制情况。

（6）精神和情感状况（mental and emotion status，S）。

PULSES 评估将以上每一项内容评估结果分为四个功能等级。总分 6 分表示功能最佳，大于 12 分表示独立自理生活严重受限，大于 16 分表示有严重残疾，24 分表示功能最差。

（五）Kenny 自理评估

Kenny 自理评估是一种专门对自理能力进行简单评估的方法。它主要对床上活动、穿着、体位转移、个人卫生、运动和大小便控制等六个方面进行评估，这方面与巴氏指数近似，但评估内容和评分标准与巴氏指数不一样。其中，评估内容方面，床上活动包括床上移动、床上坐起等两个内容；穿着包括穿衣、穿裤和穿鞋袜等三个内容；体位转移包括坐位、站位等两个内容；个人卫生包括三个方面，一是洗脸、洗头、洗手臂，二是洗躯干、洗会阴，三是如厕、入浴、洗下肢等；运动包括行走、上下楼梯、驱动轮椅等三个内容；大小便控制包括大便控制、小便控制、照料导尿管等三个内容。

Kenny 自理评估分数为 0—4 分。

4 分：各项均能独立完成。

3 分：只有 1—2 项需要监督或帮助。

2 分：能独立完成 2 项，或在监督、帮助下完成 3 项，其他各项均不能完成。

1 分：只有 1 项能独立完成或在帮助、监督下完成 1～2 项，其他各项均不能独立完成。

0分：各项均不能独立完成。

（六）功能活动问卷(the functional activities questionnaire, FAQ)

FAQ是评估工具性日常生活活动能力的主要方法,编制于1982年,主要用于老年认知功能障碍者的早期筛查。

FAQ主要进行十个方面的评估：① 理财。患者每月平衡收支的能力,算账的能力。② 工作。患者能从事哪些类型的工作。③ 自行购物。患者能否到商店买衣服、杂货和家庭用品。④ 技巧性活动。患者有无爱好,会不会下棋和打扑克。⑤ 简单劳动。患者会不会做简单的事情、如点炉子、泡茶等。⑥ 准备饭菜。患者会不会准备饭菜。⑦ 了解新鲜事物。患者能否了解最近发生的事件。⑧ 注意和理解。患者能否了解电视、书和杂志的内容并参加相关讨论。⑨ 记忆。患者能否记住约会时间、家庭节日和吃药。⑩ 独自外出。患者能否拜访邻居、自己乘公共汽车等。

每项内容评分为0—2分。0分表示没有任何困难,能独立完成,不需要他人指导或帮助。1分表示有些困难,需要他人指导或帮助。2分表示完全或几乎需要由他人代替完成。

FAQ总分为20分。评估总分小于5分,表明患者功能正常。评估总分大于5分,表示患者社会功能有问题,在家庭和社区中不能独立生活,同时需通过临床检验进一步确定其功能缺失是原发性的,还是新发生的,如是否因年龄、视力、情绪抑郁和运动功能障碍等情况造成的。

三、我国老年人能力评估

2013年8月29日,我国民政部颁发了《老年人能力评估》(MZ/T 039 - 2013,以下称"《老年人能力评估》行业标准")。2021年11月,民政部组织编制了《老年人能力评估规范(征求意见稿)》国家标准。

（一）《老年人能力评估》行业标准

《老年人能力评估》行业标准主要评估老年人日常生活活动、精神状态、感知觉与沟通、社会参与等四个方面的能力,是一个综合性评估工具。

其中,日常生活活动能力主要评估老年人进食、洗澡、修饰、穿衣、大便控制、小便控制、如厕、床椅转移、平地行走、上下楼梯等十项内容;精神状态主要评估老年人认知功能、攻击行为、抑郁症状等三项内容;感知觉与沟通主要评估老年人意识水平、视力、听力、沟通交流等四项内容;社会参与主要评估老年人生活能力、工作能力、时间/空间定向、人物定向、社会交往能力等五项内容。

1. 日常生活活动能力评估

(1) 进食(指用餐具将食物由容器送到口中、咀嚼、吞咽等过程)。10分:可独立进食(在合理的时间内独立进食准备好的食物)。5分:需部分帮助(进食过程中需要一定帮助,如协助把持餐具)。0分:需极大帮助或完全依赖他人,或有留置营养管。

(2) 洗澡。5分:准备好洗澡水后,可自己独立完成洗澡过程。0分:在洗澡过程中需他人帮助。

(3) 修饰(指洗脸、刷牙、梳头、刮脸等)。5分:可自己独立完成。0分:需他人帮助。

(4) 穿衣(指穿脱衣服、系扣、拉拉链、穿脱鞋袜、系鞋带)。10分:可独立完成。5分:需部分帮助(能自己穿脱,但需他人帮助整理衣物、系扣/鞋带、拉拉链)。0分:需极大帮助或完全依赖他人。

(5) 大便控制。10分:可控制大便。5分:偶尔失控(每周<1次),或需要他人提示。0分:完全失控。

(6) 小便控制。10分:可控制小便。5分:偶尔失控(每天<1次,但每周>1次),或需要他人提示。0分:完全失控,或留置导尿管。

(7) 如厕(包括去厕所、解开衣裤、擦净、整理衣裤、冲水)。10分:可独立完成。5分:需部分帮助(需他人搀扶去厕所、需他人帮忙冲水或整理衣裤等)。0分:需极大帮助或完全依赖他人。

(8) 床椅转移。15分:可独立完成。10分:需部分帮助(需他人搀扶或使用拐杖)。5分:需极大帮助(较大程度上依赖他人搀扶和帮助)。0分:完全依赖他人。

(9) 平地行走。15分:可独立在平地上行走45米。10分:需部分帮助(因肢体残疾、平衡能力差、过度衰弱、视力等问题,在一定程度上需他人搀扶或使用拐杖、助行器等辅助用具)。5分:需极大帮助(因肢体残疾、平衡能力差、过度衰弱、视力等问题,在较大程度上依赖他人搀扶,或坐在轮椅上自行移动)。0分:

完全依赖他人。

（10）上下楼梯。10分：可独立上下楼梯（连续上下10～15个台阶）。5分：需部分帮助（需他人搀扶，或扶着楼梯、使用拐杖等）。0分：需极大帮助或完全依赖他人。

以上各项内容测试总分相加，即为日常生活活动能力总分。根据总分可以分为四个等级：能力完好（总分100分）、轻度受损（总分65—95分）、中度受损（总分45—60分）、重度受损（总分≤40分）。

2.精神状态评估

（1）认知功能评估。有如下两种评估方法：

一是画钟测验："请您在这里画一个圆形的时钟，在时钟上标出10点45分。"

二是回忆词语。"我说三样东西，请重复一遍，并记住。一会儿会问您。苹果、手表、国旗。""现在请您告诉我，刚才我要您记住的三样东西是什么？"答：_____、_____、_____（不必按顺序）

0分：画钟正确（画出一个闭锁圆，指针位置准确），且能回忆出2～3个词。1分：画钟错误（画的圆不闭锁，或指针位置不准确），或只回忆出0～1个词。2分：已确诊为认知障碍，如老年痴呆。

（2）攻击行为。0分：无身体攻击行为（如打/踢/推/咬/抓/摔东西）和语言攻击行为（如骂人、语言威胁、尖叫）。1分：每月有几次身体攻击行为，或每周有几次语言攻击行为。2分：每周有几次身体攻击行为，或每日有语言攻击行为。

（3）抑郁症状。0分：无抑郁症状。1分：情绪低落、不爱说话、不爱梳洗、不爱活动。2分：有自杀念头或自杀行为。

以上各项内容测试总分相加，即为精神状态总分。根据总分可以分为四个等级：能力完好（总分0分）、轻度受损（总分1分）、中度受损（总分2—3分）、重度受损（总分4—6分）。

3.感知觉与沟通评估

（1）意识水平。0分：神志清醒，对周围环境警觉。1分：嗜睡，表现为睡眠状态过度延长。当呼唤或推动其肢体时可唤醒，并能进行正确的交谈或执行指令，停止刺激后又继续入睡。2分：昏睡，一般的外界刺激不能使其觉醒，给予较强烈的刺激时可有短时的意识清醒，醒后可简短回答提问，当刺激减弱后又很快进入睡眠状态。3分：昏迷，处于浅昏迷时对疼痛刺激有回避和痛苦表情；处于深昏迷时对刺激无反应(若评定为昏迷，直接评定为重度失能，可不进行以下项目的评估)。

(2) 视力。0分：能看清书报上的标准字体。1分：能看清楚大字体，但看不清书报上的标准字体。2分：视力有限，看不清报纸大标题，但能辨认物体。3分：辨认物体有困难，但眼睛能跟随物体移动，只能看到光、颜色和形状。4分：没有视力，眼睛不能跟随物体移动。

(3) 听力。0分：可正常交谈，能听到电视、电话、门铃的声音。1分：在轻声说话或说话距离超过 2 米时听不清。2分：正常交流有些困难，需在安静的环境或大声说话才能听到。3分：讲话者大声说话或说话很慢，才能部分听见。4分：完全听不见。

(4) 沟通交流。0分：无困难，能与他人正常沟通和交流。1分：能够表达自己的需要及理解别人的话，但需要增加时间或给予帮助。2分：表达需要或理解有困难，需频繁重复或简化口头表达。3分：不能表达需要或理解他人的话。

以上各项内容测试总分相加，即为感知觉与沟通总分。根据总分可以分为四个等级：能力完好(意识清醒，且视力和听力评为 0 或 1，沟通评为 0)、轻度受损(意识清醒，但视力或听力中至少一项评为 2，或沟通评为 1)、中度受损(意识清醒，但视力或听力中至少一项评为 3，或沟通评为 2；或嗜睡，视力或听力评定为 3 及以下，沟通评定为 2 及以下)、重度受损(意识清醒或嗜睡，但视力或听力中至少一项评为 4，或沟通评为 3；或昏睡/昏迷)。

4. 社会参与

(1) 生活能力。0分：除个人生活自理外(如饮食、洗漱、穿戴、二便)，能料理家务(如做饭、洗衣)或当家管理事务。1分：除个人生活自理外，能做家务，但欠好，家庭事务安排欠条理。2分：个人生活能自理；只有在他人帮助下才能做些家务，但质量不好。3分：个人基本生活事务能自理(如饮食、二便)，在督促下可洗漱。4分：个人基本生活事务(如饮食、二便)需要部分帮助或完全依赖他人帮助。

(2) 工作能力。0分：原来熟练的脑力工作或体力技巧性工作可照常进行。1分：原来熟练的脑力工作或体力技巧性工作能力有所下降。2分：原来熟练的脑力工作或体力技巧性工作明显不如以往，部分遗忘。3分：对熟练工作只有一些片段保留,技能全部遗忘。4分:对以往的知识或技能全部磨灭。

(3) 时间/空间定向。0分:时间观念(年、月、日、时)清楚,可单独出远门,能很快掌握新环境的方位。1分:时间观念有些下降,年、月、日清楚,但有时相差几天;可单独来往于近街,知道现住地的名称和方位,但不知回家路线。2分:时间观念较差,年、月、日不清楚,可知上半年或下半年;只能单独在家附近行动,对现住地只知名称,不知道方位。3分:时间观念很差,年、月、日不清楚,可知上午或下午;只能在左邻右舍间串门,对现住地不知名称和方位。4分:无时间观念;不能单独外出。

(4) 人物定向。0分:知道周围人们的关系,知道祖孙、叔伯、姑姨、侄子侄女等称谓的意义;可分辨陌生人的大致年龄和身份,可用适当称呼。1分:只知家中亲密近亲的关系,不会分辨陌生人的大致年龄,不能称呼陌生人。2分:只能称呼家中人,或只能照样称呼,不知其关系,不辨辈分。3分:只认识常同住的亲人,可称呼子女或孙子女,可辨熟人和生人。4分:只认识保护人,不辨熟人和生人。

(5) 社会交往能力。0分:参与社会,在社会环境中有一定的适应能力,待人接物恰当。1分:能适应单纯环境,主动接触人,初见面时难让人发现智力问题,不能理解隐喻语。2分:脱离社会,可被动接触,不会主动待人,谈话中很多不适词句,容易上当受骗。3分:勉强可与人交往,谈吐内容不清楚,表情不恰当。4分:难以与人接触。

以上各项内容测试总分相加,即为社会参与总分。根据总分可以分为四个等级:能力完好(总分0—2分)、轻度受损(总分3—7分)、中度受损(总分8—13分)、重度受损(总分14—20分)。

最后,综合日常生活活动、精神状态、感知觉与沟通、社会参与的分级,将老年人能力划分为4个等级:① 能力完好(日常生活活动、精神状态、感知觉与沟通的分级均为0,社会参与的分级为0或1)。② 轻度失能(日常生活活动的分级为0,但精神状态、感知觉与沟通中至少一项的分级为1及以上,或社会参与的分级为2;或日常生活活动的分级为1,精神状态、感知觉与沟通、社会参与中至少有一项的分级为0或1)。③ 中度失能(日常生活活动的分级为1,但精神状态、感知觉与沟通、社会参与的分级均为2,或有一项的分级为3;或日常生活活动的分级为2,且精神状态、感知觉与沟通、社会参与中有1—2项的分级为1

或 2）。④ 重度失能（日常生活活动的分级为 3；或日常生活活动、精神状态、感知觉与沟通、社会参与的分级均为 2；或日常生活活动的分级为 2，且精神状态、感知觉与沟通、社会参与中至少有一项的分级为 3）。

同时，处于昏迷状态者，直接评定为重度失能。若意识转为清醒，需重新进行评估。有以下情况之一者，在原有能力级别上提高一个级别：① 确诊为认知障碍/痴呆；② 确诊为精神疾病；③ 近 30 天内发生过 2 次及以上意外事件（如跌倒、噎食、自杀、走失）。

(二)《老年人能力评估规范(征求意见稿)》国家标准

2021 年 11 月，在《老年人能力评估》行业标准实行八年的基础上，结合美国、日本、澳大利亚、英国等国家及我国香港和台湾地区在老年人能力评估工具上的新进展，民政部养老服务司组织起草了《老年人能力评估规范（征求意见稿）》国家标准。该标准旨在为老年人能力评估提供统一、规范、实操性强的评估工具，为科学划分老年人能力等级，指导养老服务提供、养老服务机构运营及质量监管、相关补贴发放，制定相关行业或领域的标准、政策等提供依据。

与《老年人能力评估》行业标准相比，《老年人能力评估规范（征求意见稿）》国家标准有三项重大改变。一是评估内容变化，二是评分标准变化，三是单项评估内容更为细化。

1. 评估内容变化

《老年人能力评估规范（征求意见稿）》国家标准将《老年人能力评估》行业标准中的日常生活活动、精神状态、感知觉与沟通、社会参与等内容修改为自理能力、运动能力、精神状态、感知觉与社会参与。同时每项评估内容也进行了调整和充实。

（1）自理能力评估。将《老年人能力评估》行业标准中的日常生活活动拆分为自理能力和运动能力两个部分。自理能力包括行业标准中的进食、洗澡、修饰、穿衣、大便控制、小便控制、如厕等内容。

（2）运动能力评估。包括日常生活活动中的床椅转移、平地行走、上下楼梯等内容，并增加了床上体位转移内容。

（3）精神状态评估。保留《老年人能力评估》行业标准精神状态中的记忆、理解能力、表达能力、攻击行为、抑郁症状等内容，将《老年人能力评估》行业标准社会参与中的时间/空间定向和人物定向内容，以及感知觉与沟通中的意识水平纳入精神状态评估。新增了理解能力和表达能力评估两项内容。

（4）感知觉与社会参与评估。将《老年人能力评估》行业标准中的感知觉与沟通，以及社会参与内容进行合并，形成《老年人能力评估规范（征求意见稿）》国家标准的感知觉与社会参与评估，具体包括视力、听力、执行日常事务、使用交通工具外出、社会交往能力等。

2. 评分标准变化

《老年人能力评估规范（征求意见稿）》国家标准中每项评估内容的评分标准为 0—4 分。从 0 分到 4 分，老年人能力从能力完好到重度丧失逐渐过渡。每项内容评分均为 0—4 分，共五个等级，各项评估内容之间的比较更为科学，总分计算更为简单易行。

3. 单项评估内容细化

（1）大便控制。将《老年人能力评估》行业标准中的控制大便修改为偶尔便秘、经常便秘、大部分时间均便秘、严重便秘，或者完全大便失禁。新修改的内容比较符合老年人大便情况。

（2）记忆。将《老年人能力评估》行业标准中的两个记忆测试题修改为记忆或记忆紊乱。评分标准如下：0 分，总是能够保持与社会、年龄所适应的长、短时记忆，能够完整地回忆；1 分，出现轻度的记忆紊乱或回忆不能（不能回忆即时信息，3 个词语经过 5 分钟后仅能回忆 0—1 个）；2 分，出现中度的记忆紊乱或回忆不能（不能回忆近期记忆，不记得上一顿饭吃了什么）；3 分，出现重度的记忆紊乱或回忆不能（不能回忆远期记忆，不记得自己老朋友）；4 分，记忆完全紊乱或者完全不能对既往事务进行正确的回忆。这样的修改比较符合老年人记忆特点。

（3）攻击行为。将攻击行为细化为身体攻击行为（如打/踢/推/咬/抓/摔东西）和语言攻击行为（如骂人、语言威胁、尖叫），并注明攻击行为长期性行为状态。

（4）抑郁症状。将抑郁症状细化为情绪低落，不爱说话，不爱梳洗，不爱活动；甚至出现妄想、幻觉、疑虑、自杀念头或自杀行为。评分标准确定为：0 分，没出现；1 分，每月出现一两次；2 分，每周出现一两次；3 分，过去 3 天里出现过一两次；4 分，过去 3 天里天天出现。

（5）执行日常事务。执行日常事务指计划、安排并完成日常事务，包括但不限于洗衣服、小金额购物、服药管理。

（6）使用交通工具外出。使用交通工具外出指外出 3 公里左右距离。评分标准为：0 分，能自己骑车或搭乘公共交通工具外出；1 分，能自己搭乘出租车，但不会搭乘公共交通工具外出；2 分，当有人协助或陪伴时，可搭乘公共交通工具外出；3 分，只能在别人协助下搭乘出租车或私家车外出；4 分，完全不能出门，或者外出完全需要协助。

《老年人能力评估规范（征求意见稿）》国家标准将老年人能力等级分为五个等级：能力完好（总分 0 分）、轻度失能（总分 1—20 分）、中度失能（总分 21—40 分）、中重度失能（总分 41—70 分）、重度失能（总分 71—100 分）。

四、我国长期护理失能等级评估

长期护理保险服务制度是我国在借鉴国际经验基础上建立起来的专门为失能失智老人提供长期照护服务的一项重要制度。2016 年我国开展了长期护理保险制度试点，各试点地区借鉴国际经验，因地制宜、积极探索，初步形成了适宜的地方长期护理保险服务评估标准。为推动建立全国统一的长期护理失能等级评估标准，更好保障失能人员公平享有长期护理保险待遇的权利，更好规范和精准提供长期护理服务，2021 年 8 月在总结地方经验基础上，从待遇均衡性、制度公平性方面考虑，国家医保局会同民政部研究制定了《长期护理失能等级评估标准（试行）》。

《长期护理失能等级评估标准（试行）》从日常生活活动、认知、感知觉与沟通等三个方面对老年人进行能力评估。其中，日常生活活动能力包括进食、穿衣、面部与口腔清洁、大便控制、小便控制、如厕、平地行走、床椅转移、上下楼、洗澡等方面；认知能力包括时间定向、人物定向、空间定向、记忆力等方面；感知觉与沟通能力包括视力、听力、沟通能力等方面。

（一）日常生活活动能力评估

在日常生活活动能力评估中，每项评估内容划分为完全依赖、部分依赖、部分独立、独立等四个层级，并分别赋予 0 分、5 分、10 分、15 分等四个等次的分值。总分为 100 分。得分越低，表明老人日常生活活动能力越低。最终日常生活活动能力形成四个等级：能力完好（总分 100 分）、轻度受损（总分 65—95 分）、中度受损（总分 45—60 分）、重度受损（总分 0—40 分）。

日常生活活动能力评估标准如表1-2所示。

表1-2　日常生活活动能力评估标准

序号	内　容	分值	评　估　标　准
1	进食	0	较大或完全依赖,或有留置营养管
		5	需部分帮助(夹菜、盛饭)
		10	自理(在合理时间内能独立使用餐具进食各种食物,可使用辅助工具独立完成进食,但不包括做饭)
2	穿衣	0	依赖他人
		5	需要部分帮助(能自己穿脱衣服或假肢或矫形器,但需他人帮助整理衣物、系扣/鞋带、拉拉链等)
		10	自理(自己系开纽扣,关开拉链和穿鞋、袜、假肢或矫形器等)
3	面部与口腔清洁	0	需要帮助
		5	独立洗脸、梳头、刷牙、剃须(不包括准备洗脸水、梳子、牙刷等准备工作)
4	大便控制	0	失禁(平均每周次或完全不能控制大便排泄,需要完全依赖他人)
		5	偶有失禁(每周<1次),或需要他人提示或便秘需要人工帮助取便
		10	能控制
5	小便控制	0	失禁(平均每天次或经常尿失禁,完全需要他人帮忙完成排尿行为;或留置导尿管,但无法自行管理导尿管)
		5	偶有失禁(每24 h<1次,但每周>1次),或需要他人提示
		10	能控制(或留置导尿管,可自行管理导尿管)
6	如厕	0	需要极大帮助或完全依赖他人
		5	需部分帮助(需他人帮忙整理衣裤、坐上/蹲上便器等)
		10	自理(能够使用厕纸、穿脱裤子等)

序号	内容	分值	评估标准
7	平地行走	0	卧床不起、不能步行、移动需要完全帮助
		5	在较大程度上依赖他人搀扶（＞2人）或依赖他人帮助使用轮椅等辅助工具才能移动
		10	需少量帮助（需1人搀扶或需他人在旁提示或在他人帮助下使用辅助工具）
		15	独立步行（自行使用辅助工具，在家及附近等日常生活活动范围内独立步行）
8	床椅转移	0	完全依赖他人，不能坐
		5	需大量帮助（至少2人，身体帮助），能坐
		10	需少量帮助（1人搀扶或使用拐杖等辅助工具或扶着墙、周围设施，转移时需他人在旁监护、提示）
		15	自理
9	上下楼	0	不能，或需极大帮助或完全依赖他人
		5	需要部分帮助（需扶着楼梯、他人搀扶、使用拐杖或需他人在旁提示）
		10	独立上下楼（可借助电梯等，如果使用支具，需可独自完成穿、脱动作）
10	洗澡	0	洗澡过程中需他人帮助
		5	准备好洗澡水后，可自己独立完成

（二）认知能力评估

认知能力评估中每项评估内容划分为差、较差、中、好、很好等五个层级，并分别赋予0、1、2、3、4分等五个等次的分值，总分为16分。得分越低，表明老人认知能力越低。最终认知能力形成四个等级：能力完好（总分16分）、轻度受损（总分4—15分）、中度受损（总分2—3分）、重度受损（总分0—1分）。

认知能力评估标准如表1-3所示。

表1-3　认知能力评估标准

序号	内容	分值	评　估　标　准
11	时间定向	0	无时间观念
		1	时间观念很差,年、月、日不清楚,可知上午、下午或白天、夜间
		2	时间观念较差,年、月、日不清楚,可知上半年或下半年或季节
		3	时间观念有些下降,年、月、日(或星期几)不能全部分清(相差两天或以上)
		4	时间观念(年、月)清楚,日期(或星期几)可相差一天
12	人物定向	0	不认识任何人(包括自己)
		1	只认识自己或极少数日常同住的亲人或照护者等
		2	能认识一半日常同住的亲人或照护者等,能称呼或知道关系等
		3	能认识大部分共同生活居住的人,能称呼或知道关系
		4	认识长期共同一起生活的人,能称呼并知道关系
13	空间定向	0	不能单独外出,无空间观念
		1	不能单独外出,少量知道自己居住或生活所在地的地址
		2	不能单独外出,但知道较多有关自己日常生活的地址
		3	不能单独外出,但能准确知道自己日常生活所在地的地址
		4	能在日常生活范围内单独外出,如在日常居住小区内独自外出购物等
14	记忆力	0	完全不能回忆即时信息,并且完全不能对既往事物进行正确的回忆
		1	对既往事物能有少部分正确的回忆,没有近期记忆
		2	能回忆大部分既往事物,记住1个词语
		3	能回忆大部分既往事物,记住2个词语
		4	能够完整回忆既往事物,记住3个词语

(三) 感知觉与沟通能力评估

感知觉与沟通能力评估中每项评估内容划分为差、较差、中、好、很好等五个层级，并分别赋予 0、1、2、3、4 分等五个等次的分值，总分为 12 分。得分越低，表明老人感知觉与沟通能力越低。最终感知觉与沟通能力形成四个等级：能力完好(总分 12 分)、轻度受损(总分 4—11 分)、中度受损(总分 2—3 分)、重度受损(总分 0—1 分)。

感知觉与沟通能力评估如表 1-4 所示。

表 1-4 感知觉与沟通能力评估标准

序号	内容	分值	评 估 标 准
15	视力	0	完全失明
		1	只能看到光、颜色和形状(大致轮廓)，眼睛可随物体移动
		2	视力有限，看不清报纸大标题，但能辨认较大的物体
		3	能看清楚大字体，但看不清书报上的标准字体，辨别小物体有一定困难
		4	与日常生活能力相关的视力(如阅读书报、看电视等)基本正常
16	听力	0	完全失聪
		1	讲话者大声说话或说话很慢，才能部分听见
		2	正常交流有些困难，需在安静的环境大声说话才能听到
		3	在轻声说话或说话距离超过 2 米时听不清
		4	与日常生活习惯相关的听力基本正常(如能听到门铃、电视、电话等声音)
17	沟通能力	0	完全不能理解他人的言语，也无法表达
		1	不能完全理解他人的话，只能以简单的单词或手势表达大概意愿
		2	勉强可与他人交流，谈吐内容不清楚，需频繁重复或简化口头表达
		3	能够表达自己的需要或理解他人的话，但需要增加时间或给予帮助
		4	无困难，能与他人正常沟通和交流

（四）长期护理失能等级综合评估

通过组合法综合确定评估对象长期护理失能等级。长期护理失能等级分0级（基本正常）、1级（轻度失能）、2级（中度失能）、3级（重度失能1级）、4级（重度失能Ⅱ级）、5级（重度失能Ⅲ级）等六个级别（见表1-5）。

表1-5　长期护理失能等级划分

日常生活活动能力失能等级	认知能力/感知觉与沟通能力失能等级（以失能等级严重的判断）			
	能力完好	轻度受损	中度受损	重度受损
能力完好	基本正常	基本正常	轻度失能	轻度失能
轻度受损	轻度失能	轻度失能	轻度失能	中度失能
中度受损	中度失能	中度失能	中度失能	重度Ⅰ级
重度受损	重度Ⅰ级	重度Ⅰ级	重度Ⅱ级	重度Ⅲ级

长期护理失能等级是失能失智老人享受长期护理保险待遇的依据。同时，也常常与《老年人能力评估》行业标准一起作为我国失能失智老人人群划分标准。

五、老年认知症医学诊断

老年认知症是老年失智的重要原因。根据流行病学调查，60岁以上老人中痴呆的患病率约5%，轻度认知损害的患病率约15%。在我国，大部分三甲医院开设了记忆门诊、痴呆门诊、神经心理门诊或老年科门诊。这些门诊主要进行老年认知症的诊断与治疗。就诊者绝大部分有认知减退主诉或者是由内科、神经科、老年科转介而来。

老年认知症的医学诊断主要包括三个方面。一是通过神经心理评估明确认知损害程度和受损的认知领域；二是通过影像学检查明确脑血管病变的部位、类型；三是通过神经生化标志物检验生化指标。

（一）神经心理评估

老年认知症的神经心理评估主要采取问卷调查方式。由医生提问,患者根据医生指令,回答问题或做动作。老年认知症神经心理评估问卷种类繁多,常用的有连线测验、言语流畅性测验和画钟测验等。在我国,简易智力状态检查量表、蒙特利尔认知评估量表、阿尔茨海默病评估量表、血管性痴呆评估量表为最常用的四种量表。

简易智力状态检查量表(见表1-6)是目前临床应用最广泛的认知筛查量表,它能全面、准确、迅速地反映被试者的智力状态及认知功能缺损程度。该量表于1975年由Folstein等首次发表,它简单易行,目前已广泛应用于评估老年个体的认知功能,是老年认知障碍筛查的首选量表。

表1-6 简易智力状态检查量表

内 容	项 目	得 分					
定向力 (10分)	1. 今年是哪一年?					1	0
	现在是什么季节?					1	0
	现在是几月份?					1	0
	今天是几号?					1	0
	今天是星期几?					1	0
	2. 你住在哪个省?					1	0
	你住在哪个县(区)?					1	0
	你住在哪个乡(街道)?					1	0
	咱们现在在哪个医院?					1	0
	咱们现在在第几层楼?					1	0
记忆力 (3分)	3. 告诉你三种东西,我说完后,请你重复一遍并记住,待会儿还会问你(各1分,共3分)			3	2	1	0
注意力和计算力 (5分)	4. 100-7=? 连续减5次(93、86、79、72、65。各1分,共5分。若错了,但下一个答案正确,只记一次错误)	5	4	3	2	1	0

续　表

内　容	项　　目	得　分					
回忆力	5. 现在请你说出我刚才告诉你并让你记住的那些东西。			3	2	1	0
语言能力（9分）	6. 命名能力 出示手表,问:这个是什么东西?					1	0
	出示钢笔,问:这个是什么东西?					1	0
	7. 复述能力 我现在说一句话,请跟我清楚地重复一遍(四十四只石狮子)!					1	0
	8. 阅读能力 (闭上你的眼睛)请你念念这句话,并按上面意思去做!					1	0
	9. 三步命令 给您一张纸,请您按我说的去做,现在开始:"用右手拿着张纸,用两只手将它对折起来,放在您的左腿上。"(每个动作1分,共3分)			3	2	1	0
	10. 书写能力 要求受试者自己写一句完整的句子					1	0
	11. 结果能力 (出示图案)请你照图案画下来					1	0

简易智力状态检查量表的评估内容包括定向力、注意力、计算力、即刻及短期记忆、语言及听从简单口头/书面指令的能力等内容。总分30分。该量表总分值与被测试者的文化程度有关。若被测试者文化程度为文盲,得分≤17分,说明其存在认知功能损害。以此类推,小学程度者得分≤20分、中学程度者得分≤22分、大学程度者得分≤23分,均表明其存在认知功能损害。

简易智力状态检查量表对识别正常老人和老年认知症患者有较好的效果,

但对识别轻度老年认知障碍患者作用有限。

　　蒙特利尔认知评估量表(见表1-7)弥补了简易智力状态检查量表的不足，它对轻度老年认知障碍患者有较强的识别能力。蒙特利尔认知评估量表由Nasreddine教授于2004年研究编制，用于针对轻度认知障碍进行快速筛查。它评估的主要内容包括注意力、执行功能、记忆、语言、视结构技能、抽象思维、计算力和定向力。蒙特利尔认知评估量表总分为30分。如果测试者得分小于26分，表明已经出现认知损害；如果测试者得分大于等于26分，则表明未出现认知损害。

表1-7　蒙特利尔认知评估量表

姓名：　　　　性别：　　　　出生日期：　　　　教育水平：　　　　日期：

视空间与执行功能		得分
〔　〕　　　〔　〕	画钟表(11点过10分) (3分) 轮廓〔　〕 指针〔　〕 数字〔　〕	＿/5

命　名

			＿/3
 〔　〕	 〔　〕	 〔　〕	

记忆	读出下列词语，然后由患者将上述过程重复2次，5分钟后回忆。		面孔	天鹅绒	教堂	菊花	红色	不计分
		第一次						
		第二次						

续　表

注意力	读出下列数字,请患者重复(每秒1个)。					顺背[　　]	21 854	___/2
						倒背[　　]	742	
读出下列数字,每当数字出现1时,患者敲一下桌面,错误数大于或等于2不给分。						[　　]52 945		___/2
100连续减7	[　　]93	[　　]86	[　　]79	[　　]72	[　　]65			___/3

4~5个正确给3分,2~3个正确给1分,全部错误为0分。

语言	重复:我只知道今天张亮是来帮过忙的人。[　　]狗在房间的时候,猫总是躲在沙发下面[　　]					___/2
	流畅性:在1分钟内尽可能多地说出动物的名字。[　　]_____ _____(名称数≥11)					___/1
抽象	词语相似性:香蕉—橘子＝水果　[　　]火车—自行车　[　　]手表—尺子					___/2
延迟回忆	回忆时不能提醒	面孔 [　　]	天鹅绒 [　　]	教堂 [　　]	菊花 [　　]	红色 [　　]	仅根据非提示记忆得分	___/2
	分类提示:							___/2
	多选提示:							___/2
定向	日期[　　]　月份[　　]　年代[　　]　星期几[　　]　地点[　　] 城市[　　]							___/6
总分								___/30

　　阿尔茨海默病评估量表是用于轻中度阿尔茨海默病的疗效评估量表。它主要评估患者的记忆力、定向力、语言、实践能力、注意力等内容,是美国药品与食品管理局认可的疗效主要评估工具之一。

　　血管性痴呆评估量表是在阿尔茨海默病评估量表基础上建立的一种量表。由于阿尔茨海默病评估量表偏重于记忆和语言,非语言项目和执行功能项目少,不能敏感地反映出血管性痴呆的认知变化,因此,血管性痴呆评估量表在阿尔茨海默病评估量表基础上,增加了数字删除、数字符号测试和走迷宫等执行功能测试。与阿尔茨海默病评估量表相比,血管性痴呆评估量表对脑白质病变具有更好的识别能力。

(二)影像学检查

结构影像学检查主要用于确认老年认知症患者脑部病变的类型、部位和程度。主要包括5个方面：脑萎缩、脑白质高信号、脑梗死、脑出血及占位性病变、动静脉畸形等其他表现。根据认知症和脑血管病的临床表现结合神经影像表现判断血管性脑损伤对认知症的影响。

MRI(磁共振成像)和PET-CT(正电子发射计算机断层显像—计算机断层成像)是影像学检查的重要手段。PET-CT是分子级别的功能影像学手段,能够在CT、MRI尚没有明显解剖结构改变前,提供病灶的功能和代谢信息,从而达到皮摩尔级别浓度下进行无创、精准诊断,及时反映病情进展及严重程度。PET-CT是当今核医学发展最为迅猛的领域,也是最先进、最灵敏的分子显像技术,在阿尔茨海默病诊断中显示出显著优势。阿尔茨海默病患者由于大脑皮质神经元变性,发生萎缩,其PET-CT典型表现为双侧颞、顶、额叶代谢减低,特别是颞、顶叶的皮质降低最明显,早期双侧不对称的发生,随着病情的逐步进展,范围逐渐加大,最后累及额叶皮质并呈现对称性。

磁共振成像(MRI)可以对脑结构体积、脑微出血灶、脑损伤病变、大脑灌注、脑功能连接、白质微结构完整性等进行检测。MRI包括结构MRI、功能MRI(fMRI)、分子MRI和动脉自旋标记MRI等。阿尔茨海默病患者从轻度认知障碍阶段发展到痴呆阶段的过程中,大脑皮质额下回的体积减小与语言记忆的下降直接相关,结构MRI对额下回的监测,可以用来预测阿尔茨海默病的发展进程。灰质变化,大脑内侧颞叶和颞下区域前体白质体积缩小也与阿尔茨海默病患者在轻度认知障碍阶段的记忆力衰退相关。MRI显示的内侧颞叶白质较低基线完整性,可以很好地预测两年内认知正常人群转换为阿尔茨海默病的轻度认知障碍阶段记忆衰退的可能性,这可被用作早期诊断阿尔茨海默病的生物标志物。结构MRI研究表明,与情景记忆障碍密切相关的海马体萎缩可以成为阿尔茨海默病的神经退行性生物标志物。功能MRI(fMRI)是一种新兴的神经影像技术,它基于血氧水平依赖间接测量大脑神经元活动水平。根据扫描期间受试者是否被要求进行某项任务,它分为任务态功能MRI(task-based fMRI)和静息态功能MRI(resting state fMRI)。任务态功能MRI揭示出,阿尔茨海默病患者进展到痴呆阶段时,情景记忆任务会引起内侧颞叶低活化、额叶超活化和后扣带回失活减少。大脑结构 MRI 发现糖尿病患者的认知功能障碍与脑萎缩相关;大脑功能 MRI 发现神经元活动信息改变,并与早期认知障碍有关。检测大脑 MRI 的细微改变能为糖尿病患者早期认知功能障碍提供诊断依据,具有潜在的预测价值。

(三) 生物标识物检测

生物标识物检测主要是对认知症患者进行血液学检测。例如血常规、红细胞沉率、肝肾功能、甲状腺功能、甲状旁腺功能、电解质、血糖、叶酸、维生素 B_{12}、同型半胱氨酸红细胞沉降率、HIV、梅毒螺旋体抗体、重金属、药或毒物检测。同时进行脑脊液检查,并对拟诊阿尔茨海默病患者推荐进行脑脊液(cerebrospinal fluid,CSF) T-tau、P-tau181 和 Aβ1-42 检测。对快速进展的阿尔茨海默病患者进行 CSF 14-3-3 蛋白、自身免疫性脑炎抗体、副肿瘤相关抗体检测。生物标识物检测有助于揭示认知症的病因,发现伴随的疾病。

在生物标志物检测过程中,着重观察脑脊液的变化。阿尔茨海默病患者、轻度认知障碍患者和老年人群中的脑脊液检测结果对诊断阿尔茨海默病具有较为稳定的筛查和预测作用。在脑脊液中,生物学标志物为 β-淀粉样蛋白(Aβ)和 Tau 蛋白,是阿尔茨海默病的早期诊断重要标志。

阿尔茨海默病生物标识诊断标准如表 1-8 所示。

表 1-8　阿尔茨海默病生物标识物诊断标准

诊　　断	阿尔茨海默病生物标识物可能等级	Aβ（PET 或 CSF）	神经元损失(Tau,FDG-PET,sMR)
很可能的阿尔茨海默病			
临床标准	不明确	缺失、矛盾、不确定	缺失、矛盾、不确定
病理生理证据	中等	缺失、不确定	阳性
	中等	阳性	缺失、不确定
	高	阳性	阳性

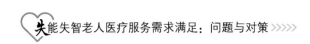

续　表

诊　　　断	阿尔茨海默病生物标识物可能等级	Aβ（PET 或 CSF）	神经元损失（Tau, FDG - PET, sMR）
可能的阿尔茨海默病（不典型临床表现）			
临床标准	不明确	缺失、矛盾、不确定	缺失、矛盾、不确定
病理生理证据	高,可能是继发的	阳性	阳性
不太可能的阿尔茨海默病痴呆	最低	阴性	阴性

第二章

引发失能失智的疾病(一)：慢性疾病、老年综合征

　　疾病是引发老年人失能失智的重要因素。慢性疾病、老年综合征和老年认知症是引发老年人失能失智的三类主要疾病。

　　研究表明，由疾病引发的失能失智是一个动态过程。1980 年，世界卫生组织将疾病对健康的损害过程划分为疾病(disease)、病损(impairment)、失能(disability)、残疾(handicap)等四个循序渐进阶段[①]。① 疾病阶段：通过医学检测，检测到的人体生化和生理异常，并在医学上标记为疾病。② 病损阶段：身体出现显著的结构异常和特定身体系统的功能障碍。③ 失能阶段：身体出现功能障碍，日常生活表现出基本生理和心理活动受到限制。④ 残疾阶段：由于健康或身体问题，在生活的任何领域(个人护理、家庭管理、社交)进行活动都遇到困难。

　　社会学家纳吉(Nagi)对失能过程进行了新的阐释，他将失能过程定义为病状(active pathology)、身体损伤(impairment)、功能性限制(functional limitation)、失能(disability)等四个阶段[②]。他认为，疾病首先会带来对身体的损害，进一步使身体功能受到限制，最终导致失能(日常活动能力受限)。

　　1994 年，Verbrugge 等进一步修正了失能过程，将其定义为失能模型[③]。在模型中，增加了"加快或减缓失能过程的因素"。这些"加快或减缓失能过程的因

① World Health Organization. International Classification of Impairments, Disabilities and Handicaps —— A manual of Classification Relating to the Consequences of Disease. Geneva. WHO,1980：23 - 43.
② Nagi S. Z. Some conceptual issues in disability and rehabilitation. Sociology and Rehabilitation (Editedby Sussman M.B.), American Sociological Association. Washington, D. C., 1965：100 - 113.
③ Verbrugge, L. M., & Jette, A. M. The disablement process[J]. Social Science & Medicine. 1994 (38)：1 - 14.

素"包括外在个体因素和内在个体因素两大类。外在个体因素主要包括医疗、护理、康复、医疗救助以及外在的支持和社会环境等。内在个体因素包括生活方式和行为方式转变、社会心理属性和处理问题能力等。失能模型表明，医疗服务、护理和康复、医疗救助以及外在的社会支持可以延缓失能进展。同时，个体生活方式、行为方式和社会心理的改变，以及处理问题能力的提升，也可以延缓失能进展。失能模型为失能失智老人医疗服务提供了切实可行的思路：失能失智老人医疗服务就是要通过提升失能失智老人医疗服务和健康管理水平，改变失能失智老人生活方式、行为方式，延缓失能失智进展，提高其生活质量。

一、慢性疾病

慢性病又被称为慢性非传染性疾病，是指起病隐匿、潜伏期长、病因复杂、难以治愈、预后较差及经济负担较大的一类疾病。慢性病不是一种疾病，而是一组疾病。2017年1月22日印发并实施的《中国防治慢性病中长期规划（2017—2025年）》规定了慢性病主要包括心脑血管疾病、癌症、慢性呼吸系统疾病、糖尿病和口腔疾病，以及内分泌、肾脏、骨骼、神经等疾病。在诊断慢性疾病时，需按照患者的症状、体征、辅助检查及各种慢性病的诊断标准作出相应的诊断结果。

慢性病是一种长期存在的疾病状态，表现为渐进性的器官损害及功能减退。慢性病的发病率常随着年龄的增长而逐年增加，老年人通常是慢性病的高发人群。2016年国家卫生计生委统计信息中心发布数据显示，我国2.49亿60岁及以上老年人中，超过1.8亿患有慢性病。其中患病率最高的前五种疾病为高血压、糖尿病、脑血管病、缺血性心脏病和慢性阻塞性肺疾病。

慢性病使老年人失能的风险增加[1][2][3][4]。而且，老年人患慢性病种类越多，

① COSTA A M, MAMBRINI J V D, MALTA D C, et al. Contribution of chronic diseases to the prevalence of disability in basic and instrumental activities of daily living in elderly Brazilians: the National Health Survey (2013)[J]. Cadernos De Saude Publica, 2018, 34(1): e00204016. DOI: 10.1590/0102-311X00204016.

② KHAN Z A, SINGH C, KHAN T. Correlates of physical disability in the elderly population of rural north India (Haryana)[J]. Journal of Family & Community Medicine, 2018, 25(3): 199-204.DOI 10.4103/jfcm.JFCM_160_17.

③ 王竞,李晶华,孔璇,等.长春市老年人失能情况及其影响因素[J].中国老年学杂志,2017,37(3): 728-730. DOI: 10.3969/j.issn.1005-9202.2017.03.091.

④ 杨付英,郝晓宁,薄涛,等.我国老年人失能现状及其影响因素分析：基于 CHARLS 数据的实证分析[J].卫生经济研究,2016,33(11): 7-10. DOI: 10.14055/j.cnki.33-1056/f.20161103.019.

其失能的风险也越高。高利平[1]、欧阳美娟等[2]研究发现,患有 2 种及以上慢性病的老年人比仅患有 1 种慢性病的老年人更易发生失能。蒋芝月等[3]发现患有 2 种以上慢性病的老年人发生失能的风险是患有 1 种以下慢性病老年人的 3.113 倍。国外学者 KHAN 等[4]发现患 3 种及以上慢性病的患者发生失能的风险是患 1 种慢性疾病的患者的 3.09 倍。在现实生活中,患有慢性病的老年人多病共存现象非常突出。2016 年国家卫生计生委统计信息中心发布的数据显示,我国老年人患有一种和多种慢性病的比例高达 75%。老年人多病共存,多种疾病症状交织在一起,病因复杂,临床治疗效果较差,预后不佳,并发症多,失能率、致死率及死亡率高。由于临床治疗效果差,多病共存的老年患者诊疗依从性较差,病情控制困难,失能失智进展较快。

研究发现,脑卒中、高血压、糖尿病、关节炎、代谢综合征、心脏病、慢性呼吸系统疾病等慢性疾病是导致老年人失能的主要风险因素[5][6][7]。

(一) 脑卒中

脑卒中是一种脑血管病,是各种血管源性病因引起的脑部疾病的总称。其病因主要为两个方面:一是颅内外血管本身的疾病,如血管发育异常、肿瘤等;二是心血管系统及其他系统或器官的损伤,使脑血管及其循环功能受累。最常见的为动脉粥样硬化、心源性栓塞等。脑卒中是急性脑血管病,又称中风、脑血

① 高利平,袁长海,刘保锋,等.山东省老年人生活自理能力及影响因素分析[J].中国公共卫生,2010,26(11):1359-1361.
② 欧阳美娟,郑丽燕,谢永娴,等.居家老年人常见慢性病与失能关系的分析[J].中国医药科学,2020,10(10):149-151.
③ 蒋芝月,李语眉,王秀红,等.居家老年人常见慢性病与失能关系的病例对照研究[J].中国全科医学,2019,22(13):1587-1591.
④ KHAN A M, MAMBRINI J V D, MALTA D C, et al. Contribution of chronic diseases to the prevalence of disability in basic and instrumental activities of daily living in elderly Brazilians: the National Health Survey(2013)[J]. Cadernos De Saude Publica, 2018, 34(1): e00204016. DOI: 10.1590/0102-311X00204016.
⑤ Verbrugge, L. M., & Jette, A. M. The disablement process[J]. Social Science & Medicine. 1994 (38): 1-14.
⑥ CHEN S Y, QIN J, LI Y, et al. Disability and its influencing factors among the elderly in a county, Guangxi Province, China[J]. Int J Eniron Res Public Health, 2018, 15(9): 1967-1983. DOI: 10.3390/ijerph15091967.
⑦ YOKOTA R T, HEYDEN J, STEFAAN D, et al. Contributionof chronic diseases to the mild and severe disability burden inBelgium[J]. Archives of Public Health, 2015, 73(1): 37-55. DOI: 10.1186/s13690-015-0083-y.

管意外，是由于脑部突然破裂或因血管阻塞导致血液不能流入大脑而引起的神经功能缺损综合征，神经功能缺损常持续 24 小时以上，包括缺血性脑卒中和出血性脑卒中等两种类型。缺血性脑卒中是指各原因引起脑部血液循环障碍，局部脑组织缺血、缺氧所导致的坏死或软化。临床上最常见类型为脑血栓形成和脑栓塞。出血性脑卒中又称颅内出血，是由非外伤性脑实质内血管破裂引起的出血，发病率低于缺血性脑卒中，但是预后差，其死亡率和病残率均高于缺血性脑卒中。

脑卒中造成的健康风险非常大。一是死亡率高。2015 年全球疾病负担报告显示，在全球范围内，脑卒中为目前世界第二大致死性疾病。二是致残率高。存活者中约 75% 致残。脑卒中患者常见的疾病表现有运动障碍、语言障碍、意识障碍、感觉障碍和头疼等。其中肢体瘫痪是最常见的症状之一。三是复发率高。脑卒中多次复发的现象比较常见，而且首次卒中后 6 个月内是复发风险最高的阶段。四是并发症多。脑卒中患者抵抗力低下，易发生各种并发症，如肺炎、尿路感染、压疮等。

脑卒中是造成我国老年人失能的主要因素。国家卫健委脑防委办公室在 2021 年 10 月 28 日召开的 2021 年世界卒中日新闻发布会上表示，2020 年我国 40 岁以上人群脑卒中标化发病率为 2.61%，全国有 1 780 万卒中患者，新发 340 万，230 万因卒中导致死亡。随着我国人口老龄化进程加快，老年人口增多，人口平均预期寿命增加，脑卒中发病风险在不断增大，成为威胁我国老年人健康的重要风险因素。

引起脑卒中的风险因素分为两类。一是年龄、性别和家族遗传等不可干预的因素；二是高血压、吸烟、糖尿病、心脏病、血脂异常、颈动脉狭窄、酗酒等可干预的因素。蒋芝月等[1]发现患脑卒中和高血压会使老年男性发生失能的风险增加。张翼等[2]发现，颈动脉斑块和心血管健康水平对脑卒中后失能程度产生影响。颈动脉斑块是脑卒中患者发生中、重度失能的风险因素。如果患者心血管比较健康，可以减轻颈动脉斑块对脑卒中患者失能的影响。有颈动脉斑块且心

① 蒋芝月,李语眉,王秀红,等.居家老年人常见慢性病与失能关系的病例对照研究[J].中国全科医学,2019,22(13)：1587－1591.

② 张翼,白钰,武秀霞,赵雅宁,刘瑶.颈动脉斑块和心血管健康水平对卒中后患者失能程度的影响[J].华北理工大学学报(医学版),2021,23(3)：201－206 页. DOI：10.19539/j.cnki.2095－2694.2021.03.006.

血管健康水平低的脑卒中患者的中、重度失能风险将比无颈动脉斑块且心血管健康高水平的脑卒中患者的中、重度失能风险高出 6.816 倍。

（二）高血压

高血压是我国最常见的慢性疾病，是以动脉血压持续升高为特征的心血管综合征。血压是血液在血管内流动时对血管壁产生的压力。血压升高的本质是左心室射血后保证各器官血液供应和维持内环境稳定的生理调控方式，但长期血压升高与动脉硬化互相恶化，加重小动脉、大动脉粥样硬化，是导致冠心病、脑卒中、肾功能不全、周围动脉病等发病增高的病理基础。高血压分为原发性高血压、继发性高血压和高血压急症等三大类。原发性高血压是指在目前医学发展水平和检查手段下，不能发现导致血压升高确切病因的高血压类型。继发性高血压是指可以通过医学检查手段发现引起血压升高确切病因的高血压类型。高血压急症是指原发性和继发性高血压在疾病发展过程中在某些诱因作用下血压急剧升高，病情急剧恶化，收缩压大于 220 mmHg 或舒张压大于 130 mmHg，无论有无临床症状都视为高血压急症。高血压急症常伴有急性脑卒中、高血压脑病、急性心肌梗死、急性左室衰竭伴肺水肿、不稳定性心绞痛、主动脉夹层动脉瘤等。高血压急症需立即经静脉给药进行降压治疗，否则将危及生命。

高血压是循环系统疾病，血压长期控制不好，会通过遍布全身的血管网络影响到全身每个器官和细胞，主要可以导致心、脑、肾脏和血管的损害。高血压导致患者发生冠心病的风险比血压正常者高 3—4 倍，合并高血压的心梗患者的住院和半年死亡率明显高于血压正常的心梗患者；高血压容易诱发脑出血或脑梗死等致残率和致死率极高的危险情况。收缩压每升高 10 mmHg，脑卒中发生相对风险性增加 49％。高血压影响肾脏功能，导致夜尿增多。长期血压过高可导致肾衰竭。长期血压升高会直接导致全身血管的损害，严重时出现眼底出血，渗出或水肿，以及下肢动脉硬化闭塞症等血管病。

（三）冠心病

冠心病是我国常见的老年慢性病。冠心病主要是由于冠状动脉粥样硬化引起管腔狭窄或闭塞，导致心肌缺血缺氧或坏死而引起的疾病，简称冠心病，也称缺血性心脏病。冠心病根据发病特点分为慢性心肌缺血综合征和急性冠状动脉综合征两种类型。其中，慢性心肌缺血综合征包括稳定型心绞痛、缺血性心肌病和隐匿性冠心病。急性冠状动脉综合征包括不稳定型心绞痛、非 ST 段批号高型心肌梗死和 ST 段抬高型心肌梗死。

冠心病病程较长，病情复杂，患冠心病的老年人经常受到心悸、呼吸困难、发绀、咳嗽、咯血、胸痛、水肿、少尿等症状的侵害。同时，冠心病致残、致死率高。除发生心绞痛和心肌梗死以外，因心肌缺血会导致各种心律失常以及心力衰竭。最为严重的心律失常是心室颤动，临床上表现为突然死亡，也称猝死。同时，近年研究表明，慢性心力衰竭可增加老年人发生认知功能障碍的风险，导致思维障碍、感知觉障碍、记忆障碍等认知功能受损，造成不同程度的失能。

（四）糖尿病

糖尿病是老年人常见的内分泌系统慢性病。它是一组由于胰岛素分泌不足和（或）胰岛素作用缺陷而导致的以慢性高血糖为特征的代谢性疾病。除高血糖外，还伴有蛋白质、脂肪、水和电解质等代谢紊乱以及各种急慢性并发症的发生。糖尿病主要分为 1 型糖尿病和 2 型糖尿病两种类型。1 型糖尿病主要是由于病毒感染或自身免疫引起胰岛素细胞广泛破坏，产生胰岛素细胞抗体，导致胰岛素绝对缺乏。2 型糖尿病大多为基因遗传，胰岛素相对缺乏，多伴周围组织对胰岛素抵抗。95％以上的老年糖尿病为 2 型糖尿病。

老年糖尿病具有起病隐匿，症状不典型，易漏诊，并发症多且严重的特点。80％以上的老年糖尿病患者经体格检查才发现，还有的老年患者空腹血糖并不高，只有餐后血糖高，一般体检往往漏检。许多老年糖尿病患者病程较长，常合并各种急慢性并发症，部分老年患者以并发症为首发表现。

老年糖尿病导致失能。一是高血糖导致患者脱水，还引起视力模糊、认知障碍，增加尿失禁和跌倒风险。二是糖尿病导致慢性并发症。糖尿病视网膜病变导致视力下降，甚至失明；糖尿病周围神经病导致感觉和运动异常、剧烈疼痛、麻木、肌萎缩；糖尿病是脑卒中和心脏病的诱发因素。糖尿病患者常伴有凝血机制异常（高血糖加速胰岛素抵抗，从而加快血管重塑，促进动脉粥样硬化），易导致血栓形成和动脉硬化，大大增加了脑卒中与心脏病的发病风险；糖尿病下肢动脉硬化闭塞症导致间歇性跛行、静息痛、下肢溃疡、坏疽、糖尿病足等，严重者需要截肢。三是糖尿病导致急性并发症。低血糖、糖尿病酮症酸中毒、糖尿病高渗综合征及感染等急性并发症，严重时可危及生命。四是老年糖尿病可增加老年综合征（跌倒、肌少症、营养不良、抑郁、老年认知障碍和尿失禁等）及老年衰弱的风险。

（五）骨质疏松

骨质疏松是一种慢性疾病，以骨组织受到破坏、机体骨含量减少和骨力量减弱为主要特征，随着病情加重，骨脆弱性增加，极易引起骨折，使患者丧失生活的独立性，严重者会导致死亡。它主要表现为全身骨骼及腰背疼痛、肌肉痉挛、下肢无力等症状。

老年性骨质疏松症又称Ⅱ型骨质疏松症，主要由年龄老化造成。其发病缓慢，以骨骼疼痛、易于骨折为特征，生化检查基本正常，病理解剖可见骨皮质菲薄，骨小梁稀疏萎缩类骨质疏松。

骨质疏松诱发老年人跌倒，造成身体骨折，使其活动受限，导致不同程度的失能。骨折后的老年骨质疏松症患者内固定治疗稳定性差，内固定物容易松动、脱出甚至断裂，导致其他部位发生再骨折的风险增大，愈合后康复也非常缓慢。患有骨质疏松症的老年人，由于担心活动带来腰背不适感、肌肉酸痛痉挛等，常常减少日常活动，导致日常活动能力下降。

（六）骨关节炎

骨关节炎是一种由于关节软骨、骨和关节周围组织发生退行性病变而引起的老年常见疾病，又称为退行性关节炎、骨关节病、增生性关节炎、老年性关节炎等。老年性骨关节炎大多数属于原发性，可能与一般易感因素和机械因素有关。一般易感因素包括遗传因素、生理性老化、肥胖、性激素、吸烟等。机械因素包括长期不良姿势导致的关节形态异常、长期从事反复使用关节的职业或磨损关节的剧烈体育活动。

骨关节炎发病率高，累及部位包括膝、髋、踝、手和脊柱等关节，会引起关节疼痛、僵硬，继而导致畸形及功能丧失。同时还会引起神经症状。当体内邻近的神经根受压时，会引发局部疼痛、发僵、麻木等感觉。当炎症或骨刺压迫坐骨神经时，患肢会有剧烈的麻痛、灼痛、抽搐、窜痛，向整个下肢放射。骨关节炎晚期关节疼痛加重，夜间休息时能疼醒，疼痛持续不断，直至关节严重变形、肿大，功能活动受到障碍，生活不能自理。

（七）帕金森病

帕金森病是一种中老年常见的神经系统退行性疾病。临床表现为：静止性震颤、肌强直、运动迟缓、姿势步态不稳等运动症状，以及焦虑、抑郁、认知障碍、幻觉、淡漠、睡眠障碍、便秘、排尿困难、体位性低血压、感觉障碍等非运动症状。为目前为止，帕金森病的致病因素尚不明确。已有的研究表明，年龄、遗传和环境等因素的相互作用是帕金森病的主要致病原因。感染、外伤、应激刺激、炎症反应等因素可能促进疾病发生、发展及病情波动。

老年帕金森病患者多数伴有运动并发症。其表现主要包括症状波动（每次用药的有效作用时间缩短，症状随血药浓度发生规律性波动）和异动症（表现为头面部、四肢或躯干的不自主舞蹈样或肌张力障碍样动作），老年患者以症状波动为主。

老年帕金森病患者还极易在年龄老化导致运动机能衰退的基础上合并帕金森病症状。在这种情况下，老年患者的日常运动功能更为受限。由于僵直和姿势不稳，老年患者跌倒的风险非常高。如果患者同时伴有骨质疏松疾病，其跌倒引发骨折的概率更高。同时，由于老年帕金森患者活动受限或长期卧床，容易引发心脑血管疾病、坠积性肺炎、褥疮等其他疾病。

二、老年综合征

老年综合征是指老年人由于多种疾病或多种原因造成的同一临床表现或问题症候群。它主要包括认知障碍、肌少症、衰弱、尿失禁、常见口腔问题、吞咽障碍、视力障碍、听力障碍、孤独、疼痛、便秘、睡眠障碍以及多重用药等问题。老年综合征可能是由多种原因多种疾病导致，但表现出来的临床症状却是同样的非特异性的，所以患者或患者家属常常将这些症状简单地认为是衰老导致的自然现象，没有及时就医。

老年综合征是老年常见病。在 65 岁以上老年人群中，老年综合征发病率超过 30%。研究表明，在 65 岁以上老年人中，跌倒发生率约为 30%。在跌倒老人中，10%—11%导致重伤，5%发生骨折；65 岁以上老年人认知障碍患病率为 5%，且每增加 5 岁，患病率会增加 1 倍；男性尿失禁发生率为 18.9%，女性为 37.7%；65 岁以上老年人中抑郁症患病率为 10%—20%，1%—4%为重症，极重者会导致自残或自杀；65 岁以上老年人中 80%—85%有程度不同的疼痛。其中，45%为慢性疼痛；65 岁以上老年人失眠患病率为 50%，平均失眠 4 年以上者占 23.3%；65 岁以上老年人多重用药问题也比较严重。同时使用 3 种以上药物者占 50％以上,同时使用 4～6 种药物者高于 25％,不良反应的发生率比年轻者高 2～7 倍。而且,老年综合征发病率和患病率随年龄增长而不断升高。

(一) 肌少症

肌少症是骨骼肌减少症的简称。肌少症是以骨骼肌量减少、肌力下降和肌肉功能减退为特征的进行性、广泛性的骨骼质量和力量丧失的综合征。肌少症在 70 岁以上老年人中的患病率超过 20％,80 岁以上老年人患病率达到 50％。肌少症的发生与炎症、老年人体内合成睾酮、雌激素、生长激素、胰岛素样生长因子-1减少有关。上述因素导致肌肉蛋白合成减少,进而引起骨骼肌量减少。导致肌肉蛋白合成减少的原因有三个方面。一是营养不良。由于食欲减退、消化及吸收功能下降,老年人蛋白质及维生素摄入减少,引起体内合成蛋白质减少,继而引发骨骼肌量减少。二是活动量减少。由于活动能力下降,老年人活动量减少,导致肌肉蛋白合成减少。三是疾病因素。恶性肿瘤、糖尿病、认知功能损伤、心力衰竭、骨质疏松等都是引起肌少症的风险因素。

肌少症引发老年人失能风险。一是肌少症增加了老年人跌倒风险。肌少症患者骨骼肌量减少,肌肉内脂肪堆积,导致肌肉力量减低和躯体功能下降,特别是下肢肌力显著减退直接影响到平衡功能,导致老年人易于跌倒。二是肌少症易引发骨质疏松或骨折。由于骨骼肌数量减少导致骨骼母细胞活动减少,引发骨质疏松。同时,骨骼肌衰减后肌肉力量下降,对骨骼的保护作用降低,导致骨折。三是肌少症降低了老年人日常生活活动能力。由于骨骼肌衰减后肌肉力量下降,老年人提重物能力和下肢负重能力下降,日常生活活动能力显著下降,甚至丧失。

(二) 衰弱

衰弱是指一组由于机体退行性改变和多种慢性疾病引起的机体易损性增加的老年综合征。由于衰老,老年人生理储备减少或者多系统异常,机体抗压能力下降,患病的敏感性增加,外界较小的刺激即可引起负性临床事件的发生。衰弱的表现有极度疲劳、无法解释的体重下降和反复的肺部感染或者泌尿系统感染。老年人的平衡功能及步态受损既是跌倒的危险因素,也是衰弱的主要特征,老年人在衰弱状态下,即使轻度疾病也会导致肢体平衡功能受损,不足以维持步态的完整性。当视力、平衡和力量与环境变化不一致时,老人会自发性跌倒。谵妄也是老年衰弱的临床表现,即老人可能表现为认知的波动性变化,出现精神异常如幻觉、妄想、狂躁等,一般刺激因素解除后数日能自行缓解;还可能表现为波动性失能,即丧失自理能力和需要别人照顾交替出现。

衰弱的产生有六方面原因:一是遗传因素。二是生长发育。如果老年人在生长早期发育不良,在老年时期很可能发生老年衰弱。三是多病共存。研究发现冠心病、脑卒中、髋部骨折、慢性阻塞性肺疾病、糖尿病和关节炎与 3 年后衰弱的发病率相关。恶性肿瘤、肾衰竭、HIV 感染以及手术均可促进衰弱的发生。四是营养不良。营养评分较差和摄入营养素少于三种(蛋白质、维生素 A、维生素 C、维生素 E、钙、叶酸和锌)的老人衰弱发生率明显增加。五是经济地位。生活方式不良、受教育程度低、经济状况较差、未婚、独居及社会地位低的老年人易发生老年衰弱。六是精神心理状态。焦虑、抑郁、认知障碍可以明显增加衰弱的发病率。

衰弱和老年人的失能、痴呆、肌少症、多重用药、活动功能下降、睡眠障碍等老年综合征关系密切。衰弱状态增加了发生心脑血管意外、肺部感染、死亡、谵妄及跌倒等负性事件的风险。

(三) 尿失禁

尿失禁又称小便失禁。尿失禁即膀胱内的尿不能控制而自行流出。尿失禁可发生于各年龄组的患者,但老年患者更为常见。由于老年人尿失禁较为多见,人们常常误以为尿失禁是衰老过程中不可避免的自然后果,不能治疗,因而主动就医的比例很小。大约只有 25% 的女性会主动就医,但这部分就医的女性尿失禁的情况已非常严重,影响了日常生活。

导致老年人尿失禁的原因很多。① 年龄。随着年龄增大,盆底肌肉松弛。承脱力下降,膀胱敏感度下降,尿道闭合力下降。② 生活习惯。咖啡因摄入、吸烟、饮酒、液体摄入量过高等。③ 性别。女性绝经、子宫摘除、盆底手术、怀孕和多次生育等易引起尿失禁,男性前列腺疾病易引起尿失禁。④ 急性疾病。尿路感染、阴道炎等易引起尿失禁。⑤ 慢性疾病。长期咳嗽(慢性阻塞性肺炎)、慢性心衰、静脉功能不全伴随水肿、静脉供血不足、睡眠呼吸暂停、代谢紊乱(如血糖、血钙控制不好等)、视力障碍、行动障碍等引起尿失禁。⑥ 神经系统疾病。脑卒中、多发性硬化症、帕金森病、认知症、脊髓癌、便秘等引起尿失禁。⑦ 药物影响。受体阻抗剂、肾上腺素兴奋剂、钙通道阻滞剂、利尿剂、抗胆碱能剂、血管紧张素抑制剂、镇静剂、安眠药、中枢神经抑制剂、非甾体抗炎药等药物引起尿失禁。⑧ 肥胖。肥胖增加了内腹腔压力,盆底压力增加,盆底肌肉弱化,神经和血管退化,导致和加重压力性尿失禁。⑨ 手术或治疗史。⑩ 抑郁。抑郁使患者丧失正常排尿的兴趣。尿失禁也可以造成抑郁。

尿失禁是影响老年生活质量的重要因素。一是尿失禁增加了跌倒、骨折、衰弱和抑郁等老年综合征的发生风险。二是尿失禁加大了皮炎、皮肤感染、真菌感染、压疮风险。三是尿失禁造成了老年患者强烈的思想负担,引起老年人的病耻感和抑郁、焦虑情绪。一些老年患者为了避免尿失禁后造成的窘境,长期卧床不动,导致腿部肌肉萎缩,加速了身体失能。

(四) 常见口腔疾病

口腔疾病是老年人多发病、常见病。口腔问题与年龄高度相关。老年人随着年龄增长牙齿磨损严重,口腔环境恶化,口腔问题频发。突出表现为：① 牙齿稀疏。由于牙齿磨损严重,牙齿间隙增大、缺牙、牙列稀疏等问题导致食物嵌塞,牙周发炎。② 牙龈萎缩。由于牙龈萎缩,牙根暴露在口腔环境中,引起牙龈发炎。③ 牙周病。④ 口干症。

老年口腔问题产生的原因有：① 年龄因素。身体老化带来的牙齿磨损。② 疾病因素。比如,糖尿病与牙周炎高度相关,糖尿病会引起牙周炎。③ 药物影响。苯妥英钠、苯巴比妥、硝本地平、非洛地平等药物会引起药物性牙龈炎。

口腔问题造成了老年人进食困难、精神抑郁、焦虑等一系列问题,降低了老年人日常生活活动能力。

(五) 吞咽障碍

吞咽障碍是老年人常见病。吞咽障碍是指由于下颌、双唇、舌、软腭、咽喉、食管等器官结构或功能受损,使老年人不能安全有效地将食物由口腔送入胃内。广义的吞咽障碍也包括认知障碍引起的行为异常导致的吞咽和进食问题,即摄食吞咽障碍。吞咽障碍包括功能性吞咽障碍(由中枢神经系统或周围神经系统损伤、肌病等引起运动功能异常,无器官解剖结构改变的吞咽障碍)和器质性吞咽障碍(由口、咽喉、食管等解剖结构异常引起的吞咽障碍)。

引起老年人吞咽障碍的主要原因有：① 年龄。随着年龄增长,老年人喉腔黏膜萎缩变薄,神经末梢感受器的反射功能迟钝,咽及食管的蠕动能力减弱,这些退行性变化容易导致老年人吞咽障碍。另外，参与吞咽的肌群和神经协调性变差、运动及感觉功能下降、牙齿的缺失等都可引起吞咽障碍。② 疾病。脑血管病、老年认知障碍、帕金森病、颅内肿瘤、糖尿病、慢性阻塞性肺气肿、慢性心功能不全、慢性胃炎、颌面肿瘤、食道肿瘤等均可导致吞咽障碍。③ 药物影响。长期服用氨茶碱、精神类、抑酸类、镇静催眠类药物也会引起吞咽障碍。④ 自理能力。自理能力越弱的老年人越容易发生吞咽障碍。

吞咽障碍造成的老年人失能状况包括：① 营养不良。由于吞咽困难，不能将食物顺利送入胃内，机体所需的营养和液体得不到满足，出现水电解质紊乱、消瘦和体重下降，甚至因营养不良导致死亡。② 引起吞咽障碍并发症。由于吞咽困难，一部分食物、口腔分泌物等被吸至气管和肺中，引起老人肺部感染，甚至出现窒息危及生命。③ 影响精神状态。由于吞咽障碍，采用鼻饲喂食，很容易引起老年人病耻感和抑郁状态。

（六）视力障碍

视力障碍是指视觉功能受到一定程度的损害，丧失了部分视力。视力障碍包括视力下降、视物模糊、眼前黑影飘动、视物变形、视野缩小、复视等。

老年人视力障碍产生的原因有：① 年龄。随着年龄增加，老年人晶状体和瞳孔调节能力变弱，视网膜感光度变差，角膜较不透明，透光减少，瞳孔缩小，达到视网膜的光线减少，因而在强光下、光线不足或夜晚时会出现视力下降、对环境距离深度判断不准确情况。同时，视野变小，能见范围变窄变小。而且，眼睛晶状体逐渐变黄，巩膜的不透明度减少，对颜色的辨识度下降。② 疾病。白内障是导致老年人视力障碍的主要原因，老年性黄斑变性和糖尿病视网膜病变也是造成老年人视力障碍的主要原因。

视力障碍导致老年人视觉能力下降，是老年失能的重要表现之一。视力障碍对老年生活有非常大的不良影响。视力障碍增加了老年人跌倒、骨折的风险；减弱了老年人日常生活自理能力，导致其在行走、阅读及生活自理等多个方面需要外界帮助；容易引起老年人恐惧和紧张的心理，导致了抑郁、焦虑等心理问题。

（七）听力障碍

听力障碍是老龄化过程中内耳退行性改变引起的自然听力损失现象。听力障碍主要表现为听力下降、言语识别率下降。老年性听力障碍具有以下特点：一是不明原因的双耳对称性、缓慢进行性听力减退。言语交往困难，尤其在噪声环境中交流困难。二是听力障碍起病隐匿，进展缓慢，逐渐加重。一般双耳同时受累，亦可两耳先后起病，或一侧较重。三是对低声听不清，对高声耐受不了，对缓慢简单的语言尚能理解，若讲话速度较快或环境噪声较强，即感到领会困难。常伴有高调耳鸣，偶有火车轰鸣样的低频耳鸣，开始为间歇性，后逐渐加重为持续性。四是出现平衡功能障碍，发生眩晕现象。五是纯音听力损失，言语识别能力差。

引起老年听力障碍的主要原因是：① 年龄。衰老导致听神经和听觉相关组织细胞发生退行性改变。② 遗传。遗传导致后代对环境风险因素敏感，接触同样的环境因素可发生听力下降程度加重等情况。③ 疾病。心脑血管疾病引起听神经组织变性和内耳血液循环障碍，导致听神经缺乏营养。高脂血症会导致血液处于高黏高凝状态，血小板聚集增加，造成内耳缺氧，缺乏营养。高血糖引起内耳迷路渗透压变化，引起毛细胞结构与功能受损，同时引起微循环障碍，影响内耳供血、供氧。④ 噪声。强噪声刺激内耳毛细胞损伤，产生感音神经性听力障碍。⑤ 耳毒性药物或化学试剂。氨基糖甘类抗生素、抗肿瘤药物、髓祥利尿药、水杨酸盐等耳毒性药物或化学试剂会导致听力损失、耳鸣、平衡失调和眩晕。

听力障碍是老年人失能的重要表现之一。听力障碍造成老年人生活质量下降。因为听力障碍，老年人失去了从声音接收信息的渠道，降低了老年人日常生活活动能力。同时，由于听力障碍，老年人不能与亲人和外界保持通畅的联系，容易引起误会和不愉快。由于言语沟通困难，有听力障碍的老年人容易出现抑郁、沉默寡言、离群独处、多疑猜忌、易怒烦躁等现象。

(八) 孤独

老年孤独是指老年人自觉不与周围的人和环境进行有意义的思想和感情交流，是一种主观自觉与他人或社会隔离与疏远的感觉和体验，而非客观状态。孤独是老年人生存空间和生存状态的自我封闭，孤独的老年人会脱离社会群体而生活在一种消极的状态之中。表现为：① 对集体活动缺乏兴趣，不合群，不能对集体的欢乐产生共鸣。② 缺乏与他人进行交往的技巧，不善于利用面部表情、手势、姿势等与他人交流。③ 倾向于自我封闭，对外界环境缺乏足够的观察和应有的情感反应。④ 当身体不适或不愉快时,不会寻求同情和安慰;对别人的身体不适或不愉快也不会表示关心和安慰。⑤ 语言理解能力明显受损,常听不懂对方的语言,不习惯表达自己的需要和痛苦,很少提问,对别人的话也缺乏反应。⑥ 习惯于重复刻板动作或姿势,有时候过分依恋某些物品,并从中得到极大的满足。⑦ 常常自言自语,情绪低沉,失眠,烦躁。

老年孤独产生的原因有:① 年龄。随着年龄增加,老年人感知觉器官功能衰退,思维能力减弱,对外界感知能力下降,比较容易自我否定,产生孤独情绪。② 疾病。老年认知障碍等疾病会让老年人对外界事物失去兴趣,离群索居,内心孤独。

老年孤独极大地降低了老年人的社会交往能力。由于缺乏社会交往,进一步加重了老年人的孤独程度,使老年人失能失智程度加深。

(九) 疼痛

疼痛是指由真正存在或潜在的身体组织损伤所引起的不舒服的知觉和心理感受。疼痛是一种复杂的生理心理活动,它是机体受到伤害时所做出的一系列防御性保护反应。疼痛分为急性疼痛和慢性疼痛。急性疼痛通常与损伤或疾病有关,一般急性疼痛持续一个月左右。慢性疼痛是在最初创伤愈合之后仍然持续 3—6 个月或更长时间的疼痛,或者是每月至数年间反复出现的疼痛。

引起老年疼痛的主要原因是:① 内源性因素。内源性因素主要指疾病引起的疼痛。老年人中常见的有骨关节疼痛、心绞痛、带状疱疹疼痛、骨质疏松疼痛等。骨关节疼痛是由关节软骨退化损伤、增生而引起的疼痛,与增龄、肥胖、劳损、创伤、关节畸形等因素有关。心绞痛是冠状动脉供血不足,心肌缺血缺氧所引起的胸痛或胸部不适。带状疱疹疼痛是由带状疱疹病毒引起的一种剧烈疼痛。骨质疏松疼痛是由于单位体积内骨组织量减少,骨骼畸形所致的肌肉和韧带受力异常,以及机械应力造成的微骨折等多种原因引起的。② 外源性因素。外源性因素是指温度刺激、化学刺激和物理损伤等。老年人由外源性因素引起的疼痛常常包括烫伤、跌倒等。

老年疼痛降低了老年人日常生活活动能力。老年疼痛多为慢性疼痛,持续时间长,且大多同时伴有高血压、冠心病、糖尿病、慢性阻塞性肺炎等慢性疾病。多种疾病引起的疼痛交织在一起,降低了老年人生活能力和生活质量。同时,老年疼痛病因复杂,治疗困难,很容易让老年人失去治疗信心,容易出现抑郁、焦虑情绪,影响老年人社会交往和生活质量。

(十) 睡眠障碍

睡眠障碍是指入睡、睡眠保持及睡眠时限出现障碍或者出现异常的睡眠行为。老年睡眠障碍非常多见。它通常表现为失眠、睡眠呼吸暂停综合征、嗜睡症、不宁腿综合征及心因性失眠。

引起老年睡眠障碍的主要原因有：① 疾病因素。某些原发疾病会引起或加重老年人睡眠障碍。脑血管病、阿尔茨海默病、帕金森病、抑郁症等神经精神类疾病会引起老年睡眠障碍；心力衰竭、慢性阻塞性肺病、前列腺增生、疼痛、甲状腺疾病等会影响老年人睡眠(如,慢性阻塞性肺病因为夜间长时间咳嗽而影响老年人睡眠,前列腺增生因为夜尿频繁而影响老年人睡眠)。② 药物因素。由于长期合并使用激素、茶碱、甲状腺素、中枢性降压药等药物,影响老年人睡眠。③ 外界因素干扰。如居住环境干扰、睡眠环境改变等因素均能影响老年人睡眠。

睡眠障碍对老年人日常生活活动能力影响很大。睡眠障碍极易诱发老年人冠心病、高血压、胃炎、十二指肠溃疡等疾病,这些疾病是老年人失能的重要风险因素。同时,长期睡眠障碍还会导致精神疾病和跌倒的发生,加大了老年人失能失智风险。

第三章

引发失能失智的疾病(二)：老年认知症[①]

　　老年认知症,又称老年痴呆症、失智症、老年认知障碍症,是一种起病隐匿的进行性发展的神经系统退行性疾病,是一种严重的智力致残疾病。在临床上,当老年人出现记忆障碍、视空间障碍、执行功能障碍、计算力障碍、失语、失用、失认等七种认知障碍中的 2 种或 2 种以上,并且已经影响个体的日常生活活动能力或社会交往能力时,一般考虑为老年认知症(痴呆)。

　　老年认知障碍是一种综合征。它以阿尔茨海默病为主(占 62%),包括血管性痴呆症(占 17%)、混合性痴呆症(占 10%)、路易体痴呆症(占 4%)、额颞叶痴呆症(占 2%)、帕金森病痴呆(占 2%)和其他继发性痴呆(占 3%)等一系列认知障碍疾病。

　　根据发病原因不同,老年认知症可分为两种类型。一类是变性病性认知障碍疾病。这类疾病是由脑退行性变化引起的。它主要包括阿尔茨海默病、路易体痴呆、额颞叶痴呆、帕金森病合并痴呆等。另一类是非变性病性认知障碍疾病。这类疾病主要是由其他原因(如脑血管病、外伤、中毒等)引起的。它主要包括血管性痴呆(脑缺血性痴呆、脑出血性痴呆等)、炎性动脉病(结节性多动脉炎、红斑狼疮等)、正常颅压脑积水、脑外伤性痴呆、抑郁和其他精神疾病所致的痴呆综合征、感染性疾病所致痴呆(如艾滋病、神经梅毒、病毒性脑炎等)、脑肿瘤或占位病变所致痴呆、代谢性或中毒性脑病(如类脂质沉积病、心肺衰竭、一氧化碳中毒、重金属中毒等)。

　　老年认知症个体病情随病程呈进行性发展状态。一般而言,老年认知症病

[①] 老年认知症是老年综合征的一种。与老年综合征其他疾病相比,老年认知症病因复杂、患病率高,且治疗手段有限。随着人口老龄化加快,老年认知症患者规模增长迅速,老年认知症所带来的社会经济问题突出。为此,本书单列老年认知症章节,以利于讨论老年认知症的医疗服务。

程一般为 7～10 年，早期为 3 年左右，中期为 2 年左右，晚期为 2～5 年。随病情发展，老年人认知功能从失忆逐渐发展为失语、失认、失用，理解能力、判断能力、计算能力和思维能力严重受损；行动能力由能力减弱直至完全丧失；行为和精神状态由早期依赖他人、淡漠、自私、退缩和主动性丧失，到晚期人格及精神活动衰退，社会性特征消失，情绪抑郁、焦虑和激越。老年认知障碍人群人格改变发生率高达 70%～90%。

一、老年认知症的临床表现

临床上，老年认知症表现为记忆障碍、失语、失用、失认、视空间技能损害、执行功能障碍以及人格和行为改变等全面性痴呆。

(1) 记忆障碍。一般而言，老年认知症患者最早出现的是记忆障碍。这种记忆障碍表现为逐渐出现进行性的记忆功能下降，时间超过 6 个月。首先是近记忆力受损，刚做过的事或说过的话不记得，忘记熟悉的人名，而对较长时间的事记忆相对清楚；逐渐地，远记忆力也受损，主要为回忆障碍，在提示或再认试验中不能显著改善或恢复正常，最终可严重到连姓名、生日及家庭人口都完全忘记，常伴有计算能力减退。

(2) 认知障碍。老年认知症患者出现时间、空间定向力严重障碍。表现为患者经常迷路，如出门后不认识回家路线，如厕完毕后找不到睡床。

(3) 行为异常。老年认知症患者开始表现为动作幼稚笨拙，常进行无效劳动或无目的的劳动。例如翻箱倒柜、乱放东西、忙碌、不知所为、收藏废物；不讲卫生、衣着不整、行为怪异；有时出现妨碍公共秩序的行为，影响社会治安；有时呆若木鸡。晚期卧床不起，大小便失禁，生活不能自理。

(4) 性格改变。老年认知症患者早期一般有抑郁倾向。老年抑郁症往往和认知障碍出现在同一患者身上。两者交织在一起，加速了老年认知症患者认知能力的下降，同时认知障碍加剧了老年抑郁症病情。一些患者会出现人格障碍和精神症状，如幻想症、幻觉和错觉、强迫症、易激惹、自伤、有暴力倾向等。

(5) 其他。老年认知症患者会出现失语、失认、计算不能，逐渐丧失生活自理能力。晚期患者会出现锥体系和锥体外系病变体征，如肌张力增高、运动迟缓、姿势异常等。还有些患者可能会出现强直性或屈直性四肢瘫痪。

由于病因不同，不同类型的老年认知障碍疾病还有不同的临床表现。

（一）阿尔茨海默病的临床表现

阿尔茨海默病起病隐匿，临床表现为渐进性的认知功能和日常生活活动能力下降。

在轻度痴呆期（患病 1～3 年），表现为记忆障碍，对近事遗忘突出；判断能力下降，不能对事件进行分析、思考、判断，难以处理复杂的问题；工作或家务劳动漫不经心，不能独立处理购物、经济事务，社交困难；尽管仍能做些已熟悉的日常工作，但对新的事物却表现出茫然难解，情感淡漠，偶尔激惹，常有多疑；出现时间定向障碍，对所处地理位置定向困难，复杂结构的视空间能力差；言语词汇少，命名困难。

在中度痴呆期（患病 3～10 年），远近记忆严重受损，简单结构的视空间能力下降，存在时间、地点定向障碍；在处理问题、辨别事物的相似点和差异点方面有严重损害；不能独立进行室外活动，在穿衣、个人卫生以及保持个人仪表方面需要帮助；不能计算；出现各种神经症状，可见失语、失用和失认；情感由淡漠变为急躁不安，常走动不停，可见尿失禁。

在重度痴呆期（患病 8～12 年），患者已经完全依赖照护者，记忆力严重丧失，仅存片段的记忆；日常生活不能自理，大小便失禁，呈现缄默、肢体僵直，查体可见锥体束征阳性，有强握、摸索和吸吮等原始反射。最终昏迷，一般死于感染等并发症。

（二）血管性痴呆的临床表现

血管性痴呆是指由缺血性卒中、出血性卒中和造成记忆、认知、行为等脑区低灌注的脑血管疾病所致的严重认知功能障碍综合征。根据病因、累及的血管、病变脑组织的部位、神经影像学和病理学特征又可分为两种类型，一种是急性血管性痴呆，另一种是亚急性或慢性血管性痴呆。不同类型的血管性痴呆临床表现略有不同。

1. 急性血管性痴呆

（1）多梗死性痴呆。多梗死性痴呆是由多发性脑梗死累及大脑皮层或皮层下区域所引起的痴呆综合征，是血管性痴呆的较常见类型。临床表现为反复多次突然发病的脑卒中，阶梯式加重、波动病程的认知功能障碍，以及病变血管累及皮层和皮层下区域的相应症状体征。

（2）关键部位梗死性痴呆。关键部位梗死性痴呆是由单个脑梗死灶累及与认知功能密切相关的皮层、皮层下功能部位所导致的痴呆综合征。由大脑后动脉梗死累及颞叶的下内侧、枕叶、丘脑。临床表现为遗忘、视觉障碍，左侧病变有经皮质感觉性失语，右侧病变空间失定向；如果大脑前动脉影响了额叶内侧部，临床表现为淡漠和执行功能障碍；如果大脑前、中、后动脉深穿支病变累及丘脑和基底节而出现痴呆，临床表现为注意力、始动性、执行功能和记忆受损，垂直凝视麻痹、内直肌麻痹，会聚不能，构音障碍和轻偏瘫。如果内囊膝部受累，临床表现为认知功能突然改变，注意力波动，精神错乱、意志力丧失、执行功能障碍等。

（3）分水岭梗死性痴呆。分水岭梗死性痴呆属于低灌注性血管性痴呆。临床表现为经皮质性失语、记忆减退、失用症和视空间功能障碍等。

（4）出血性痴呆。出血性痴呆是脑实质内出血、蛛网膜下腔出血后引起的痴呆。临床表现为丘脑出血、硬膜下血肿分别导致认知功能障碍。

2. 亚急性或慢性血管性痴呆

（1）皮质下动脉硬化性脑病。该病呈进行性、隐匿性病程，临床表现常有明显的假性球麻痹、步态不稳、尿失禁和锥体束受损体征等。

（2）伴有皮质下梗死和白质脑病的常染色体显性遗传性脑动脉病。这是一种遗传性血管病。临床上其晚期往往发展为血管性痴呆。

（三）路易体痴呆的临床表现

路易体痴呆是以路易体为病理特征的神经变性疾病。它在临床和病理表现上重叠于帕金森病与阿尔茨海默病之间，以波动性认知功能障碍、帕金森综合征和视幻觉为三个核心症状。病程进展缓慢，经过数年后最终呈全面痴呆状态。

路易体痴呆患者的认知功能呈波动性损害。患者会经常突然出现短暂的认知障碍，意识在一天或数天内有数次在模糊和清醒中交替。认知功能障碍主要表现为执行功能和视空间功能障碍，视空间功能障碍表现得更为突出。比如，去家里附近的市场买菜后，突然找不到回家的路。执行功能障碍则表现为不能在需要的时候完成任务，也没办法按照要求完成比较复杂的任务，通常患者表述为原来能做的事情，一段时间内能做，一段时间后又不能做，病情时好时坏。

大部分路易体痴呆患者都有真性视幻觉。幻觉形象往往鲜明生动,幻觉对象多为病人熟悉的人物或动物,这些视觉形象常常是活动的,会说话或发出声音,偶尔幻觉形象有扭曲变形。早期患者可分辨幻觉和实物,晚期患者无法分辨幻觉,还可出现听幻觉、嗅幻觉。

有些路易体痴呆患者出现帕金森综合征症状,出现运动迟缓、肌张力增高和静止性震颤。

还有些路易体痴呆患者会出现睡眠障碍。患者在快速眼动期睡眠中会出现肢体运动和梦呓。

还有些路易体痴呆患者会出现自主神经功能紊乱,出现体位性低血压、性功能障碍、便秘、尿潴留等。

还有些路易体痴呆患者会出现性格改变,如攻击性增强、抑郁等。

路易体痴呆患者易发生多种并发症。主要包括:① 饮食过度或不足,引起胃肠道不适、出血,甚至穿孔。② 水电解质紊乱。③ 吞咽困难,易并发吸入性肺炎或窒息。④ 长期卧床易发生褥疮、便秘或血栓、栓塞性疾病。⑤ 外伤或骨折。⑥ 大小便失控,易致泌尿道感染。

(四) 额颞叶痴呆的临床表现

额颞叶痴呆是一组与额颞叶变性有关的老年认知症。其临床表现和病理学特征均具有明显的异质性,其临床表现为以人格和行为改变为主要特征的行为异常型痴呆和以语言功能隐匿性下降为主要特征的原发性进行性失语。

行为异常型痴呆以伴有执行能力损害的个性和行为异常为突出表现,亦可出现言语障碍,但通常不是突出表现,而可能被个性改变等更显著的临床症状所掩盖。个性改变和社交失范是最主要的临床表现,在疾病早期即出现并贯穿整个病程。感知能力,空间、运用和记忆功能相对保留。

原发性进行性失语包括进行性非流利性失语和语义性痴呆两种类型。

进行性非流利性失语是一种基于语言损害的痴呆,以言语表达不流畅、语法错误和电报式言语为主要表现。在发病的最初两年,语言的进行性损害是唯一明显的症状。进行性非流利性失语多在 60 岁左右缓慢起病。表现为语言表达障碍,对话能力下降,语言减少,找词困难,语音和语法错误。患者不愿意交谈,喜欢听而不愿意说,最后变得缄默不语,阅读和写作困难,但其他能力保留,行为和性格改变极为罕见。

语义性痴呆以语义记忆损害出现最早且最严重。患者语言流利、语法正确,但是不能理解单词含义,找词困难,语言不能被他人理解,丧失物品常识,伴有不同程度面孔失认,命名性失语是其特征表现,晚期可出现行为异常,但视空间、注意力和记忆力相对保留。语义性痴呆 MRI 表现为下外侧颞叶皮质严重萎缩而颞叶内侧即海马系统(包括海马、海马旁回和内嗅区皮质)结构相对正常。这一点与阿尔茨海默病不同。阿尔茨海默病以弥漫性脑萎缩为主,不存在颞叶皮质的局限性萎缩。

在老年认知症的临床表现中,患者的精神行为症状尤为突出,直接影响了老年认知症患者的健康状态。临床上将老年认知症的精神行为症状归纳为痴呆伴发精神行为障碍(behavioral and psychological symptoms of dementia, BPSD),以便于对老年认知症患者的精神行为症状进行评估和治疗。

BPSD 是对老年认知症患者经常出现紊乱的知觉、思维内容、心境和行为等现象的概括。它主要分为三种类型:一是类精神病症状,如幻觉、妄想等;二是情感症状,如焦虑、烦躁不安、抑郁、情感淡漠等;三是行为症状,如易激惹、激越、漫游徘徊、语言和躯体攻击行为、睡眠紊乱等。不同的老年认知症有不同的 BPSD 状态(见表 3-1)。

表 3-1 老年认知症精神行为症状常见临床表现

疾　病	常见临床表现
阿尔茨海默病	淡漠、激怒、抑郁、幻想、妄想、激越、游荡、尾随等行为表现
血管性痴呆	抑郁、情绪不稳、淡漠
路易体痴呆	视幻觉、睡眠行为障碍、激越、妄想、淡漠
额颞叶痴呆	冲动、刻板、强制性行为、性活动增多、语言能力下降、淡漠

二、老年认知症病因

目前,老年认知症起因不明,但医学界一直在进行不懈的研究,并已取得了一定的成果。

（一）阿尔茨海默病病因

阿尔茨海默病是老年认知症的主要疾病，医学界对其发病原因探讨时间最长、争论最多。

1907 年，德国精神科医生和病理学家阿洛依斯·阿尔茨海默（Alois Alzheimer，1864—1915）在一位 51 岁因精神疾病死亡的病人的大脑切片中发现了异常"沉淀物"沉积在脑组织，就此报道了第一例阿尔茨海默病病例。1910 年，德国精神科医生和病理学家埃米尔·克雷佩林（Emil Kraepelin，1856—1926）提出阿尔茨海默病是一个独立的疾病，他以阿尔茨海默医生的名字命名了阿尔茨海默病。

阿尔茨海默病病理学十分复杂，发病的确切机制目前仍未清楚，但是过去一个世纪以来对该病的认识和理解有了很大的进展。多项研究发现，阿尔茨海默病病理变化主要表现为：细胞外聚集的 β 淀粉样蛋白（β-amyloid protein，Aβ）沉积形成的老年斑块、细胞内高度磷酸化 Tau 蛋白所致的神经元纤维缠结（neurofibrillary tangles，NFT），以及前脑基底胆碱能神经元的显著丢失。以上述三个要素为基础，形成了有关阿尔茨海默病的三个主要假说。

1. 胆碱能假说

胆碱能假说是最早提出的阿尔茨海默病致病诱因假说。乙酰胆碱（ACh）是由运动神经元释放的用来激活肌肉的神经递质。研究发现，阿尔茨海默病患者前脑基底胆碱能神经元显著丢失，乙酰胆碱浓度降低并且功能受到损坏。胆碱能假说认为，前脑基底胆碱能神经元的退变及大脑皮质和其他区域胆碱能递质的缺失是阿尔茨海默病患者认知失常的主要原因。基于胆碱能假说，乙酰胆碱酯酶（Acetylcholine esterase，AChE）为作用靶点。乙酰胆碱酯酶抑制剂通过对乙酰胆碱酯酶产生抑制作用，从而维持或提高乙酰胆碱的正常水平，达到增加胆碱能神经信号的作用，以改善患者的认知功能。目前，乙酰胆碱酯酶抑制剂是临床治疗阿尔茨海默病的首选药物，经美国食药监局批准上市。治疗阿尔茨海默病的乙酰胆碱酯酶抑制剂包括：他克林（tacrine）、利凡斯的明（rivastignine）、多奈哌齐（donepezil）、加兰他敏（galantamine）、石杉碱甲（huprine A）等五种。除多奈哌齐外，其余四种药物均作用于 AChE 的 CAS 位点。其中，他克林因严重的肝毒性已退出市场，但它以 CAS 位点为靶点的理念为后续药物的开发奠定了基础。多奈哌齐属于双位点抑制剂，不仅可以和乙酰胆碱酯酶的 CAS 位点结合，也可以和 PAS 位点结合，抑制活性提高了，毒性也显著降低。但是，这些药物并没有达到治愈阿尔茨海默病的目的。由此，Aβ 假说和 Tau 假说得到了进一步发展。

2. Aβ 淀粉样蛋白级联假说

Aβ 假说认为，大脑中的淀粉样前体蛋白(APP)剪切形成淀粉样蛋白(Aβ)，Aβ 聚集后形成寡聚体，溶解性变差，可沉积成斑块，斑块会导致神经原纤维缠结、神经元丢失等。因此，脑内淀粉样蛋白斑块的生成是阿尔茨海默病的第一致病原因。Aβ 假说得到了医学界的一致公认。在很长一段时间里，阿尔茨海默病研究主要集中在以 Aβ 为靶点的治疗方案方面。然而，这些治疗案纷纷在临床试验中"折戟沉沙"。以 Aβ 为靶点的治疗方案的大批失败，导致科学家们开始怀疑该假说的正确性，并且开始探究其他导致阿尔茨海默病发病的潜在治疗靶点。

3. Tau 蛋白假说

Tau 蛋白假说是继 Aβ 假说之后出现的世界公认假说。阿尔茨海默病患者脑部既包括神经元外的淀粉样蛋白斑块，也包括神经元内的神经原纤维缠结和大量神经元损失。神经原纤维缠结的核心成分是过度磷酸化的 Tau 蛋白。在正常情况下，Tau 蛋白结合并稳定微管，维持神经元轴突的稳定性。当 Tau 蛋白被过度磷酸化并且其与微管结合的能力受到损害时，过度磷酸化的 Tau 逐渐在神经元中累积，形成神经原纤维缠结并引起轴突变性。而且，Tau 假说认为，Tau 缠结出现在 Aβ 斑块形成之前，并且去除 Tau 后，Aβ 的神经毒性大大减弱。因此，Tau 磷酸化和聚集是造成阿尔茨海默病神经衰退的主要原因。可惜的是，很多抗-Tau 的治疗方案也没有通过临床试验。比如，糖原合成酶激酶 3β(GSK-3β)是促进 Tau 磷酸化的一种蛋白激酶，也因此成为抗-Tau 治疗方案很具吸引力的一个靶点，然而 GSK-3β 抑制剂并没有在后期临床试验中显示出明显的治疗效果。再比如，亚甲蓝染料衍生物 Trx0014 和 LMTM 抑制 Tau 聚集的方案效果也具有很大的争议。

随着研究进一步开展，Aβ 与 Tau 联合作用机制被发现。在小鼠阿尔兹海默病模型中，Aβ 可以诱导 Tau 的过度磷酸化，而 Tau 不能诱导 Aβ 产生；去除 Tau 后，Aβ 的神经毒性大大减弱，Tau 介导 Aβ 的神经毒性；Aβ 斑块也可以促进 Tau 聚集。同时，其他联合机制也被提出来。比如，Aβ-诱导的炎症反应或者突触缺陷诱发了 Tau 聚集以及 Aβ 和 Tau 互相诱导聚集等。

研究还发现，神经炎症也是阿尔茨海默病发病的原因。全基因组关联研究发现，大部分阿尔茨海默病的遗传风险存在于小胶质细胞（microglia，MG）而非神元中表达的一系列致病基因，包括髓样细胞触发受体 2（triggering receptor expressed on myeloid cells - 2，TREM2）、载脂蛋白（ApoE）以及疾病相关小胶质细胞（disease associate microglia，DAM）等。Aβ 本身可能并无神经毒性，也不会引发明显的神经症状，只有炎性因子和 Aβ 协同作用于小胶质细胞才会诱发 Aβ 对神经元明显的毒性作用。在阿尔茨海默病发病过程中，以 Aβ 为核心的老年斑周围聚集着大量激活态小胶质细胞，这些激活态小胶质细胞产生神经毒性分子，逐步加速神经系统的退化。Aβ 能够直接刺激小胶质细胞，使其细胞形态由静息态的"分支型"转变为活化态的"变形虫型"，并伴随着细胞表面模式识别受体蛋白表达上调，产生很多炎症相关因子和神经毒性分子，这些物质又诱导产生更多的活化态小胶质细胞，导致局部神经元损伤，并能促进 Aβ 的产生，形成恶性循环。

也有研究发现，Tau 蛋白也可以诱导小胶质细胞激活。活化的小胶质细胞会出现在 Tau 蛋白病患者海马 NFT 附近。除此之外，在其他 Tau 转基因模型 NFT 中也均证实小胶质细胞的存在。疾病起始阶段，神经元内病理性 Tau 蛋白移位至细胞外可直接诱导 M1 型小胶质细胞分化。在发展过程中，M2 型小胶质细胞也随之分化，吞噬细胞碎片、增强组织重建并产生抗炎因子，试图干预炎症反应并维持组织稳态。在疾病发展后期，由于 Tau 蛋白及炎症反应的持续刺激，导致 M2 型小胶质细胞免疫抑制能力下降，小胶质细胞分化方向也逐渐向促炎型 M1 型倾斜，最终在 Tau 蛋白毒性作用与炎症反应协同作用下致神经元死亡。

（二）血管性痴呆病因

血管性痴呆的病理生理因素主要有以下六个方面。

（1）脑动脉闭塞导致多发性梗死和脑组织容积减少。颈内动脉或大脑中动脉起始部反复多次发生动脉粥样硬化性狭窄及闭塞，使大脑半球出现多发性的较大的梗死病灶，或出现额叶和颞叶的分水岭梗死，使脑组织容积明显减少。一般认为当梗死病灶的体积超过 80～100 ml 时，可因严重的神经元缺失和脑萎缩出现认知功能障碍的临床表现。脑缺血和出血的程度、部位以及微梗死灶或出血灶的数量、容积与痴呆的严重程度明显相关。多发性梗死的小梗死灶越多,出现痴呆的机会就越多,额叶内侧,纹状体前部,内囊前肢,丘脑以及优势半球病变,容易发生痴呆。

(2)缺血和缺氧性低灌注。大脑皮质中参与认知功能的重要部位以及对缺血和缺氧较敏感的脑组织,由于高血压和小动脉硬化所致的小血管病变,长期处于缺血性低灌注状态,使该部位的神经元发生迟发性坏死,逐渐出现认知功能障碍。临床常见的血管性痴呆患者可在反复发生短暂性脑缺血后出现近记忆力减退、情绪或性格改变。国外学者通过对心血管疾病患者发生认知功能障碍所做的调查发现,有多次心力衰竭病史或心律失常病史的患者中,痴呆发生的比例明显高于同年龄组的对照者。

(3)皮质下白质病变。白质内的小动脉壁出现玻璃样变性、管壁纤维性增生及变厚、白质发生广泛弥漫的脱髓鞘改变,使皮质和皮质下的联系受到影响,出现不同程度的认知功能障碍。最常见的类型为宾斯旺格病,其次还可见于伴有皮质下梗死和白质脑病的常染色体显性遗传脑动脉病。

(4)出血。出血性病变包括脑组织外出血的硬膜下血肿和蛛网膜下腔出血,以及大脑半球内出血性血肿,对脑实质产生直接破坏和间接压迫,并阻塞了脑脊液循环通路,临床逐渐出现不同程度的痴呆表现。

(5)各种类型的炎症性脑血管病。结核、梅毒、真菌、寄生虫等炎症性疾病均可成为脑血管性痴呆的病因。此外,血液病、一氧化碳中毒,以及中枢神经脱鞘病等偶尔也可引发脑缺血或脑梗死,进而出现痴呆症状。

(6)遗传。医学中普遍认为遗传是血管性痴呆的主要因素之一。如果家族中有一个或多个血管性痴呆患者,其他家族成员患上血管性痴呆的概率远远高于其他人群。

(三)路易体痴呆病因

路易体痴呆是一种不可逆转的神经变性疾病。病因尚未明确。可能是 α-突触核蛋白与 Parkin 基因突变,引起 α-突触核蛋白和泛素类异常的蛋白沉积形成路易体,造成神经元功能的异常与细胞凋亡,从而出现痴呆。

(四)额颞叶痴呆病因

额颞叶痴呆是一组由前额叶和颞叶变性引起的进行性神经退行性疾病。目前额颞叶痴呆公认的主要发病机制是：MAPT 基因突变所致异常 Tau 蛋白聚集，但 MAPT 基因是如何通过脑内 Tau 蛋白异常聚集引起神经退行性变，从而导致额颞叶痴呆发病的具体机制仍未完全清楚。因此，额颞叶痴呆归类于 Tau 蛋白病。

第二编

失能失智老人医疗
服务调查：需求与满足

2

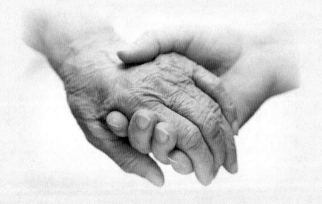

第四章

失能失智老人医疗服务调查设计

随着人口老龄化不断深入,我国失能失智老人规模不断增加。国家统计局数据显示,截至 2019 年末,我国 60 岁及以上人口为 2.54 亿,占总人口的18.1%。全国老龄办第四次中国城乡老年人生活状况抽样调查成果显示,我国失能老人占全部老年人口的 18.3%。以此推算,2019 年我国失能老人总量为 4 648.2 万人。根据中国疾病预防控制中心 2019 年调查结果,我国有失智老人(老年认知症患者)900 万人。考虑到失能老人与失智老人身份重合的可能性(即失能老人有可能同时也是失智老人,老年认知症患者有可能也处于失能状态),我国失能失智老人总量约为 5 000 万人。

失能失智老人规模增长,首先考验着社会对失能失智老人提供长期照护服务的能力。世界卫生组织《关于老龄化与健康的全球报告》指出,虽然人口寿命延长,但老年人寿命延长的年份中的生命质量尚不清楚[1]。张文娟等[2]研究指出,我国 65 岁及以上老年人的平均余寿约为 16.04 年。其中,预期轻度失能、中度失能、重度失能的时间分别为 4.42 年、0.88 年、0.63 年。随着年龄的增加,老年人预期中度、重度失能时间占余寿的比重快速上升。同时,张蕴伟等[3]研究也表明,我国老年认知症患病率为 8.2%。随着年龄增长,老年认知症患病率在上升。65—69 岁老人认知症患病率大约为 2.9%;75—79 岁则上升为 14%;85—89 岁高达 42%。失能失智带来的社会长期照护负担非常繁重。

---

① 世界卫生组织:《关于老龄化与健康的全球报告》,世界卫生组织网,https://www.who.int/ageing/publications/world-report-2015/zh/,2016。
② 张文娟,魏蒙. 中国老年人的失能水平到底有多高?——多个数据来源的比较[J]. 人口研究,2015,39(03):34 - 47.
③ 张蕴伟,牛玉宏.中国老年人认知障碍患病率的系统评价[J].老年医学与保健,2021,27(2):375 - 380.

失能失智老人规模增长,其次考验着社会对失能失智老人医疗服务需求的满足能力。失能失智老人不仅是慢性疾病和老年综合征的主要患病群体,更是慢性疾病和老年综合征等多病共存人群。失能失智与慢性疾病、老年综合征等疾病关系密切,多种疾病因素交织,急需治疗且治疗难度大于一般病症。而且,失能失智状态本身大大增加了老人就医难度。因此,寻求便捷、效果好的失能失智老人医疗服务路径,成为当前我们应对失能失智老人规模增长的重要任务。2019年国家卫生健康委等十二部委联合发布《深入推进医养结合发展的若干意见》(国卫老龄发〔2019〕60号),提出要进一步深入推进医养结合发展,重点为失能失智老人提供集中或居家医养结合服务。

为了进一步了解失能失智老人医疗服务现状,剖析失能失智老人医疗服务中存在的主要问题,提出完善我国失能失智老人医疗服务的对策建议,上海市卫生和健康发展研究中心(上海市医学科学情报研究所)课题组在安德森卫生服务利用行为模型基础上,根据失能失智老人健康特点和失能失智老人医疗服务需求,围绕失能失智老人卫生服务利用、医疗服务需求满足和医疗护理需求满足等三个环节,开展了失能失智老人医疗服务调查。

一、安德森卫生服务利用行为模型

安德森卫生服务利用行为模型(以下简称"安德森模型")是用于解释不同人群卫生服务利用行为差异的经典模型。它由美国公共卫生学家安德森教授于1968年创建。经过多项实证研究修补和修正,安德森模型不断完善,模型解释力不断增强,被学界和实践部门普遍认为是分析卫生服务利用的最适宜模型。最新版(2013年版)安德森模型(见图4-1)包括四个分析维度:情景特征维度、个人特征维度、医疗行为维度和医疗结果维度。安德森模型认为不同人群的卫生服务利用行为是情景特征、个人特征和医疗结果共同作用的结果。

(一) 情景特征

情景特征是安德森模型的首要前提因素。它表现了影响个体医疗行为的外界环境因素,反映了社会政治及经济背景、社会观念、卫生政策、资源以及组织等外界环境因素对个体医疗行为的影响。它包括倾向特征、使能资源和需求等三个方面。

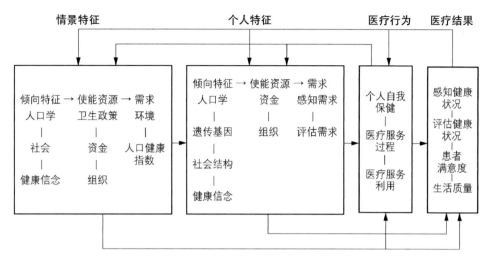

图 4 - 1 安德森卫生服务利用行为模型(2013 年版)

倾向特征包括人口学(社区居民的年龄结构、性别结构)、社会(社区居民的文化程度构成、民族和种族构成、空间隔离措施、就业水平和犯罪率等)和健康信念(社区潜在的价值观念、文化规范以及居民对医疗卫生服务的主流政治观点等)。

使能资源包括卫生政策、资金(社区居民可用于支付医疗卫生服务费用的资金总量,如社区人均收入、富裕程度、医疗保险覆盖率、医疗保健支出等)和组织(社区医疗卫生服务设施和人员的数量、种类、位置、组织架构及分布、医生和医院密度、办公时间、供应商组合、质量管理监督等)。

需求包括环境(与健康相关的物理环境,如住房条件、水和空气质量、职业性伤害、疾病及相关死亡率等)和人口健康指数(衡量社区健康的指标,如死亡率、发病率等)。

(二) 个人特征

与情景特征(外部环境因素)相并列的是个人特征。它包括倾向特征(人口学特征、遗传基因、社会结构和健康信念)、使能资源(个人获得卫生服务资源的能力、卫生资源的可得性)和需求(对卫生服务的认知与评价)等三个方面。

倾向特征表示个人对卫生服务利用的倾向,是患者或寻求卫生服务利用的个人的社会文化倾向,它并不与卫生服务利用直接相关。其中,人口学特征主要指个人的年龄、性别等。社会结构主要指个人的民族、职业、受教育程度和社会交往等。健康信念指人们的价值观及对卫生服务的认知。

使能资源是指个人获得卫生服务的能力以及卫生资源在社区和家庭中的可得性，它包括家庭资源(如收入、医疗保险等)和社区资源(卫生服务价格、社区卫生资源可及性、候诊与就诊时间等)。

需求因素指个人基于健康需要的特征，代表了个人对卫生服务的认知需要(对自身疾病状态和健康状况的主观判断)与评估需要(医生对患者健康状况的客观测量与专业评估)。需求是个人决定是否利用卫生服务最直接的原因，感知需求指个人是否能够更好地理解寻求医疗服务和治疗方案。评估需求与卫生服务利用的类型、数量和质量相关。

倾向特征通过使能资源和需求因素影响卫生服务利用。使能资源是指劳动力与资金的数量及其分配、医务人员的教育、培养和基础设施。组织指卫生系统如何管理资源，最终将影响卫生服务结构与可及性。一个组织是否拥有足够的人力以及该组织分配资源的方式方法，将决定个人能否利用卫生服务及服务利用的程度。

(三) 医疗行为

医疗行为是指卫生服务利用的三种形式：个人自我保健、医疗服务过程(卫生服务提供者与接受者在卫生服务过程中的互动，如处方、患者咨询与医患沟通)和医疗服务利用。个人自我保健(饮食、运动和自我医疗)与卫生服务利用及卫生服务过程互相作用，最终影响医疗结果。

(四) 医疗结果

医疗结果是对医疗效果的评价，它包括个人对自我健康状况的感知、专业评估健康状况、患者就医满意度、生活质量等评价指标。安德森模型认为，情景特征和个人特征决定了医疗行为，医疗行为进一步决定了医疗结果，情景特征和个人特征直接影响个人医疗结果，医疗行为与医疗结果又反向影响个人特征。

二、我国失能失智老人卫生服务利用理论模型

目前国内学术界对安德森模型比较重视，在老年人健康管理服务效果评价、多重慢病患者就医机构选择、高血压患者就诊行为、高血压患者卫生服务利用、困境家庭儿童卫生服务利用影响因素等研究方面均有运用。依据最新版(2013

年版)安德森模型,结合我国失能失智老人医疗服务情况,可以构建我国失能失智老人卫生服务利用理论模型(见表4-1)。

表4-1 失能失智老人卫生服务利用理论模型

一级指标	二级指标	三级指标	变量(四级指标)
情景特征	倾向特征	人口学	人口总量
			人口密度
		社会和健康信念	人口老龄化
	使能资源	卫生政策	
		资金	人均 GDP
		组织	每千人病床数
			每千人卫生人员数
	需求	环境	AQI
			PM2.5
		人口健康指数	人口死亡率
			婴儿死亡率
			人口平均预期寿命
个人特征	倾向特征	人口学	年龄
			性别
		遗传基因	高血压病患病率
			糖尿病患病率
			心血管病患病率
			脑血管病患病率
			老年认知症患病率
		社会结构	受教育程度
			婚姻
			退休前职业
			子女数
			居住安排
		健康信念	疾病处理方式
	使能资源	资金	月平均收入
			医疗保险种类
			月均医疗费用
			月均护理费用

续　表

一级指标	二级指标	三级指标	变量（四级指标）
		组织	（以下 10 项相对于医疗服务）
			是否住院困难
			是否医院病人太多
			是否看病路途辛苦
			社区医生是否上门
			社区医生治疗水平
			护理院医生治疗水平
			养老院医生治疗水平
			养老院是否有医务室
			家人是否有空送老人上医院
			互联网医院是否发达
			（以下 9 项相对于医疗护理）
			住院困难
			社区护士不能上门
			老人到医院路途太辛苦
			家人没空送老人上医院
			家人医疗护理做不好
			网约护士不敢请
			医院费用太高
			养老院没有医务室
			互联网医疗不发达
			享受长护险服务种数
			每周参加康复训练次数
			每周去日间照料中心次数
	需求	感知需求	患病种数
			自理能力
			语言能力
			进食能力
			排泄能力
			情绪稳定状态
			BPSD 状态
			高血压病患病时长

续　表

一级指标	二级指标	三级指标	变量（四级指标）
			糖尿病患病时长
			心血管病患病时长
			脑血管病患病时长
			老年认知症患病时长
		评估需求	术后观察和治疗
			卒中后观察和治疗
			慢病日常配药和治疗
			慢病并发症预防和治疗
			老年认知症治疗
			情绪控制与治疗
			其他治疗
			治疗护理
			用药护理
			诊察护理
			鼻饲
			压疮护理
			精神情绪疏导
			其他护理
医疗行为	个人自我保健	医疗服务过程	配药模式
			配药便利度
			药物注射服务模式
			插管服务模式
			病情观察模式
			情绪控制模式
	医疗服务利用	年看病次数	医疗服务需求满足
			医疗护理需求满足
医疗结果	感知健康状况	病种发展	病情好转
	评估健康状况	长护险服务评级	失能状况评级
			医院确诊失智
	患者满意度	治疗服务满意度	医疗护理满意度
		生活质量	他评生活质量

三、失能失智老人医疗服务调查

运用我国失能失智老人卫生服务利用理论模型，进行失能失智老人医疗服务情况调查设计。

（一）调查问卷设计

失能失智老人医疗服务情况调查问卷包括五个方面：① 个人卫生服务利用人口学特征，如地区、年龄、性别、受教育程度、退休前职业、婚姻状况、子女数、居住安排等。② 个人卫生服务利用使能资源，如收入、医疗保险、医疗费用、医疗服务可及性等。③ 个人卫生服务利用需求，如慢性疾病和老年综合征患病情况、多种疾病共存情况等。④ 个人医疗行为选择，如疾病观察和处理方式、配药方式选择、药物注射方式选择、尿液或食物插管服务方式选择等。⑤ 医疗结果，如病情发展情况、医疗服务利用、医疗服务满足和医疗护理服务满足等。

（二）失能失智老人调查

1. 调查对象纳入标准①

符合下列两个标准之一的老年人即可纳入本次调查对象：① 按民政部《老年人能力评估》行业标准被街道（乡镇）民政部门评估为轻度失能、中度失能和重度失能等三个等级之一的 60 岁及以上老年人；② 被医疗机构确诊为老年认知症（老年痴呆症）的 60 岁及以上老年人。

调查区域方面，选择上海市杨浦区和奉贤区等两个区域。杨浦区为中心城区，奉贤区为远郊区。这两个区域均为同类型区域中的中等经济社会发展水平

---

① 目前我国区分失能失智老年人群有两种方法。一是按民政部《老年人能力评估》行业标准由街道（乡镇）民政部门对接受养老服务老人进行评估。评估内容包括老人日常生活活动、精神状态、感知觉与沟通、社会参与等内容。该评估既包括失能状态评估，也包括失智状况评估。评估等级为轻度失能、中度失能和重度失能等三个等级。但该评估并不是普查式评估，一部分没有提出养老服务申请的失能失智老人未能进入评估。二是由医疗机构对患有老年认知症（老年痴呆症）的 60 岁及以上老年人进行医学诊断。这种诊断只评估老人失智状况。因为失智与失能相关，在被医疗机构确诊为老年认知症的老人中，除一部分只失智未失能的老人之外，其他被医院确诊为老年认知症的老人实际上也同时为失能老人。因此两种评估方法评估出来的失能失智老人有重合部分。重合部分的失能失智老人既被民政系统评估为失能老人，又被医院确诊为老年认知症患者，本研究调查时对这部分失能失智老人作单样本处理（一个老人一个样本），以保证样本的科学性。

区域。杨浦和奉贤两个区域人口特征差异不大。杨浦区人口总量 130.49 万人，人口老龄化率 37.5%；奉贤区人口总量 115.78 万人，人口老龄化率 32.5%。奉贤区人口规模略小于杨浦区，但人口结构略年轻于杨浦区。但是，两个区域经济发展水平差异较大。杨浦区人均 GDP 为 32 519 元，奉贤区人均 GDP 为 16 690 元，杨浦区人均 GDP 几乎是奉贤区的 2 倍。与此相应，两个区域卫生服务资源配置差异明显。杨浦区每千人病床数为 109.60 张，每千人卫生技术人员为 13.56 人；奉贤区每千人病床数为 45.83 张，每千人卫生技术人员为 5.18 人，奉贤区卫生服务资源配置不到杨浦区的一半。

2. 调查抽样方法

调查样本为 410 个。采取分层整群抽样方法。首先，按空间分布（中心城区和远郊区）进行分层，随机抽取 1 个中心城区和 1 个远郊区。本次分层结果为中心城区抽到杨浦区，远郊区抽到奉贤区。每区分配样本各 205 个。其次，分别对两区进行整群抽样。杨浦区有 12 个街镇，每个街镇随机抽取 1 个居委会。然后从抽中的居委会所在地门牌号码开始沿其门牌号顺序按调查对象纳入标准抽样，如一条街道/路未抽完则转入下一相连街道/路继续抽样，直到抽完 17 个样本为止。全区预留一个样本替补。奉贤区有 10 个街镇，每个街镇随机抽取 1 个居/村委会。然后从抽中的居/村委会所在地门牌号码开始沿其门牌号顺序按调查对象纳入标准抽样，如一条街道/路未抽完则转入下一相连街道/路继续抽样，直到抽完 20 个样本为止。全区预留 5 个样本替补。

3. 调查方法

2020 年 9 月由经过培训的调查员携问卷进入家庭、养老机构和医院调查。采用面对面问询式调查方式，由调查对象亲属或照护者（照护调查对象 1 年以上，对调查对象家庭和健康情况非常了解）代替失能失智老人回答问卷问题。整个调查发放问卷 410 份，回收有效问卷 402 份，有效回收率为 98.1%。

（三）调查数据处理

采用 Epidata3.1 建立数据库，使用 STATA15.1 统计软件进行统计分析。一是对失能失智老人医疗服务需求和医疗护理需求进行了统计分析，指出了失能失智老人目前最为需要的医疗服务需求和医疗护理需求；二是采用单因素分析比较不同状况下失能失智老人卫生服务利用、医疗服务需求满足和医疗护理需求满足情况。采用多因素分析失能失智老人卫生服务利用、医疗服务需求满足和医疗护理需求满足的影响因素。单因素分析采用方差分析、t 检验、卡方检验等方法,检验水准为 α＝0.05。多因素分析采用线性回归分析和 logistic 回归分析等方法。

四、失能失智老人基本情况

调查结果表明,失能失智老人平均年龄 79.6 岁,男女各半(男性占 49.8％,女性占 50.2％)。受教育程度以小学文化为主,占 61％,初中文化占 24.5％,高中文化占 12.5％,大学文化占 1.8％。退休前职业主要为企业职工(占 40.5％)和农民(占 40.5％),月平均收入 3 287 元(包括养老金、低保、村居集体经济补贴、街镇特殊补贴、个人房屋出租金等个人收入、子女家人提供的经济支持、社会捐赠等)。81.5％的老人居家养老,18.5％的老人机构养老(其中,养老院养老占 8.6％,护理院养老占 6.8％,医院长期居住占 2.1％,1％的老人在机构之间灵活居住养老)。其中,40.9％的老人丧偶,11.9％的老人独居。99.5％的老人拥有包括城镇职工医保、城镇居民医保、新农合和商业医保等各种形式在内的医疗保险。城乡居民医保占比最高,为 48.7％,城镇职工医保和新农合分别占 25.3％和 25％。

第五章

失能失智老人健康状况

失能失智老人的健康状况包括两个方面,一是其失能失智情况(失能失智的程度),二是其患病状况。本章对这两个方面进行了调研和分析。

一、失能失智情况

按民政部《老年人能力评估》行业标准评定的 334 个样本情况表明,轻度失能(含失智)老人占29.4%,中度失能(含失智)老人占40.7%,重度失能(含失智)老人占 29.9%。并且,居家老人中,轻中度失能(含失智)老人比例比养老机构高,而养老机构重度失能(含失智)老人比例比居家老人高。居家轻度失能(含失智)老人比例为29.9%,比养老机构高出 2.8 个百分点;居家中度失能(含失智)老人比例为42.1%,比养老机构高出 6.4 个百分点;而养老机构重度失能(含失智)老人比例为 37.2%,比居家老人高出 9.2 个百分点。

医院诊断为老年认知症的 101 个样本情况表明,失智状况可以单独存在,也可能伴随失能情况。在本次调查中,被医院诊断为老年认知症的调查对象中有13.9%的老人失智但未失能;28.7%的老人失智且轻度失能;30.7%的老人失智且中度失能;26.7%的老人失智且重度失能。在居家养老的老人中,失智但未失能老人比例为 15.6%,比养老机构高 6 个百分点;失智且轻度失能老人比例为32.9%,比养老机构高出 15.5 个百分点。但居家老人中失智且中度失能的老人和高度失能老人比例分别比机构低 6.9 和12.6 个百分点。

被调查老人失能失智情况如表 5-1 所示。

在全部调查对象中,55.5%的老人日常生活不能自理,44.2%的老人有语言障碍,32.5%的老人进食困难,61.2%的老人长期便秘,35.2%的老人情绪不稳定,20.8％的老人有 BPSD 状态。随着年龄增长,老人日常生活自理能力、语言能力、进食能力、排泄能力等逐渐下降。男性自理能力、语言能力、进食能力、排泄能力、情绪稳定状态均好于女性。

表 5-1　老人失能失智程度

失能失智状态	个案数	占比(%)	居家(%)	机构(%)
民政标准评定				
轻度失能(含失智)	98	29.4	29.9	27.1
中度失能(含失智)	136	40.7	42.1	35.7
重度失能(含失智)	100	29.9	28.0	37.2
合计	334	100.0	100.0	100.0
医院诊断				
失智(未失能)	14	13.9	15.6	9.6
失智(轻度失能)	29	28.7	32.9	19.4
失智(中度失能)	31	30.7	28.6	35.5
失智(重度失能)	27	26.7	22.9	35.5
合计	101	100.0	100.0	100.0

按年龄性别区分,老人失能失智状态如表 5-2 所示。

表 5-2　分年龄性别的老人失能失智状态

(%)

能　力	男　性						女　性				
	总计	60—69 岁	70—79 岁	80—89 岁	90 岁及以上	男性合计	60—69 岁	70—79 岁	80—89 岁	90 岁及以上	女性合计
有自理能力	44.5	42.5	51.8	51.2	28.6	47.2	72.0	50.8	33.7	23.5	41.8
有语言能力	55.8	57.2	64.3	64.6	47.6	61.3	64.0	61.0	43.4	38.2	50.2
有进食能力	67.5	77.5	76.8	79.3	38.1	73.9	80.0	74.6	55.4	38.2	61.2
有排泄能力	38.8	51.3	40.7	36.6	31.6	40.2	50.0	43.6	34.1	25.0	37.3
情绪稳定	64.8	60.0	67.9	69.5	66.7	66.8	68.0	66.1	59.0	61.8	62.7
有 BPSD 状态	20.8	22.5	17.9	22.0	28.6	21.6	32.0	25.4	14.5	14.7	19.9
他评生活质量(高)	15.5	10.0	16.1	18.3	14.3	15.6	4.0	10.2	20.5	20.6	15.4

二、失能失智老人患病状况

失能失智老人患有多种慢性疾病,平均患病率高且慢性疾病患病病程长。失能失智老人平均患慢性疾病 2.3 种。40%的老人患有 3 种以上慢性疾病。高血压病、脑血管病、心血管病、老年认知症和糖尿病为失能失智老人所患的五种主要疾病。其中,高血压病患病率为 70.5%,脑血管病患病率为 36%,心血管病患病率为 31%,老年认知症患病率为 27.3%,糖尿病患病率为 18.5%。其他疾病如椎间盘疾病患病率为 9.5%,类风湿病患病率为 8.5%,癌症患病率为 6.5%,消化道疾病患病率为 5.5%,慢性阻塞性肺病患病率为 5.5%,帕金森病患病率为 4%,呼吸道疾病患病率为 2.3%。而且,失能失智老人患慢性疾病的病程长。高血压病平均患病时间最长,达 16.1 年。其次为类风湿病(14.4 年)、帕金森病(12.5 年)、椎间盘病(11.3 年)、慢性阻塞性肺病(11.3 年)、糖尿病(11 年)、呼吸道病(11 年)、脑血管病(8.7 年)、消化道病(8.4 年)、癌症(6.1 年)、老年认知症(5.4 年)。

失能失智老人患有慢性疾病的种数与其失能失智程度并不相关。单因素分析表明,经民政系统评定为失能失智的老人中,轻度失能(含失智)老人平均患病种数为 2.42 种,中度失能(含失智)老人平均患病种数为 2.35 种,重度失能(含失智)老人平均患病种数为 2.32 种。经医院确诊为老年认知症的老人中,失智(未失能)老人平均患病种数为 2.93 种,失智(轻度失能)老人平均患病种数为 3.03 种,失智(中度失能)老人平均患病种数为 3.52 种,失智(重度失能)老人平均患病种数为 3.48 种。这两类失能失智老人平均患病种数均不具备随失能失智状态升高逐渐增高的趋势。失能失智老人患慢性疾病种数如表 5-3 所示。

表 5-3　失能失智老人患慢性疾病种数

失能失智状态	个案数(个)	平均值(种)	最小值(种)	最大值(种)	标准差
轻度失能(含失智)	98	2.42	0	9	1.656
中度失能(含失智)	136	2.35	0	8	1.556
重度失能(含失智)	100	2.32	0	8	1.517
合计	334	2.36			

续　表

失能失智状态	个案数（个）	平均值（种）	最小值（种）	最大值（种）	标准差
失智（未失能）	14	2.93	0	5	1.328
失智（轻度失能）	29	3.03	0	7	1.918
失智（中度失能）	31	3.52	1	9	1.998
失智（重度失能）	27	3.48	0	8	1.929
合计	101	3.24			

　　脑血管疾病平均患病率与老人失能失智程度相关。通过变量相关性分析发现，除脑血管病之外，大多数慢性疾病平均患病率与老人失能失智状态不具有相关性。脑血管病是老年致残的主要疾病，随老年失能失智状态加深，它的平均患病率由 24.5% 提升到 50%，表明患有脑血管疾病的失能失智老人拥有持续上升的健康风险。这个结论与以往研究一致。不同失能失智状态老人患慢性疾病情况如表 5-4 所示。

表 5-4　不同失能失智状态老人患慢性疾病情况

（%）

疾病类别	总计	轻度失能（含失智）	中度失能（含失智）	重度失能（含失智）	合计	失智（未失能）	失智（轻度失能）	失智（中度失能）	失智（重度失能）	合计
高血压病	70.5	69.4	71.3	69	70.1	78.6	75.9	67.7	70.4	72
脑血管病	36.0	30.6	38.2	50	39.5	28.6	37.9	48.4	63	47
心血管病	31.0	34.7	36.0	31	34.1	14.3	44.8	35.5	40.7	37
老年认知症	27.3	24.5	23.5	23	23.7	100.0	100.0	100.0	100.0	100.0
糖尿病	18.5	19.4	19.9	19	19.5	7.1	20.7	29	22.2	22.0
椎间盘症	9.5	15.3	10.3	4	9.9	14.3	6.9	9.7	11.1	9.9
类风湿病	8.5	13.3	7.4	9	9.6	0.0	13.8	12.9	11.1	11.0
癌症	6.5	8.29	4.4	7	6.3	0.0	3.4	9.7	7.4	5.9
消化道病	5.5	6.1	5.9	4.0	5.4	14.3	0.0	9.7	7.4	6.9
慢阻肺	5.5	6.1	28.7	4.0	14.7	14.3	10.3	16.1	7.4	12
帕金森病	4.0	6.1	3.7	5.0	4.8	0.0	10.3	6.5	7.4	9.9
呼吸道病	2.3	8.2	9.6	7.0	8.4	28.6	6.9	22.6	18.5	18

　　老年认知症患者具有更高的健康风险。从平均患病种数来看,由医院确诊为老年认知症的老人,在轻度失能失智状态下的平均患病种数比民政系统评定为失能失智老人的平均患病种数高 0.61 种;在中度失能失智状态下的平均患病种数比民政系统评定为失能失智老人的平均患病种数高 1.17 种,在重度失能失智状态下的平均患病种数民政系统评定为失能失智老人的平均患病种数高 1.16 种。

　　从慢性疾病平均患病率来看,医院确诊为老年认知症的老人,其高血压病平均患病率比民政系统评定为失能失智老人高 1.5 个百分点,脑血管病平均患病率比民政系统评定为失能失智老人高 11 个百分点,心血管病平均患病率比民政系统评定为失能失智老人高 6 个百分点,糖尿病平均患病率比民政系统评定为失能失智老人高 3.5 个百分点,椎间盘病平均患病率比民政系统评定为失能失智老人高 0.4 个百分点,类风湿病平均患病率比民政系统评定为失能失智老人高 2.5 个百分点,消化道病平均患病率比民政系统评定为失能失智老人高 1.4 个百分点,慢性阻塞性肺病平均患病率比民政系统评定为失能失智老人高 6.5 个百分点,帕金森病平均患病率比民政系统评定为失能失智老人高 5.9 个百分点,呼吸道病平均患病率比民政系统评定为失能失智老人高 15.7 个百分点。

　　机构养老和居家养老失能失智老人患病情况有所差异。机构养老的失能失智老人健康状况比居家养老失能失智老人差。机构失能失智老人平均患病种数高于居家失能失智老人。在轻度失能失智状态中,居家平均患病种数为 2.22 种,而机构为 3.26 种。在中度失能失智状态中,居家平均患病种数为 2.13 种,而机构为 3.36 种。在重度失能失智状态中,居家平均患病种数为 2.11 种,而机构为 2.92 种。

　　机构失能失智老人大多数慢性疾病平均患病率也高于居家失能失智老人。以脑血管病、老年认知症和糖尿病为例,在轻度、中度和重度三种失能失智状态中,机构老人脑血管病、老年认知症和糖尿病平均患病率均高于居家老人。在重度失能失智状态中,机构老人脑血管平均患病率达到 65.4%,高于居家老人 20.8 个百分点;机构老人老年认知症平均患病率达到 34.6%,高于居家老人 15.7 个百分点;机构老人糖尿病平均患病率达到 23.1%,高于居家老人 2.8 个百分点。高血压病是一个例外。在轻度失能失智状态中,居家老人高血压病平均患病率为 70.9%,高于机构老人(61.1%)。但是,在中度和重度失能失智状态中,机构老人高血压平均患病率反超居家老人,处于中度失能失智状态的机构老人高血压平均患病率达到72%,处于重度失能失智状态的机构老人高血压平均患病率达到84.6%,超过居家老人21.1个百分点。民政系统评定为失能(含失智)老人患慢性病情况如表5-5所示。

表5-5 民政系统评定为失能(含失智)老人患慢性疾病情况

(%)

疾病类别	轻度失能(含失智)		中度失能(含失智)		重度失能(含失智)	
	居家	机构	居家	机构	居家	机构
人数占比	29.9	27.1	42.1	35.7	28.0	37.1
患病种数(种)	2.22	3.26	2.13	3.36	2.11	2.92
高血压病	70.9	61.1	71.4	72.0	63.5	84.6
脑血管病	27.8	42.1	32.4	64.0	44.6	65.4
心血管病	31.6	47.4	37.3	32.0	29.7	34.6
老年认知症	20.3	42.1	18.9	44.0	18.9	34.6
糖尿病	19.0	21.1	15.3	36.0	20.3	23.1
椎间盘症	15.2	15.8	7.2	12.0	1.4	11.5
类风湿病	11.4	21.1	3.6	24.0	9.6	7.7
癌症	7.6	10.5	3.6	8.0	6.8	7.7
消化道病	5.1	10.5	4.5	12.0	4.1	3.8
慢阻肺	1.3	26.3	4.5	8.0	1.4	15.4
帕金森病	3.8	10.5	3.6	4.0	4.1	3.8
呼吸道病	5.1	26.3	7.2	20.0	5.5	8.0

机构养老中的医院确诊为老年认知症的老人的患病种数和大多数疾病平均患病率均高于居家养老中的医院确诊为老年认知症的老人。医院确诊为老年认知症的老人患慢性病情况如表5-6所示。

表5-6 医院确诊为老年认知症老人患慢性疾病状况

(%)

疾病类别	失智(未失能)		失智(轻度失能)		失智(中度失能)		失智(重度失能)	
	居家	机构	居家	机构	居家	机构	居家	机构
人数占比	15.7	9.7	32.9	19.4	28.6	35.5	22.9	35.5
患病种数(种)	2.91	3.0	2.83	3.83	3.05	4.36	3.44	3.55

疾病类别	失智（未失能）		失智（轻度失能）		失智（中度失能）		失智（重度失能）	
	居家	机构	居家	机构	居家	机构	居家	机构
高血压病	72.7	100	82.6	60.0	65.0	72.7	62.5	81.8
脑血管病	27.3	33.3	34.8	50.0	45	54.5	56.3	72.5
心血管病	9.1	33.3	43.5	50.0	35	36.4	50.0	27.3
老年认知症	100.0	100.0	100.0	100.0	100.0	100.0	100.0	100.0
糖尿病	9.1	33.3	43.5	50.0	35	36.4	50.0	27.3
椎间盘症	18.2	0.0	4.3	16.7	5.0	18.2	0.0	27.3
类风湿病	0.0	0.0	13.0	16.7	5.0	27.3	6.3	18.2
癌症	0.0	0.0	0.0	16.7	5.0	18.2	6.3	9.1
消化道病	18.2	0.0	0.0	0.0	5.0	18.2	12.5	0.0
慢阻肺	18.2	0.0	4.3	33.3	10.0	27.3	6.3	9.1
帕金森病	0.0	0.0	8.7	16.7	10.0	0.0	6.3	9.1
呼吸道病	36.4	0.0	4.3	33.3	20.0	27.3	18.8	9.1

　　疾病状况影响失能失智老人生活质量。多因素分析表明,患病种数与失能失智老人生活质量[①]综合得分呈负相关关系。患病种数每增加 1 种,失能失智老人生活质量下降 7.9%。脑血管病、老年认知症、消化道病等疾病患病时长与失能失智老人生活质量综合得分也呈负相关关系。脑血管病患病时长每增加 1 年,失能失智老人生活质量下降 1.9%;老年认知症患病时长每增加 1 年,失能失智老人生活质量下降 1.6%;消化道病患病时长每增加 1 年,失能失智老人生活质量下降 1.1%。慢性病状况对失能失智老人生活质量的影响如表 5 - 7 所示。

① 失能失智老人生活质量包括日常生活自理能力、语言能力、进食能力、排泄能力、情绪稳定状态、BPSD 状态和照护者对失能失智老人生活质量评价等 7 个指标。其中,日常生活自理能力、语言能力、进食能力、排泄能力等指标为生理健康指标,情绪稳定状态、BPSD 状态作为心理健康指标,照护者对失能失智老人生活质量评价作为生活质量主观评价指标。生理健康指标设定源于阿马蒂亚·森能力和功能理论,生理健康指标表现失能失智老人可以获得足够的营养、保持健康、接受教育、参与社区社会活动的功能能力。失能失智老人生活质量指标,通过因子分析法,进行指标合成后,形成失能失智老人生活质量综合得分。

表 5 - 7　慢性疾病状况对失能失智老人生活质量影响

变　　量	生活质量得分	变　　量	生活质量得分
患病种数	−0.078 6*** (0.019 0)	癌症患病时长	0.008 24 (0.006 91)
高血压患病时长	−0.003 10 (0.002 24)	消化道病患病时长	0.011 0** (0.005 37)
脑血管病患病时长	−0.019 4*** (0.004 86)	慢性阻塞性肺病患病 时长	0.001 97 (0.007 25)
心血管病患病时长	0.002 92 (0.003 09)	帕金森病患病时长	−0.003 56 (0.009 87)
老年认知症患病时长	−0.015 8*** (0.005 22)	呼吸道病患病时长	−0.003 34 (0.005 37)
糖尿病患病时长	−0.002 48 (0.004 47)	Constant	0.278*** (0.038 1)
椎间盘病患病时长	0.006 65 (0.005 04)	Observations	400
类风湿病患病时长	0.004 84 (0.004 73)	R-squared	0.247

Robust standard errors in parentheses

*** $P < 0.01$, ** $P < 0.05$, * $P < 0.1$

第六章

失能失智老人医疗服务需求

根据失能失智状况,失能失智老人医疗服务需求分为治疗服务需求和医疗护理需求两个方面。调查结果表明,失能失智老人在治疗服务和医疗护理服务两个方面均有较强的需求。

在治疗服务方面,失能失智老人需要慢性病日常配药和治疗服务(占41.8%)、慢性病并发症预防和治疗服务(占 39.3%),老年认知症治疗服务(占20.5%)、精神情绪稳定与治疗服务(占 15.3%)、脑卒中后续观察和治疗服务(占 17.3%)、术后观察和治疗(占 6.5%)、老年综合征治疗(36.8%)等治疗服务。

在医疗护理方面,失能失智老人需要治疗护理(包括退热、注射、输氧、排气、排炎、导尿、造口护理、静脉导管维护等服务)(占 24.5%)、用药护理(包括督促老人用药、帮助老人正确服用药物、观察药物不良反应等服务)(占 64%)、诊察护理(包括静脉血标本采集、生命体征监测、血糖监测等)(占 25.5%)、鼻饲护理(占 2.8%)、压疮伤口换药护理(占 3.5%)、精神情绪疏导(占 24%)等医疗护理服务。

一、不同失能失智程度老人医疗服务需求

调查数据表明,轻度失能失智老人治疗服务需求最旺盛,重度次之,中度失能失智老人治疗服务需求最低。方差分析表明,轻度失能失智老人治疗服务需求最强,得分为 0.05 ± 0.03;重度失能失智老人治疗服务需求次之,得分为 0.04 ± 0.04;中度失能失智老人治疗服务需求最低,得分为 -0.04 ± 0.03。在治疗服务中,情绪和精神治疗需求最强,远高于慢病治疗和术后卒中后治疗服

务需求。

失能失智老人医疗服务需求情况如表 6-1 所示。

表 6-1　失能失智老人医疗服务需求情况

（%）

需　　求	需求占比	男　性				女　性			
		60—69 岁	70—79 岁	80—89 岁	90 岁及以上	60—69 岁	70—79 岁	80—89 岁	90 岁及以上
治疗需求									
手术后观察治疗	6.5	7.5	3.6	4.9	14.3	8.0	6.8	7.2	5.9
脑卒中后观察治疗	17.3	32.5	12.5	8.5	14.3	32.0	25.4	15.7	8.8
慢性病配药和治疗	41.8	45.0	44.6	40.2	47.6	40.0	39.0	45.8	29.4
慢性病并发症预防治疗	39.3	30.0	46.4	46.3	28.6	24.0	32.2	47.0	32.4
老年认知障碍治疗	20.5	10.0	17.9	19.5	23.8	24.0	22.0	22.9	26.5
精神情绪稳定治疗	15.3	17.5	17.9	9.8		28.0	18.6	16.9	11.8
老年综合征治疗	36.8	37.5	33.9	36.6	42.9	40.0	44.1	28.9	41.2
医疗护理需求									
治疗护理	24.5	7.5	19.6	36.6	14.3	20.0	27.1	24.1	29.4
用药护理	64.0	65.0	67.9	63.4	66.7	56.0	61.0	71.1	50.0
诊察护理	25.5	30.0	30.4	22.0	14.3	24.0	25.4	28.9	20.6
鼻饲	2.8			1.2			5.1	4.8	8.8
压疮护理	3.5	2.5	3.6	2.4	9.5	4.0	5.1	1.2	5.9
精神情绪疏导	24.0	22.5	28.6	20.7	14.3	36.0	23.7	25.3	20.6
其他医疗护理	29.3	37.5	25.0	26.8	38.1	52.0	32.2	22.9	20.6

　　轻度失能失智老人的治疗需求主要是情绪和精神治疗以及慢病治疗。其中,情绪和精神治疗需求得分为 0.15±0.12(高度失能失智老人为 0.02±0.10,中度失能失智老人为−0.13±0.07)。慢病治疗需求得分为 0.09±0.09(高度失能失智老人为 0.06±0.10,中度失能失智老人为−0.03±0.08)。

　　重度失能失智老人医疗护理需求最旺盛,轻度次之,中度失能失智老人医疗护理服务需求最低。重度失能失智老人医疗护理需求最强,得分为 0.09±0.04;轻度为 0.00±0.03;中度为−0.04±0.03。在医疗护理需求中,创面护理和治疗护理需求最强,远高于用药诊察护理及情绪和精神护理。

　　重度失能失智老人主要的医疗护理需求是创面护理(0.37±0.15)、用药诊察护理(0.06±0.11)和治疗护理(0.05±0.10),其情绪和精神护理需求(−0.01±0.11)弱于轻度失能失智老人(0.07±0.10)。

　　医院确诊为老年认知症的老人的治疗服务需求高于一般失能失智老人。在轻度失能层面,医院确诊为老年认知症的老人治疗服务需求得分平均值高出一般失能失智老人 0.21,医疗护理需求高出 0.09。其中,医院确诊为老年认知症的老人情绪和精神治疗需求比一般失能失智老人高出 0.63,术后卒中后治疗需求比一般失能失智老人高出 0.14。在医疗护理服务需求中,用药诊察护理需求比一般失能失智老人高出 0.18,治疗护理需求比一般失能失智老人高出 0.02,情绪和精神护理需求比一般失能失智老人高出 0.62。

　　在中度失能层面,医院确诊为老年认知症的老人治疗服务需求得分平均值高出一般失能失智老人 0.18,医疗护理需求高出 0.15。在治疗服务需求中,慢病治疗高出 0.04,情绪和精神治疗高出 0.91,术后卒中后治疗高出 0.13。在医疗护理服务需求中,用药诊察护理高出 0.12,创面护理高出 0.13,治疗护理高出 0.02,情绪和精神护理高出 0.62。

　　在高度失能层面,确诊为老年认知症的老人治疗服务需求得分平均值高出一般失能失智老人 0.22,医疗护理需求高出 0.18。在治疗服务需求中,慢病治疗高出 0.03,情绪和精神治疗高出 0.91。在医疗护理服务需求中,创面护理高出 0.38,治疗护理高出 0.20,情绪和精神护理高出 0.27。

　　但是,医院确诊为老年认知症的老人在轻度失能时的慢病治疗需求、创面护理需求,以及重度失能后的术后卒中后治疗、用药诊察护理服务需求并不显著,充分表现了老年认知症在不同病程的症状特点。

　　失能失智老人医疗服务需求因子得分如表 6-2 所示。

表 6 - 2　失能失智老人医疗服务需求因子得分（按失能失智状态分布）

需　求	轻度失能（含失智）(n=98)	中度失能（含失智）(n=136)	重度失能（含失智）(n=100)	失智（未失能）(n=14)	失智（轻度失能）(n=29)	失智（中度失能）(n=31)	失智（重度失能）(n=27)
总分	0.05±0.03	−0.04±0.03	0.04±0.04	0.33±0.10	0.26±0.05	0.14±0.06	0.26±0.06
慢病治疗	0.09±0.09	−0.03±0.08	0.06±0.10	0.46±0.23	0.00±0.15	0.01±0.14	0.09±0.18
情绪和精神治疗	0.15±0.12	−0.13±0.07	0.02±0.10	1.14±0.26	1.23±0.23	0.78±0.20	0.93±0.23
术后卒中后治疗	−0.01±0.10	−0.03±0.08	0.15±0.11	−0.05±0.38	0.13±0.21	0.10±0.18	−0.35±0.18
医疗护理需求	0.00±0.03	−0.04±0.03	0.09±0.04	0.04±0.07	0.09±0.05	0.11±0.06	0.27±0.09
用药诊察护理	−0.09±0.09	−0.09±0.09	0.06±0.11	0.09±0.004	0.09±0.16	0.03±0.15	−0.25±0.19
创面护理	−0.15±0.12	−0.07±0.07	0.37±0.15	−0.23±0.05	−0.21±0.04	0.16±0.27	0.75±0.37
治疗护理	0.01±0.10	0.05±0.09	0.05±0.10	−0.44±0.23	0.03±0.16	0.07±0.16	0.25±0.23
情绪和精神护理	0.07±0.10	−0.09±0.08	−0.01±0.11	0.88±0.26	0.69±0.19	0.53±0.19	0.26±0.22

二、机构养老和居家养老老人医疗服务需求

机构养老失能失智老人的医疗服务需求高于居家养老失能失智老人医疗服务需求。从需求得分平均值比较来看,机构失能失智老人各项医疗服务需求得分均高于居家失能失智老人,这个结论与本书前面所述机构失能失智老人健康状况低于居家失能失智老人结论一致。

在治疗服务需求方面,机构养老失能失智老人的情绪和精神治疗需求得分最高,为 0.38±0.14;术后卒中后治疗次之,为 0.22±0.13;慢病治疗最低,为 0.20±0.11。居家养老失能失智老人治疗服务需求强弱顺序与机构养老失能失智老人相反,情绪和精神治疗需求得分最低,为 −0.09±0.05;慢病治疗和术后卒中后治疗稍高,为 −0.05±0.05。

在医疗护理服务需求方面,机构养老失能失智老人的创面护理需求得分最高,为 0.54±0.18;情绪和精神治疗需求次之,为 0.35±0.14;用药诊察护理和治疗护理较低,分别为 0.10±0.11 和 0.08±0.12。居家养老失能失智老人治疗服务需求强弱顺序与机构养老失能失智老人相反。其治疗护理和用药诊察护理需求较高,分别为 −0.02±0.06 和 −0.03±0.06,情绪和精神护理及创面护理需求较低,分别为 −0.09±0.05 和 −0.13±0.04。

失能失智老人因子得分如表 6-3 所示。

表 6-3　失能失智老人因子得分(按养老方式分布)

需　　求	居家($n=321$)	机构($n=79$)
总分	−0.04±0.02	0.16±0.04
慢病治疗	−0.05±0.05	0.20±0.11
情绪和精神治疗	−0.09±0.05	0.38±0.14
术后卒中后治疗	−0.05±0.05	0.22±0.13
医疗护理需求得分	−0.05±0.02	0.18±0.05
用药诊察护理	−0.03±0.06	0.10±0.11
创面护理	−0.13±0.04	0.54±0.18
治疗护理	−0.02±0.06	0.08±0.12
情绪和精神护理	−0.09±0.05	0.35±0.14

三、患有不同疾病的失能失智老人医疗服务需求

医院确诊为老年认知症的老人的治疗服务需求高于一般失能失智老人。在轻度失能层面,医院确诊为老年认知症的老人治疗服务需求得分平均值高出一般失能失智老人 0.21,医疗护理需求高出 0.09。其中,医院确诊为老年认知症的老人情绪和精神治疗需求比一般老人高出 0.63,术后卒中后治疗高出 0.14。在医疗护理服务需求中,用药诊察护理需求比一般老人高出 0.18,治疗护理高出 0.02,情绪和精神护理高出 0.62。

在中度失能层面,医院确诊为老年认知症的老人治疗服务需求得分平均值高出一般失能失智老人 0.18,医疗护理需求高出 0.15。在治疗服务需求中,慢病治疗高出 0.04,情绪和精神治疗高出 0.91,术后卒中后治疗高出 0.13。在医疗护理服务需求中,用药诊察护理高出 0.12,创面护理高出 0.13,治疗护理高出 0.02,情绪和精神护理高出 0.62。

在高度失能层面,确诊为老年认知症的老人治疗服务需求得分平均值高出一般失能失智老人 0.22,医疗护理需求高出 0.18。在治疗服务需求中,慢病治疗高出 0.03,情绪和精神治疗高出 0.91,在医疗护理服务需求中,创面护理高出 0.38,治疗护理高出 0.20,情绪和精神护理高出 0.27。

但是,医院确诊为老年认知症的老人在轻度失能时的慢病治疗需求、创面护理需求,以及重度失能后的术后卒中后治疗、用药诊察护理服务需求并不显著,充分表现了老年认知症在不同病程的症状特点。

同时,与患有其他疾病的失能失智老人相比,患老年认知症和脑血管病的失能失智老人具有较强的医疗服务需求。患有老年认知症的失能失智老人治疗服务需求得分最高,为 0.21 ± 0.03;其次是脑血管疾病和糖尿病,其治疗需求得分分别是 0.11 ± 0.03 和 0.11 ± 0.04。与此同时,患有脑血管病的失能失智老人的医疗护理需求最高,为 0.11 ± 0.04;其次为老年认知症患者,其医疗护理需求得分为 0.1 ± 0.04。

患有高血压病的失能失智老人治疗服务需求主要为慢性疾病治疗,其需求得分为 0.07 ± 0.06;其医疗护理需求主要为创面护理(0.09 ± 0.07)、情绪和精神护理(0.06 ± 0.07)。患有脑血管病的失能失智老人治疗服务需求主要为情绪和精神治疗(0.27 ± 0.09)、术后卒中后治疗(0.24 ± 0.09);其医疗护理需求主要为

创面护理(0.29±0.12)、情绪和精神护理(0.28±0.09)。患有心血管病的失能失智老人治疗服务需求主要为情绪和精神治疗(0.29±0.11)、术后卒中后治疗(0.15±0.10);其医疗护理需求主要为情绪和精神护理(0.29±0.12)。患有老年认知症的失能失智老人治疗服务需求主要为情绪和精神治疗(0.9±0.11)、慢病治疗(0.09±0.08)和术后卒中后治疗(0.08±0.10);其医疗护理需求主要为情绪和精神护理(0.50±0.09)、创面护理(0.11±0.13)和用药诊察护理(0.09±0.08)。患有糖尿病的失能失智老人治疗服务需求主要为术后卒中后治疗(0.5±0.09)、情绪和精神治疗(0.22±0.13)、慢性疾病治疗(0.20±0.09);其医疗护理需求分布比较均匀,对用药诊察护理、创面护理、治疗护理、情绪和精神护理均有需求。

　　失能失智老人医疗服务需求因子得分(按主要慢病分布)如表6-4所示。

表6-4　失能失智老人医疗服务需求因子得分(按主要慢病分布)

需　　求	高血压病	脑血管病	心血管病	老年认知症	糖尿病
总分	0.01±0.02	0.11±0.03	0.1±0.03	0.21±0.03	0.11±0.04
慢病治疗	0.07±0.06	0.07±0.08	0.05±0.09	0.09±0.08	0.20±0.09
情绪和精神治疗	0.01±0.06	0.27±0.09	0.29±0.11	0.9±0.11	0.22±0.13
术后、卒中后治疗	−0.04±0.06	0.24±0.09	0.15±0.10	0.08±0.10	0.5±0.09
医疗护理需求得分	0.02±0.02	0.11±0.04	0.09±0.03	0.1±0.04	0.03±0.04
用药诊察护理	−0.01±0.06	0.08±0.08	−0.06±0.08	0.09±0.08	0.04±0.11
创面护理	0.09±0.07	0.29±0.12	0.10±0.09	0.11±0.13	0.03±0.11
治疗护理	0.00±0.06	0.00±0.08	0.10±0.09	−0.07±0.09	0.04±0.12
情绪和精神护理	0.06±0.07	0.28±0.09	0.29±0.12	0.50±0.09	0.04±0.12

第七章

失能失智老人卫生服务利用方式

　　失能失智老人有两种卫生服务利用模式。一为居家养老卫生服务利用模式。这种模式主要为居家养老的失能失智老人所运用。在这种模式中,失能失智老人的疾病观察和治疗主要依靠医院、家庭和社区卫生服务中心。二为机构养老卫生服务利用模式。这种模式主要为在养老机构养老的失能失智老人所运用。在这种模式中,失能失智老人的疾病观察和治疗主要依靠养老机构、护理员和医院(主要为住院)。

　　失能失智老人主要通过"医院治疗""社区卫生中心治疗"两种方式进行病情观察,其比例分别为 54％和 26.9％。其中,居家养老的失能失智老人病情观察由医院、家人和家庭医生共同承担。由医院观察病情的比例达到 59.2％,家人自行观察达到 31.2％,家庭医生定期上门探访达 5.3％;在养老机构养老的失能失智老人病情观察由医院、养老机构医生和护理员共同承担。医院观察达到 35.4％,养老院医生观察达 20.3％,护理院医生观察达 17.7％,住院观察达 6.3％。

一、病情观察与病情处理

　　失能失智老人主要通过"医院治疗""社区卫生中心治疗"两种方式进行病情处理,其比例分别为 64.3％和 17.7％。其中,居家养老的失能失智老人病情处理由医院和社区卫生服务中心共同承担。医院处理达 68.8％,社区卫生服务中心处理达 21.2％,住院治疗达 5％;在养老机构养老的失能失智老人的病情处理由医院和养老机构共同承担。医院处理达 45.6％,养老机构处理达 36.7％,住院治疗达 12.7％。

　　在失能失智老人病情观察和处理中,存在两个现象:

　　一是与养老机构相比,居家老人对医院医疗卫生服务依赖较强,对社区卫生服务中心服务依赖较弱。在养老机构中,医院仍然是机构失能失智老人主要医疗服务方,但养老机构承担了机构失能失智老人三分之一以上的医疗卫生服务任务,而社区卫生服务中心几乎不参与机构失能失智老人医疗卫生服务。并且,养老机构在运用住院观察和治疗失能失智老人方面比居家养老频率高。住院观察达到 6.3%,住院治疗达到 12.7%,分别比居家养老高出 6 个百分点和 12.2 个百分点。

二是无医学专业背景人员代医现象时有发生。近三分之一的居家失能失智老人的病情观察是由家人承担的,4% 的居家失能失智老人由毫无医疗背景和经验的家人给药治疗。在养老机构中,家人进行病情观察的比例达 7.6%,护理员进行病情观察的达 11.4%,护理员给药治疗的达到 1.3%。

失能失智老人平时病情观察方式及疾病处理方式分别如表 7 - 1、表 7 - 2 所示。

表 7 - 1　失能失智老人平时病情观察方式

病　情　观　察	居家 (n=321)	机构 (n=79)	合　计
送老人到医院看病	59.2	35.4	54.0
家庭医生定期上门探访	5.3	0.0	4.2
家人自行观察	31.2	7.6	26.9
养老院医生观察	0.0	20.3	4.0
养老院护理员观察	0.3	11.4	2.5
护理院医生观察	0.6	17.7	4.0
定期住院观察	0.3	6.3	1.7
从不观察	3.1	1.3	2.7
合计	100	100	100

表 7 - 2　失能失智老人疾病处理方式

疾　病　处　理	居家 (n=321)	机构 (n=79)	合　计
送医院治疗	68.8	45.6	64.3
到社区卫生中心治疗	21.2	3.8	17.7

续　表

疾 病 处 理	居家 （n＝321）	机构 （n＝79）	合　计
养老院、护理院医生治疗	0.9	36.7	8.0
在家家属给药治疗	4.0	0.0	3.3
养老院或护理院护理员给药治疗	0.0	1.3	0.2
住院治疗	5.0	12.7	6.5
合计	100	100	100

二、配药

失能失智老人主要通过去医院看病和由子女或配偶去医院替老人开药方式配药，其比例分别为34.5％和51.1％。其中，39.9％的居家失能失智老人用药由失能失智老人亲自去医院看病开出，54.7％的居家失能失智老人由子女或配偶去医院替老人开药。77.3％的居家失能失智老人的配药会按医嘱进行调整。养老机构失能失智老人配药情况与居家失能失智老人配药情况不同。13.2％的养老机构失能失智老人用药是由老人到医院看病时开出的，比居家失能失智老人低26.7个百分点，但养老机构医生根据老人情况开药的比例达到34.2％。养老机构失能失智老人由子女或配偶去医院代开药的情况好于居家失能失智老人。36.8％的养老机构失能失智老人用药由子女或配偶去医院代开，比居家失能失智老人低14.8个百分点。但是，养老机构失能失智老人利用住院机会开药的情况比居家失能失智老人多，其比例达到10.5％，比居家失能失智老人高出8.5个百分点。同时，养老机构失能失智老人按医嘱调整配药的比例也高于居家失能失智老人，为83.3％，高出居家失能失智老人6个百分点。

失能失智老人配药方式及每次配药药物调整情况分别如表7-3、表7-4所示。

失能失智老人配药便利程度总体不高（见表7-5）。配药"非常方便"和"方便"的比例为56.5％。养老机构失能失智老人配药便利程度要高于居家失能失智老人。养老机构失能失智老人配药便利度为60.2％，居家老人配药便利度为55.7％。其原因是，许多养老机构中的医务室均可使用医保卡结算，失能失智老人可以直接在养老机构配药，配药的方便程度增加。

表7-3　失能失智老人配药方式

配　　药	居家(%)	机构(%)	合计(%)
医院看病时开药	39.9	13.2	34.5
子女或配偶去医院替老人开药	54.7	36.8	51.1
子女或配偶在药店买药	1.0	1.3	1.1
养老院医生开药	0.1	9.5	2.4
护理院医生开药	0.3	22.4	4.8
老人住院时医生开药	2.0	10.5	3.7
不知道	2.0	3.9	2.4
合计	100	100	100

表7-4　失能失智老人每次配药药物调整情况

配药时药物调整	居家(%)	机构(%)	合计(%)
从不调整	7.0	3.8	6.4
偶尔调整	15.7	12.8	15.1
按医嘱调整	77.3	83.3	78.5
合计	100	100	100

表7-5　失能失智老人配药便利程度

配药方便程度	居家(%)	机构(%)	合计(%)
非常方便	6.0	26.9	10.0
方便	49.7	33.3	46.5
一般	36.2	32.1	35.4
不方便	7.5	7.7	7.6
很不方便	0.6	0.0	0.5
合计	100	100	100

三、药物注射和插管

（一）药物注射

失能失智老人主要通过住院和社区卫生服务中心解决药物注射问题,其比例分别为 43.1％和 35.7％（见表 7 - 6）。其中,居家失能失智老人住院注射占 41.8％,社区卫生服务中心注射占 42.1％。养老机构失能失智老人分别依靠医院住院、养老机构医务室以及社区卫生服务中心解决注射问题。其中,养老机构通过住院进行药物注射的比例达到 51.4％,高于居家失能失智老人 9.6 个百分点。养老机构失能失智老人到社区卫生服务中心注射药物的比例达到 9.5％,低于居家失能失智老人 32.6 个百分点；养老机构医务室药物注射比例达到 25.7％；请社区卫生服务中心护士上门服务比例为 13.5％。

表 7 - 6　失能失智老人药物注射方式

注射需求处理	居家(%)	机构(%)	合计(%)
住院注射	41.8	51.4	43.1
在社区卫生服务中心注射	42.1	9.5	35.7
请社区护士上门服务	3.0	13.5	5.1
请网约护士注射	0.0	0.0	0.0
家人自行注射	2.3	0.0	1.9
养老院、护理院护士注射	0.0	25.7	0.0
其他	10.7	0.0	14.2
合计	100	100	100

（二）食物或尿液插管服务

失能失智老人通过医院住院解决老人插管服务需求的比例较高,为 59.3％,且居家失能失智老人与养老机构失能失智老人分别为 59.8％和 57.3％。通过社区卫生服务中心解决插管服务问题,居第二位。其中,居家失能失智老人为 26.4％,养老机构失能失智老人为 16％,居家失能失智老人高于养老机构失能失智老人 10.4 个百分点。养老机构失能失智老人利用养老机构医务室解决插管服务问题的比例较高,达 26.7%(见表 7 - 7)。

表 7 - 7　失能失智老人食物或尿液插管服务方式

插管需求处理	居家(%)	机构(%)	合计(%)
住院插管	59.8	57.3	59.3
到社区卫生服务中心插管	22.3	6.7	19.1
请社区护士上门服务	4.1	9.3	5.2
请网约护士插管	0.3	0	0.3
家庭自行插管	0.3	0	0.5
养老院、护理院插管	0	26.7	0.0
其他	13.1	0	15.6
合计	100	100	100

四、情绪问题处理

　　失能失智老人到医院处理情绪问题的比例普遍较低,为 26.4%。其中,居家失能失智老人到医院处理情绪问题的比例略高,为 27.8%,而养老机构失能失智老人到医院处理情绪问题的比例为 20.8%。使用劝说的方法处理老人情绪问题的比例较高,达到 49.7%。其中,居家失能失智老人为 51.1%,养老机构失能失智老人为 44.2%。这可能与目前社会普遍认同"情绪问题不是病,不用治疗"的社会认知有关(见表 7 - 8)。

表 7 - 8　失能失智老人情绪问题处理方式

情绪问题处理	居家(%)	机构(%)	合计(%)
到医院看病	27.8	20.8	26.4
自行给老人服用精神镇静类药物	2.6	1.3	2.3
劝说老人	51.1	44.2	49.7
不知道怎么办	3.8	3.9	3.8
指责纠正老人行为	0.6	0.0	0.5
其他	14.1	29.9	17.3
合计	100	100	100

第八章

失能失智老人卫生服务利用

卫生服务利用是卫生服务需要和供给相互作用的结果,是综合描述卫生服务系统工作的客观指标,直接描述卫生系统为人群提供卫生服务的数量,间接反映卫生系统通过卫生服务对居民健康状况的影响。分析卫生服务利用是评价卫生服务社会效益和经济效益的常用手段。它包括两个方面的指标,一是人群实际卫生需求的卫生服务利用指标。人群实际卫生需求的卫生服务利用指标包括门诊服务利用指标(如两周患者就诊率、年均就诊次数)、住院服务利用指标(如住院率、人均住院天数等)、预防保健服务利用指标(如健康教育覆盖率、健康教育参与率、人群健康查体率、预防接种率等)。二是卫生资源使用效率指标。它包括每个门诊医生年均接诊患者总人次数、每个住院医生年均承担总床日数、病床使用率、病床周转率(病床周转次数)、医学检查大型仪器设备使用率等指标。鉴于指标数据易得性,以及本研究的调查对象,本研究将失能失智老人年均就诊次数作为衡量失能失智老人卫生服务利用水平的指标。

一、失能失智老人年均就诊次数

调查数据表明,失能失智老人卫生服务利用水平偏低,其年均就诊次数为5.64次,不到当年上海市居民年均就诊次数(11.61次)的一半。全年不就诊的失能失智老人比例达到12.7%。而且失能失智老人卫生服务利用地区差异明显。中心城区失能失智老人年均就诊次数(8.78次)是远郊区失能失智老人年均就诊次数(2.38次)的3.7倍。

二、失能失智老人卫生服务利用单因素分析

单因素分析表明,失能失智老人卫生服务利用情景特征因素包括地区属性;个人倾向特征变量包括受教育程度、退休前职业、婚姻状况、子女数等;个人使能资源因素包括月平均收入、医疗保险状况、月均医疗费用、日常生活是否能自理、是否有语言障碍、是否有进食障碍、情绪是否稳定等;个人需求变量包括慢性疾病患病种数、是否患有糖尿病、是否患有脑血管病、是否患有消化道病、糖尿病患病时长、消化道病患病时长、是否需要卒中后观察和治疗、是否需要慢性疾病日常配药和治疗、是否需要老年综合征治疗等;医疗行为因素包括配药方式、配药便利程度、药物注射方式、插管服务方式等;医疗结果因素包括治疗服务满意度等,对失能失智老人的卫生服务利用影响均有统计学意义($P<0.05$),见表8-1。

表8-1 年均就诊次数单因素分析

因 素		$n(\%)$	年均就诊次数	t/F 值	P 值
地区属性	中心城区	200(51.0)	8.78	51.841[c]	0.000
	郊区	192(48.9)	2.38		
年 龄	60~69	64(15.9)	7.2	0.729[c]	0.535
	70~79	115(28.6)	5.7		
	80~89	166(41.3)	5.3		
	≥90	57(14.2)	4.9		
性 别	男	193(49.2)	5.6	−0.10[b]	0.922
	女	199(50.8)	5.7		
文化程度	小学	240(61.2)	4.0	7.087[c]	0.000
	初中	96(24.5)	7.5		
	高中	49(12.5)	9.5		
	大学	7(1.8)	9.3		
婚姻	已婚	203(51.8)	7.0	3.011[c]	0.030
	未婚	10(2.6)	3.6		
	离婚	15(3.8)	4.7		
	丧偶	164(41.8)	4.2		

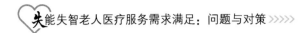

续　表

因　　素		n(%)	年均就诊次数	t/F 值	P 值
退休前职业	公务员	4(1.0)	4.3	9.371[c]	0.000
	事业单位职工	38(9.7)	12.0		
	企业职工	160(40.8)	7.0		
	农民	156(39.8)	2.3		
	社会服务人员	20(5.1)	8.1		
	从未就业	14(3.6)	6.9		
平均月收入	≤2 000 元	117(29.9)	2.5	5.964[c]	0.000
	2 000~3 999 元	103(26.3)	5.6		
	4 000~5 999 元	144(36.7)	8.1		
	6 000~7 999 元	19(4.9)	5.6		
	8 000~9 999 元	5(1.3)	2.2		
	10 000 元以上	4(1.0)	15.5		
患病种数	0 种	26(6.6)	1.0	4.960[c]	0.002
	1 种	95(24.2)	3.7		
	2 种	113(28.8)	6.7		
	3 种及以上	158(40.3)	6.8		
是否患有糖尿病	否	316(80.6)	4.8	−2.78[b]	0.007
	是	76(19.4)	9.1		
是否患有脑血管病	否	251(64.0)	6.4	2.361[b]	0.019
	是	141(36.0)	4.4		
是否患有消化道病	否	371(94.6)	5.3	−2.23[b]	0.037
	是	21(5.4)	12.2		
糖尿病患病时长	0 年	318(81.1)	4.9	6.036[c]	0.003
	1 年	0(0.0)	0.0		
	2 年	3(0.8)	5.3		
	3 年及以上	71(18.1)	9.1		
消化道病患病时长	0 年	371(94.6)	5.3	7.125[c]	0.001
	1 年	0(0.0)	0.0		
	2 年	4(1.0)	5.3		
	3 年及以上	17(4.3)	13.9		

因　　素		n（%）	年均就诊次数	t/F 值	P 值
是否需要卒中后续观察和治疗	否	327(83.0)	5.2	−2.010[b]	0.048
	是	67(17.0)	8.1		
是否需要多种慢性病日常配药和治疗	否	229(58.4)	4.6	−2.55[b]	0.011
	是	163(41.6)	7.1		
是否需要老年综合征治疗	否	248(63.3)	7.2	5.14[b]	0.000
	是	144(36.7)	3.0		
医疗保险	城镇职工医保	105(26.8)	9.1	7.010[c]	0.000
	城镇居民医保	187(47.7)	5.4		
	新农合	94(24.0)	2.5		
	商业医疗保险	2(0.5)	4.5		
	无任何医疗保险	4(1.0)	1.0		
月均医疗费用	300 元以下	120(31.2)	1.8	0.585[c]	0.000
	300～499 元	29(7.5)	3.4		
	500～999 元	77(20.0)	4.5		
	1 000～1 999 元	86(22.3)	10.6		
	2 000～3 999 元	45(11.7)	10.0		
	4 000～5 999 元	16(4.2)	3.9		
	6 000～7 999 元	6(1.6)	3.0		
	8 000～9 999 元	2(0.5)	10.0		
	10 000 元以上	4(1.0)	8.5		
日常生活是否能自理	否	218(55.6)	4.1	−3.54[b]	0.000
	是	174(44.4)	7.6		
是否有语言障碍	否	174(44.4)	3.9	−3.67[b]	0.000
	是	218(55.6)	7.1		
是否有进食障碍	否	126(32.1)	3.8	−3.27[b]	0.001
	是	266(67.9)	6.5		
是否情绪稳定	否	137(35.0)	4.1	−2.80[b]	0.005
	是	255(65.1)	6.4		

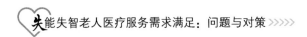

续　表

因　素		n（%）	年均就诊次数	t/F 值	P 值
配药方式	老人去医院看病开药	126（34.4）	8.5	4.021^c	0.001
	子女或配偶去医院替老人开药	190（51.9）	4.3		
	子女或配偶在药店买药	4（1.1）	14.8		
	养老院医生开药	9（2.5）	2.6		
	护理院医生开药	17（4.6）	2.9		
	老人住院时医生开药	13（3.6）	4.8		
	不知道	7（1.9）	1.7		
配药便利程度	非常方便	36（9.3）	4.8	4.030^c	0.003
	方便	183（47.2）	5.6		
	一般	138（35.6）	4.7		
	不方便	29（7.5）	11.9		
	很不方便	2（0.5）	12.0		
药物注射方式	住院	157（43.0）	3.4	6.531^c	0.000
	到社区卫生服务中心注射	132（36.2）	7.0		
	请社区护士上门注射	19（5.2）	2.7		
	家人自行注射	7（1.9）	7.1		
	其他	50（13.7）	10.2		
插管服务方式	住院	214（59.6）	5.2	3.944^c	0.002
	到社区卫生服务中心插管	70（19.5）	4.5		
	请社区护士上门插管	19（5.3）	2.5		
	请网约护士上门插管	1（0.3）	2.0		
	家人自行插管	1（0.3）	1.0		
	其他	54（15.0）	10.8		

续　表

因　素		$n(\%)$	年均就诊次数	t/F 值	P 值
治疗服务 满足度	完全满足	11(2.8)	3.5	2.742^c	0.028
	满足	150(38.3)	7.4		
	一般	175(44.6)	4.2		
	没有满足	52(13.3)	6.0		
	完全没有满足	4(1.0)	4.0		

b 表示 t 值;c 表示 F 值

三、失能失智老人卫生服务利用多因素分析

根据单因素分析结果,本研究构建了失能失智老人卫生服务利用回归模型。将失能失智老人年均就诊次数作为因变量,将单因素分析中具有统计学意义($P<0.05$)的变量作为自变量,通过回归模型分析自变量对因变量的影响。回归分析结果显示,糖尿病患病时长、消化道病患病时长、是否需要卒中后观察和治疗、是否有语言障碍、情绪是否稳定、插管服务方式、月均医疗费用等变量与年就诊次数正相关($P<0.05$)。是否患有脑血管病、配药方式、地区属性等变量与年就诊次数负相关($P<0.05$),见表 8-2。

表 8-2　失能失智老人年均就诊次数多因素分析

年均就诊次数	B	SE	T	P	95%CI
地区属性	−4.42	1.04	−4.24	0.00	−6.47~−2.37
是否患有脑血管病	−4.02	1.03	−3.89	0.00	−6.05~−1.98
糖尿病患病时长	0.82	0.39	2.08	0.04	0.05~1.60
消化病患病时长	1.90	0.71	2.66	0.01	0.49~3.30
是否需要卒中后观察和治疗	2.54	1.25	2.03	0.04	0.08~5.01
月均医疗费用	1.21	0.30	3.99	0.00	0.61~1.81
是否有语言障碍	2.16	1.03	2.09	0.04	0.12~4.19
情绪是否稳定	2.63	1.00	2.62	0.01	0.66~4.60

年均就诊次数	B	SE	T	P	95%CI
配药方式	−1.24	0.34	−3.68	0.00	−1.91～−0.58
老人去医院看病开药					
子女或配偶去医院替老人开药					
子女或配偶在药店买药					
养老院医生开药					
护理院医生开药					
老人住院时医生开药					
插管服务方式	0.58	0.26	2.24	0.03	0.07～1.10
住院					
到社区卫生服务中心插管					
请社区护士入户插管					
请网约护士插管					
家人自行插管					
其他					

　　由此可以看出，第一，失能失智老人部分个人需求特征变量与年就诊次数正相关，部分负相关。与年就诊次数正相关的变量是糖尿病患病时长、消化道病患病时长、是否需要卒中后观察和治疗时间等。研究表明，糖尿病和消化道病患病时间越长，失能失智老人年就诊次数越多；越需要卒中后观察和治疗，失能失智老人年就诊次数越多。与年就诊次数负相关的变量是是否患有脑血管疾病。它表明，越是患有脑血管病的失能失智老人年就诊次数越少。第二，失能失智老人部分个人使能资源变量与年就诊次数正相关。如，月均医疗费用、是否有语言障碍、是否情绪稳定等。失能失智老人年就诊次数越多，其年医疗费用越高。个人使能资源较少的失能失智老人，如，越是有语言障碍、情绪状态不稳定的老人，其年就诊次数越多。第三，失能失智老人医疗行为选择有些与年就诊次数正相关，有些与年就诊次数负相关。如，失能失智老人越是选择在医院或社区卫生服务中心配药，其年就诊次数越多。但是，失能失智老人越是选择去医院或社区卫生服务中心接受食物或尿液插管服务，其年就诊次数越低；其越是倾向于不去医疗机构接受食物或尿液插管服务，其年就诊次数反而越多。第四，卫生服务利用的情景特征变量地区属性与年就诊次数负相关。失能失智老人越是生活在远郊区，其年就诊次数越少；失能失智老人越是生活在中心城区，其年就诊次数越多。

四、失能失智老人卫生服务利用影响因素讨论

（一）失能失智老人卫生服务利用需求与卫生服务利用不匹配

随着我国疾病谱改变,慢性疾病成为威胁老年健康的主要因素。慢性疾病患病原因复杂、病程长、治愈困难,患者需要长期利用医疗卫生服务。但李安琪等[①]、顾心月等[②]、宋晨晓等[③]和王成蓬[④]等的研究发现,老年群体卫生服务利用需求与卫生服务利用并不匹配,老年人卫生服务利用需求旺盛,但实际卫生服务利用水平偏低。本研究也发现,失能失智老人医疗服务需求旺盛,但年均就诊次数偏低。

本研究发现,失能失智老人医疗服务需求满足呈梯次状态。紧迫性强、专业性强的医疗服务需求被放在必须满足层次,一般性需求被放在暂缓满足层次。比如,"是否需要卒中后续观察和治疗"这项需求紧迫性强,被安排到必须满足层次。杨燕妮等人[⑤]的研究表明,卒中后延续护理方案能有效降低脑卒中后病人出院后再返率。本研究表明,失能失智老人"是否需要卒中后续观察和治疗"与年均就诊次数正相关。每增加 1 次卒中后续观察和治疗,失能失智老人年均就诊次数将增加 2.54 倍。同时,一些个人使能资源贫乏(如有语言障碍或情绪不稳定)的老人医疗服务需求也被放在必须满足层次。因为这些老人语言表达不清或情绪不稳定,缺乏医学背景的照护者无法判定其病情状况,往往会采取立即就诊措施。然而,失能失智老人的一般性需求(如慢性疾病预防和并发症观察等)往往被放在暂缓满足层次。

研究还发现,失能失智老人医疗服务需求满足的层次化带来了不良后果:一些重要的需求被忽略了。比如,脑卒中前的脑血管疾病就医需求被忽略了。

① 李安琪,陈鸣声,王中华. 中老年慢性病人群卫生服务未利用状况及公平性研究[J]. 中国全科医学,2019(22):2728 - 2734.
② 顾心月,戴士媛,徐爱军. 健康老龄化视角下江苏省老年人卫生服务利用及其影响因素研究[J]. 现代医院管理,2019,17(6)：1 - 4.
③ 宋晨晓,徐爱军,王丹丹. 老年人口卫生服务利用现状及影响因素分析[J]. 现代预防医学,2018,45(15):2778 - 2783.
④ 王成蓬,章涛,李佳佳,徐凌忠. 山东省老年人卫生服务利用现状及影响因素[J]. 中国老年学杂志,2016,36(2):949 - 951.
⑤ 杨燕妮,龚放华,殷明媛. 卫生服务利用在脑卒中病人出院后延续护理干预中的应用[J]. 全科护理,2016,14(28)：3009 - 3010.

脑血管疾病发病隐蔽，平时症状并不明显。本研究表明，"是否患有脑血管病"与年均就诊次数负相关。越是患有脑血管疾病的失能失智老人，其年均就诊次数越少，甚至比未患有脑血管疾病的失能失智老人年均就诊次数少 4.02 倍。事实上，对脑血管疾病就诊需求的忽略无形中增加了失能失智老人脑卒中风险。

关于老年人医疗服务需求与卫生服务利用不匹配的原因，有研究认为是老年群体健康观念和收入水平所致。本研究认为还有两个重要原因也影响了失能失智老人医疗服务需求与卫生服务利用的匹配。一是"看病难"问题。失能失智老人由于失能失智行动不便，或有认知障碍无法自主就医，需要亲属或照护者陪同就医。而且一般医院医疗资源紧张，看病挂号排队等待为就医常态，失能失智老人就医成本高昂且就医过程辛苦。"能不就医就不就医"往往是失能失智老人家庭的选择。二是就医疗效问题。当前我国老年群体普遍患有多种慢性疾病，本次调查的失能失智老人平均患有 2.3 种慢性疾病，多病共存现象非常严重。但大多数医疗机构仍然沿用单病诊疗的传统医疗模式，行动不便或有行为障碍的失能失智老人每次就诊需要跑好几个科室，体力、精力严重不济，且医疗费用负担沉重。单病诊疗只考虑单病疗效，综合疗效并不显著，患者依从性较差，且可能要承担单病诊疗导致的多重用药风险，因而"能不就医就不就医"的现象比较普遍。

（二）医疗方式选择对卫生服务利用的影响

安德森卫生服务利用模型表明，医疗服务过程中采用的病情处理方式、配药方式、药物注射方式和插管服务方式等医疗方式均会影响人群的卫生服务利用。本研究发现，失能失智老人配药方式与年均就诊次数负相关。失能失智老人越倾向于到医疗机构配药，其年均就诊次数就越多；越是倾向于到非医疗机构配药，其年均就诊次数越少。这个结论符合常识。但是，本研究还表明，对于有一定技术难度和要求的医疗服务项目，如尿液和食物插管服务，则与年均就诊次数正相关。失能失智老人亲属或照护者越是倾向于通过非医疗机构接受插管服务，其年均就诊次数越多。这表明，对于有一定技术难度和要求的医疗服务项目，还是应该鼓励失能失智老人接受医疗机构服务，不能因为"看病难"而忽略了医疗服务项目的专业性，带来了不必要的感染或并发症，反而增加了医疗负担。因此，在积极推进医养结合、整合式医疗的同时，还应加强医疗服务安全宣传，推进科学就医、科学用药教育，提高失能失智老人就医、用药的安全性和科学性。

（三）医疗费用、医疗保险对卫生服务利用的影响

收入水平是老年群体卫生服务利用的约束因素，收入水平越低，医疗费用支出能力越差，卫生服务利用就越低。同时，杨勇等人的研究[①]表明，患者的卫生服务利用越多，医疗费用支出越高，患者次均住院天数会影响城镇脑卒中患者住院费用。本研究显示，年均就诊次数与医疗费用正相关。年均就诊次数越多，医疗费用越高。因此，要提高失能失智老人年均就诊次数，就必须继续降低医疗费用，彻底解决"看病贵"问题。

与此同时，要提高失能失智老人年均就诊次数，还必须解决好医疗保险支付问题。医疗保险是人民群众获得基本医疗服务的制度保障。本研究单因素分析结果显示，医疗保险与失能失智老人年均就诊次数显著相关。但是，在其他变量联合作用下，在多因素分析中医疗保险对年均就诊次数不再显著。这一结果与杜本峰等人的研究结果[②]一致。

医疗保险对失能失智老人卫生服务利用作用效果不明显的原因有两个方面：

一是不同医疗保险类型报销比例和门槛差异较大，导致享有不同医疗保险类型的失能失智老人卫生服务利用不均。马婧[③]等人的研究表明：参加城镇职工医保和城乡居民医保的高血压患者对门诊卫生服务的利用度较高，参加新农合和城乡居民医保的患者门诊服务利用度较低。本次调查也表明了这一点。失能失智老人享有的医疗保险种类繁多。其中，48.7％的失能失智老人享有城乡居民医保，25.3％的失能失智老人享有城镇职工医保，25％的失能失智老人享有新农合。单因素分析表明，享受城镇职工医保的失能失智老人年均就诊次数为9.1次，而享受城乡居民医保、新农合的老人年均就诊次数分别为5.4次和2.5次。因此，加快不同医疗保险类型待遇改革非常必要。

二是卫生服务利用规模小，医疗保险对失能失智老人卫生服务利用保障效果不显著。尽管99.5％的失能失智老人均拥有各种医疗保险，但是，由于失能失

① 杨勇，李硕，王溪，郭艺玮，马勇，石学峰. 我国城镇脑卒中患者住院卫生服务利用情况及住院费用的影响因素研究[J]. 中国全科医学，2020，23(13)：1615 - 1620.

② 杜本峰，曹桂，许锋. 流动老年人健康状况及医疗服务利用影响因素分析[J]. 中国卫生政策研究，2018，11(5)：10 - 16.

③ 马婧，徐爱军. 四种基本医疗保险制度下高血压患者卫生服务利用状况研究[J]. 中国全科医学，2018，21(28)：3518 - 3522.

智老人年均就诊次数少,卫生服务利用规模小,医疗保险对失能失智老人的保障效果不突出。因此,必须加快推进医保支付改革,逐步缩小不同类型医疗保险差异,重点满足失能失智老人医疗服务需求,提高失能失智老人卫生服务利用水平。

(四) 地区差异对卫生服务利用影响

按照安德森卫生服务利用模型,情景特征是卫生服务利用的环境因素,它由区域社会经济背景、卫生政策和卫生服务资源配置等要素构成,不同区域的情景特征会形成区域卫生服务利用差异。本研究调查区域为 1 个中心城区和 1 个远郊区。这两个区域人口特征差异不大。中心城区人口总量 130.49 万人,人口老龄化率 37.5%;远郊区人口总量 115.78 万人,人口老龄化率 32.5%。远郊区人口规模略小于中心城区,人口结构略年轻于中心城区。但是,两个区域经济背景差异较大。中心城区人均 GDP 为 32 519 元,远郊区为 16 690 元,中心城区人均 GDP 几乎是远郊区的 2 倍。与此相应,两个区域卫生服务资源配置差异明显。中心城区每千人病床数为 109.60 张,每千人卫生技术人员为 13.56 人;远郊区每千人病床数为 45.83 张,每千人卫生技术人员为 5.18 人,远郊区卫生服务资源配置不到中心城区的一半。本研究表明,地区属性越倾向于远郊区,失能失智老人年均就诊次数越低,远郊区失能失智老人年均就诊次数只达到中心城区的27.1%。这一研究结果与郭爱妹等[1]、李安琪等[2]和宋晨晓等[3]关于老年人卫生服务利用存在城乡差异和地区差异的研究结论一致。因此,加大经济较不发达地区卫生资源投入,缩小城乡之间、地区之间卫生资源配置差距,有利于提高失能失智老人卫生服务利用。

---

[1] 郭爱妹,顾大男. 健康不平等视角下医疗服务可及性对老年健康的影响——基于 CLHLS 数据的实证分析[J]. 人口与发展,2020(2):60-68.

[2] 李安琪,陈鸣声,王中华. 中老年慢性病人群卫生服务未利用状况及公平性研究[J]. 中国全科医学,2019(22):2728-2734.

[3] 宋晨晓,徐爱军,王丹丹. 老年人口卫生服务利用现状及影响因素分析[J]. 现代预防医学,2018,45(15):2778-2783.

第九章

失能失智老人治疗服务需求满足

失能失智老人治疗服务需求是基于其所患疾病状况所产生的治疗服务需求，也指他们在不同的医疗服务价格下，愿意且能够通过医疗保险或其他支付方式支付的治疗服务消费量。随着我国人口老龄化进程加快，失能失智老人规模不断扩大，失能失智老人医疗服务需求激增。2019 年国家卫生健康委等十二部委联合发布《深入推进医养结合发展的若干意见》（国卫老龄发〔2019〕60 号）进一步深入推进医养结合，重点为失能失智老人提供集中或居家医养结合服务。

一、失能失智老人治疗服务需求满足情况

已有研究表明，我国医疗卫生资源供给结构与基层群众的多层次医疗需求匹配度低，卫生服务资源的不平衡不充分制约着基层群众的多层次多样化的医疗服务需求[①]，影响着群众多层次多样化医疗服务需求的满足。本调查表明，有治疗服务需求并得到满足的老人比例仅为 41％（其中，男性为 40.2％，女性为 41.8％）。老人治疗服务需求满足程度随其失能失智程度加深而降低。轻度失能失智老人治疗服务需求满足比例为 53.5％，中度失能失智老人治疗服务需求满足比例为 42.1％，重度失能失智老人治疗服务需求满足比例为 37.7％。同时，失能失智老人治疗服务需求满足不均衡现象突出。在慢性疾病预防和治疗服务方面，由于我国慢性疾病预防和治疗服务体系总体健全，失能失智老

---

① 陶群山.分级诊疗背景下基层群众医疗服务需求的影响因素分析——基于 Grossman 健康需求模型的研究[J].青岛科技大学学院（社会科学版）2021,37（2）：53 - 59.

人多种慢性疾病日常配药和治疗服务需求比较容易得到满足。与没有多种慢性疾病日常配药和治疗服务需求的失能失智老人相比，有多种慢性疾病日常配药和治疗服务需求的失能失智老人医疗服务满足程度是前者的3.2倍。但是，按疾病种类细分，并非目前所有的慢性疾病预防和治疗服务均能满足失能失智老人多层次的治疗服务需求。以高血压病为例，与未患有高血压病的失能失智老人相比，患有高血压病的失能失智老人治疗服务需求满足程度比前者低19%。其主要原因是，高血压病患病率高，病程长，它不仅需要预防和治疗服务，还需要日常血压管理和用药管理。我国慢性疾病预防和治疗服务体系包括日常血压管理和用药管理，但在目前为止还做不到血压和用药的全面管理和个性化管理，失能失智老人日常血压管理和用药管理主要由家人或照护者承担，血压管理不规范和多重用药现象比较常见，直接影响失能失智老人高血压病治疗服务需求满足程度。同时，对于老年人常见病、多发病之外的一些其他疾病（如，老年综合征中的部分非典型病症、多病共存导致的复杂病症等）也存在治疗服务满足不均衡现象。与没有老年综合征治疗服务需求的失能失智老人相比，有老年综合征治疗服务需求的失能失智老人治疗服务需求满足程度要低31.5%。

二、失能失智老人治疗服务需求满足单因素分析

卡方检验和t检验结果显示，失能失智老人的区域属性、年龄、性别、受教育程度、退休前职业、婚姻状况、子女数、居住安排、月平均收入、医疗保险状况、月均医疗费用等因素均无统计学意义（$P < 0.05$）。但是，日常生活是否能自理、是否有语言障碍、情绪是否稳定、是否患有高血压病、是否患有心血管病、是否患有脑血管病、高血压病患病时长、心血管病患病时长、脑血管病患病时长、帕金森病患病时长、是否有进食障碍、是否有长期便秘、是否需要慢性疾病日常配药和治疗、是否需要慢性病并发症预防和治疗、是否需要老年综合征治疗、是否有住院困难、社区医生是否上门服务、社区医生治疗水平、养老院医生治疗水平、养老院是否有医务室、家人是否有空送老人上医院、选择在何处观察老人病情、选择在何处配药、日常配药是否便利、选择在何处接受药物注射和选择在何处接受食物或尿液插管服务等因素均有统计学意义（$P < 0.05$）。失能失智老人治疗服务需求满足单因素分析见表9-1。

表 9-1　失能失智老人治疗服务需求满足单因素分析($n=402$)

因　　素		不满足 $n(\%)$	满足 $n(\%)$	χ^2值	P值
地区属性	中心城区	117(49.40)	84(50.90)	0.093	0.761
	远郊区	120(50.60)	81(49.10)		
年龄	60~69	35(54.69)	29(45.31)	0.968	0.809
	70~79	69(60.00)	46(40.00)		
	80~89	97(58.43)	69(41.57)		
	≥90	36(63.16)	21(36.84)		
性别	男	118(59.60)	80(40.40)	0.066	0.797
	女	119(58.33)	85(41.67)		
日常生活是否能 自理	否	157(70.09)	67(29.91)	25.917	<0.001
	是	80(44.94)	98(55.06)		
是否有语言障碍	否	119(66.85)	59(33.15)	8.236	0.004
	是	118(52.68)	106(47.32)		
情绪是否稳定	否	96(68.09)	45(31.91)	7.481	0.006
	是	141(54.02)	120(45.98)		
是否患有高血压病	否	55(46.61)	63(53.39)	10.795	0.001
	是	182(64.31)	101(35.69)		
是否患有心血管病	否	150(54.55)	125(45.45)	8.322	0.004
	是	86(69.92)	37(30.08)		
是否患有脑血管病	否	137(53.10)	121(46.90)	10.202	0.001
	是	100(69.44)	44(30.56)		
是否有进食障碍	否	94(71.76)	37(28.24)	13.158	<0.001
	是	143(52.77)	128(47.23)		
是否有长期便秘	否	171(71.85)	67(28.15)	37.966	<0.001
	是	61(40.40)	90(59.60)		
是否需要慢性疾病 日常配药和治疗	否	164(69.79)	71(30.21)	27.429	<0.001
	是	73(43.71)	94(56.29)		

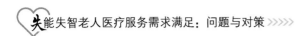

续　表

因　　素		不满足 $n(\%)$	满足 $n(\%)$	χ^2值	P值
是否需要慢性病并 发症预防和治疗	否	155(63.27)	90(36.73)	4.816	0.028
	是	82(52.23)	75(47.77)		
是否需要其他治疗	否	123(48.05)	133(51.95)	34.662	＜0.001
	是	114(78.08)	32(21.92)		
是否有住院困难	否	117(51.09)	112(48.91)	13.598	＜0.001
	是	120(69.36)	53(30.64)		
社区医生是否上门 服务	否	200(56.02)	157(43.98)	11.336	0.001
	是	37(82.22)	8(17.78)		
社区家庭医生治疗 水平不高	否	213(56.95)	161(43.05)	8.906	0.003
	是	24(85.71)	4(14.29)		
养老院医生治疗水 平不高	否	208(56.37)	161(43.63)	12.429	＜0.000 1
	是	29(87.88)	4(12.12)		
养老院是否有医 务室	否	225(57.84)	164(42.16)	6.176	0.013
	是	12(92.31)	1(7.69)		
家人没空送老人上 医院	否	185(53.47)	161(46.53)	30.903	＜0.001
	是	52(92.86)	4(07.14)		
选择在何处观察老 年人病情	送老人到医院看病	119(54.84)	98(45.16)	19.714	0.006
	社区家庭医生定 期上门探访	15(88.24)	2(11.76)		
	家人自行观察	70(64.81)	38(35.19)		
	养老院医生观察	13(81.25)	3(18.75)		
	养老院护理员观察	7(70.00)	3(30.00)		
	护理院医生观察	6(37.50)	10(62.50)		
	定期住院观察	2(33.33)	4(66.67)		
	从不观察	5(45.45)	6(54.55)		
选择在何处配药	老人去医院看病 配药	71(55.04)	58(44.96)	12.893	0.045
	子女或配偶去医 院替老人配药	114(59.07)	79(40.93)		

因　素		不满足 $n(\%)$	满足 $n(\%)$	χ^2值	P值
选择在何处配药	子女或配偶在药店买药	4(100.00)	0(0)	12.893	0.045
	养老院医生开药	7(77.78)	2(22.22)		
	护理院医生开药	8(44.44)	10(55.56)		
	老人住院时医生开药	10(71.43)	4(28.57)		
	不知道	8(88.89)	1(11.11)		
日常配药是否便利	否	143(83.14)	29(16.86)	71.345	0.003
	是	93(41.15)	133(58.85)		
选择在何处进行药物注射	住院	118(71.52)	47(28.48)	33.953	<0.001
	社区卫生服务中心	54(40.60)	79(59.40)		
	请社区护士上门服务	15(78.95)	4(21.05)		
	家人自行注射	5(71.43)	2(28.57)		
	其他综合方法	27(52.94)	24(47.06)		
选择在何处接受食物或尿液插管服务	住院	150(68.49)	69(31.51)	46.906	<0.001
	社区卫生服务中心	18(25.71)	52(74.29)		
	请社区护士上门服务	15(78.95)	4(21.05)		
	其他综合方法	32(55.17)	26(44.83)		

三、失能失智老人治疗服务需求满足多因素分析

根据单因素分析结果,构建失能失智老人治疗服务需求满足回归模型。将治疗服务需求满足作为因变量("治疗服务需求满足"变量为二分类变量。"0"表示不满足,"1"表示满足)。将单因素分析中具有统计学意义($P<0.05$)的变量进行多重共线性检验,剔除掉具有多生共线性的变量后,将余下变量作为自变量纳入回归模型。二元 logistic 回归分析结果显示:老人日常生活是否能自理、是

否患有高血压病、是否需要慢性疾病日常配药和治疗、是否需要老年综合征治疗服务、老人是否有长期便秘、家人是否有空送老人上医院、日常配药是否便利、选择在何处接受药物注射、选择在何处接受食物或尿液插管服务和社区医生治疗水平不高等变量均有统计学意义（$P < 0.05$）。失能失智老人治疗服务需求满足多因素分析见表 9-2。

表 9-2　失能失智老人治疗服务需求满足多因素分析

变　量	B系数	标准误	z 值	P 值	OR 值	OR(95%CI)
日常生活是否能自理(以否为参照)						
是	1.61	0.52	3.11	0.00	5.03	1.81—13.92
是否有长期便秘(以否为参照)						
是	1.17	0.45	2.59	0.01	3.24	1.33—7.87
患有高血压病(以否为参照)						
是	−1.68	0.65	−2.58	0.01	0.19	0.05—0.67
是否需要慢性疾病日常配药和治疗(以否为参照)						
是	1.15	0.46	2.50	0.01	3.15	1.28—7.72
是否需要老年综合征治疗(以否为参照)						
是	−1.16	0.57	−2.04	0.04	0.31	0.10—0.95
日常配药是否便利(以否为参照)						
是	2.40	0.48	4.99	0.00	11.01	4.29—28.26
社区家庭医生治疗水平不高(以否为参照)						
是	−2.71	1.06	−2.56	0.01	0.07	0.01—0.53
家人没空送老人上医院(以否为参照)						
是	−1.67	0.69	−2.40	0.02	0.19	0.05—0.74
选择在何处进行药物注射(以住院为参照)						
社区卫生服务中心	0.95	0.52	1.83	0.07	2.58	0.93—7.17
请社区护士上门服务	3.17	1.83	1.73	0.08	23.83	0.66—865.35
家人自行注射	0.74	1.21	0.61	0.54	2.11	0.20—22.59
其他综合方法	2.44	0.95	2.55	0.01	11.43	1.76—74.90

变　量	B系数	标准误	z值	P值	OR值	OR(95%CI)
选择在何处接受食物或尿液插管服务（以住院为参照）						
社区卫生服务中心	1.79	0.67	2.67	0.01	5.97	1.60—22.17
请社区护士入户服务	−0.16	1.71	−0.09	0.93	0.85	0.03—24.34
其他综合方法	0.35	0.82	0.43	0.67	1.42	0.29—7.02

从表9-2中所见，如果失能失智老人日常生活能自理，其治疗服务需求比较能得到满足。与日常生活不能自理的失能失智老人相比，日常生活能自理的失能失智老人治疗服务需求满足是前者的5.0倍。长期便秘的失能失智老人的治疗服务需求也比较容易得到满足。与没有便秘的失能失智老人相比，长期便秘的失能失智老人的治疗服务需求满足是无便秘失能失智老人的3.2倍。患有高血压病的失能失智老人的治疗服务需求并没有得到重视。与未患有高血压病的失能失智老人相比，患有高血压病的失能失智老人的治疗服务需求满足比未患有高血压病的失能失智老人低19%。患有慢性疾病需要日常配药和治疗的失能失智老人的治疗服务需求比较容易得到满足。与没有慢性疾病日常配药和治疗需求的失能失智老人相比，有慢性疾病日常配药和治疗需求的失能失智老人的治疗服务需求满足是前者的3.15倍。失能失智老人的老年综合征治疗服务需求没有得到重视。与没有老年综合征治疗服务需求的失能失智老人相比，有老年综合征治疗服务需求的失能失智老人治疗服务需求满足低31%。失能失智老人日常配药便利程度影响治疗服务需求满足。日常配药越是便利，失能失智老人的治疗服务需求满足度越高。与日常配药不方便的失能失智老人相比，日常配药便利的失能失智老人的治疗服务需求满足度是前者的11倍。社区家庭医生的治疗水平也影响失能失智老人治疗服务需求满足。社区家庭医生治疗水平不高，失能失智老人治疗服务需求满足度低。与社区家庭医生治疗水平高的失能失智老人相比，接受低水平的社区家庭医生服务的失能失智老人的治疗服务满足度低7%。选择综合注射方法（如，灵活采取到社区卫生服务中心注射、社区护士上门注射和家人自行注射等方法）的失能失智老人治疗服务需求比较容易得到满

足。与采取单项注射方式(如,到社区卫生服务中心注射、社区护士上门注射和家人自行注射等)的失能失智老人相比,采取综合方法的失能失智老人治疗服务需求满足是前者的11.3倍。到社区卫生服务中心接受插管服务的失能失智老人的治疗服务需求也比较容易得到满足。与不到社区服务中心注射的失能失智老人相比,到社区卫生服务中心接受插管服务的失能失智老人的治疗服务需求是前者的5.97倍。

四、失能失智老人治疗服务需求满足影响因素讨论

(一) 满足失能失智老人治疗服务需求的必要性

慢性疾病、老年综合征和多病共存是影响老年健康的三大问题。失能失智老人慢性疾病患病情况与一般老年群体基本一致。失能失智老人慢性疾病排名前5位为高血压病、脑血管病、心血管病、糖尿病、椎间盘疾病,与卢翠莲等[1]研究结果基本一致。但是,失能失智老人患老年综合征的情况比一般老年群体严重。本研究发现,失能失智老人老年认知症患病率为27.3%,高于张蕴伟等[2]关于我国老年认知症患病率为8.2%的研究结果。失能失智老人长期便秘比例为61.2%,大大高于卢翠莲等(30.8%)、康琳等[3](21.8%)和朱鸣雷等[4](47.6%)的研究结果(注：慢性便秘是老年综合征病症之一,它与老年生活质量下降、抑郁增加,甚至病死率上升等不良的临床结局相关[5])。卢翠莲等人研究表明,慢性疾病与老年综合征之间会相互影响。患慢性疾病数量与老年综合征数量正相关,均呈现随增龄而增加的趋势。老年综合征较慢性疾病对老年患者日常生活活动能力、工具性日常生活活动能力及衰弱的影响更大。由于失能失智老人患

---

[1] 卢翠莲,张慧,符雪彩,等.老年住院患者慢性疾病和老年综合征患病情况分析[J].中华老年医学杂志,2018,38(8)：913－916.

[2] 张蕴伟,牛玉宏.中国老年人认知障碍患病率的系统评价[J].老年医学与保健,2021,27(2)：375－380.

[3] 康琳,朱鸣雷,刘晓红,等.住院患者老年综合征评估规范及初步效果分析[J].中华老年多器官疾病杂志,2015,14(2)：84－88.

[4] 朱鸣雷,周晓磊,刘晓红,等.北京社区老年人老年综合征的状况调查[J].中华老年医学杂志,2015,34(2)：207－209.

[5] KOLOSKI NA, JONES M, WAI R, et al. Impact of persistent constipation on health-related qualitr of life and mortality in order community-dwelling women[J]. Am J Gastroenterol, 2013, 108：1152－1158.

老年综合征的比例高于一般老年群体,失能失智老人日常生活活动能力、工具性日常生活活动能力的损伤及衰弱风险要比一般老年群体高。与此同时,多病共存也会对失能失智老人健康状况造成进一步损害。失能失智老人有 2 种及以上慢性疾病的比例为 73.6%,低于卢翠莲等(96.5%)、康琳等(96.1%)和钱波等①(98.8%)的研究结果,但高于朱鸣雷等(57%)关于北京老年居民的调查结果。多病共存是指两种或两种以上慢性疾病共存于同一位老年人,相互间无任何原发与继发的相关性②,但各疾病之间相互影响,临床表现有别于单个疾病的特点。共病症状不典型,诊断复杂,治疗效果差,还会造成多重用药,显著增加老年患者的不良事件发生率和死亡风险,同时也会加重医疗费用负担,引发老年患者焦虑、抑郁等不良情绪和心理负担③。尽管目前还没有证据表明失能失智老人群体和一般老年群体之间由共病造成的健康风险差异,但是鉴于失能失智老人已经出现的日常生活活动能力、工具性日常生活活动能力的损伤和衰弱,共病会对失能失智老人的健康造成再次伤害。因此,积极加强失能失智老人医疗服务供给,满足失能失智老人治疗慢性疾病、老年综合征和多病共治的需求十分必要。而且,特别要加强失能失智老人老年综合征治疗服务,减少老年认知障碍、抑郁、焦虑、睡眠、便秘问题等老年综合征对失能失智老人健康造成的损害。同时还要转变传统单病治疗服务模式,积极推动整合式医疗服务,减少由共病造成的失能失智老人多重用药、医疗费用负担,以及老年焦虑、致残、致死等健康风险。

(二) 失能失智与治疗服务需求满足的相关性

郭爱妹等④的研究表明,老年人失能失智程度与医疗服务可及性相关。与医疗服务可及的老人相比,医疗服务不可及者发生工具性日常生活活动能力、日常生活活动能力的损伤及认知功能障碍的比例分别高出 77%、55%和 83%。吴

---

① 钱波,冯莹,仲怀琴. 疗养院老年人共病、身体功能及医养需求情况现状调查:以江苏省无锡市某疗养院为例[J].中国初级卫生保健,2020,34(7):22-25.

② MOORE K L, BOSCARDIN W J, STEINMAN M A, et al. Patterns of chronic co-morbid medical conditions in older residents of US nursing homes: differences between the sexes and across the ages-pan[J]. J Nutr Health Aging, 2014(18):429-436.

③ 廖佳星,龚放华,黄娟,等. 老年慢性病患者多病共存的研究现状与进展[J]. 中华现代护理杂志,2019,25(28):3569-3573.

④ 郭爱妹,顾大男.健康不平等视角下医疗服务可及性对老年健康的影响:基于 CLHLS 数据的实证分析[J].人口与发展,2020(2):60-68.

炳义等^①的研究也表明,自评健康状况好、日常生活能自理的老年人对卫生服务利用评价高,重度功能障碍的老年人对卫生服务利用评价最低。本研究进一步表明,老年人失能失智程度与满足度相关。失能失智程度越高,满足程度越低。与无日常生活自理能力的老人相比,有日常生活自理能力的老人的满足程度是无日常生活自理能力的老人的8.6倍。日常生活自理能力和认知能力是失能失智老人获得医疗服务的基本能力。失能失智导致老人就医困难,需要外界帮助就医或医疗机构方便其就医。钱波等^②、康蕊等^③的研究指出老年人有陪同就医的需求。本研究表明,与家人有空带老人上医院的失能失智老人相比,家人没空带老人上医院的失能失智老人的满足程度要低18.9%。因此,帮助和支持失能失智老人就医非常重要。但是,在当前我国老龄少子化情境下,家庭对失能失智老人的就医帮助和支持越来越有限,这就需要我们通过加强医养结合服务体系建设来解决家庭对失能失智老人就医帮助和支持不足的问题。

(三) 医疗服务便利性对失能失智老人治疗服务需求满足的影响

失能失智老人患有多种慢性疾病和老年综合征,需要长期用药和治疗,医疗服务便利性对失能失智老人治疗服务需求满足影响很大。目前89.3%的失能失智老人日常用药由医院开出,平均15天需要配一次药。但是,老人日常配药"方便"的比例只有56.6%,"不方便"的比例为43.4%。与日常配药"不方便"的失能失智老人相比,日常配药"方便"的失能失智老人治疗服务满足程度要高11倍。而且,药物注射、食物或尿液插管服务等一些本可通过医院门诊和社区医疗服务机构门诊或上门服务完成的项目,需要通过住院来完成。在有药物注射需求的失能失智老人中,有43.1%的老人通过住院方式进行药物注射。在有食物或尿液插管服务需求的失能失智老人中,有59.3%的老人通过住院方式进行食物或尿液插管。本研究表明,与通过住院进行药物注射的失能失智老人相比,失能失智老人采取住院、到社区卫生服务中心进行药物注射、请社区护士上门注射等综

---

① 吴炳义,张涵,董惠玲,等.机构养老情境下老年人卫生服务利用及路径分析[J].人口与发展,2018,24(6)：11-19.

② KOLOSKI NA, JONES M, WAI R, et al. Impact of persistent constipation on health-related qualitr of life and mortality in order community-dwelling women[J]. Am J Gastroenterol, 2013, 108：1152-1158.

③ 康蕊,吕学静.农村老年人社区照顾发展与生活质量的相关性研究：以北京市为例[J].人口与发展,2016,22(1)：105-112.

合方式进行药物注射,其治疗服务满足程度是通过住院满足药物注射需求的老人的11.4倍。同时,与通过住院接受食物或尿液插管服务的失能失智老人相比,到社区卫生服务中心接受食物或尿液插管服务的失能失智老人治疗服务需求满足程度是通过住院接受插管服务的老人的5.9倍。由于医院医疗服务便利性不强,失能失智老人治疗服务需求被人为地压缩了。失能失智老人年平均就诊次数只有5.6次,大大低于当年上海市居民年平均就诊水平(11.6次)。失能失智老人平时身体不舒服时,只有64.3%的老人到医院治疗;对于老人平常的病情发展观察,只有54%的老人通过到医院看病来观察病情发展,26.9%的老人由家人自行观察病情发展。因此,加强综合性医疗服务机构老年友善医院建设,方便失能失智老人就医十分迫切。同时,加强社区医疗服务机构和养老机构医疗设施建设也十分重要。社区医疗服务机构和养老服务机构医疗服务设施具有扎根社区、就医方便的天然优势,但是,王沛等①、吴炳义等②研究表明,由于社区医疗服务水平低,老年人一般选择到医院就医,而不是去社区医疗服务机构就医。本研究表明,与身处社区治疗水平高的社区的失能失智老人相比,身处社区治疗水平低的社区的失能失智老人的医疗服务满足程度要低7%。因此,要进一步推进医养结合建设,大力提高社区医疗服务水平,为就医不便的失能失智老人提供社区慢性疾病日常管理,以及药物注射、食物和尿液插管服务等相关医疗护理服务,提高失能失智老人医疗服务需求满足水平。

---

① 王沛,刘军军.基于安德林模型的多重慢病患者就医机构选择及影响因素[J].中国全科医学,2020,23(25): 3154-3159.
② 吴炳义,张涵,董惠玲,等.机构养老情境下老年人卫生服务利用及路径分析[J].人口与发展,2018,24(6): 11-19.

第十章

失能失智老人医疗护理服务

医疗护理服务是失能失智老人在疾病治疗、康复和日常照护过程中所需要的、由医护人员提供的护理服务。

失能失智老人医疗护理服务主要包括治疗护理(包括退热、注射、输氧、排气、排炎、导尿、造口护理、静脉导管维护等服务)、用药护理(包括督促老人用药、帮助老人正确服用药物、观察药物不良反应等服务)、诊察护理(包括静脉血标本采集、生命体征监测、血糖监测等)、鼻饲护理、压疮伤口换药护理、精神情绪疏导等六个方面的医疗护理服务。

一、失能失智老人医疗护理需求满足情况

失能失智老人医疗护理需求旺盛。调查结果表明,24.5%的老人需要退热、注射、输液、输氧、排气、排炎、导尿、造口护理、静脉导管维护等治疗护理服务;64%的老人需要督促用药、指导正确服药、观察药物不良反应等用药护理服务;25.5%的老人需要静脉血标本采集、生命体征监测、血糖监测等诊察护理服务;2.8%的老人需要鼻饲服务;3.5%的老人需要压疮伤口换药服务;24%的老人需要精神情绪疏导服务;29.3%的老人需要除以上所列的医疗护理服务之外的其他医疗护理服务。

但是,失能失智老人医疗护理服务需求满足程度并不高。调查结果表明,有医疗护理服务需求并得到满足的失能失智老人比例仅为35.1%。其中,男性为33.8%,女性为34.8%。而且,随着失能失智程度加深,失能失智老人医疗护理服务需求满足程度减弱。轻度失能失智老人医疗护理服务需求满足比例为37.3%,中度失能失智老人医疗护理服务需求满足比例为31.6%,重度失能失智

老人医疗护理服务需求满足比例为 32.1%。

二、失能失智老人医疗护理服务需求满足单因素分析

卡方检验和 t 检验结果显示，老人的区域属性、年龄、性别、退休前职业、婚姻状况、子女数、居住安排、月平均收入、医疗保险状况、月均医疗费用等因素均无统计学意义（$P < 0.05$）。但是，老人受教育程度、是否患有心血管病、脑血管病患病时长、患病种数、是否需要慢性疾病日常配药和治疗、是否需要慢性病并发症预防和治疗、是否需要精神情绪控制治疗、治疗服务满足程度、日常生活是否能自理、是否有语言障碍、是否有长期便秘、是否需要压疮伤口换药、是否需要精神情绪疏导、是否需要其他医疗护理服务、他评生活质量、配药便利程度、药物注射方式、食物或尿液插管服务方式、是否有住院困难、社区医生是否上门服务、养老院医生治疗水平、养老院是否有医务室、家人是否没空送老人上医院、家人能否做好医疗护理、是否敢请网约护士、医院费用、月均护理费用等因素均有统计学意义（$P < 0.05$），表明上述因素对失能失智老人医疗护理服务需求满足均有影响。失能失智老人医疗护理服务需求满足单因素分析见表 10-1。

表 10-1　失能失智老人医疗护理服务需求满足单因素分析

因　　素		不满足（n）	满足（n）	χ^2/T 值	P 值
性别	男	28	170	0.746	0.388
	女	23	181		
年龄	60~69 岁	11	53	2.276	0.517
	70~79 岁	11	104		
	80~89 岁	21	145		
	90 岁及以上	8	49		
高血压病	无	13	105	0.436	0.509
	有	38	245		
糖尿病	无	38	288	1.652	0.199
	有	13	63		

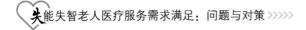

续 表

因 素		不满足 (n)	满足 (n)	χ²/T 值	P 值
消化道疾病	无	46	335	1.529	0.216
	有	5	16		
心血管病	无	26	249	8.989	0.003
	有	25	98		
脑血管病	无	27	231	3.209	0.073
	有	24	120		
帕金森病	无	48	340	0.35	0.554
	有	3	11		
椎间盘疾病	无	48	320	0.192	0.661
	有	3	31		
癌症	无	46	330	0.536	0.464
	有	5	21		
老年认知症	无	31	262	4.328	0.037
	有	20	89		
肺病	无	49	330	0.073	0.787
	有	2	21		
呼吸病	无	43	322	1.667	0.197
	有	7	26		
类风湿病	无	49	318	0.963	0.326
	有	2	32		
受教育程度	小学	26	220	14.080	0.003
	初中	13	87		
	高中	8	41		
	大学	4	3		
退休前职业	公务员	0	4	7.619	0.179
	事业单位职工	10	28		
	企业职工	21	141		

因素		不满足 （n）	满足 （n）	χ^2/T 值	P 值
退休前职业	农民	17	147	7.619	0.179
	社会服务人员	2	18		
	从未就业	1	13		
婚姻状况	已婚	27	183	5.698	0.127
	未婚	2	8		
	离婚	5	10		
	丧偶	17	150		
子女数	0	4	17	8.379	0.397
	1	18	88		
	2	12	99		
	3	10	74		
	4	1	42		
	5	5	22		
	6	1	6		
	7	0	1		
	8	0	2		
居住安排	独居	6	41	7.627	0.367
	与配偶住在一起	17	129		
	与配偶、子女住在 一起	4	35		
	与子女住在一起	10	81		
	住养老院	6	28		
	住护理院	4	22		
	长期住医院	0	8		
	其他	4	7		
疾病处理	送老人上医院治疗	30	230	9.763	0.082
	送老人到社区卫 生服务中心治疗	5	65		
	养老院、护理院医 生开药治疗	5	27		

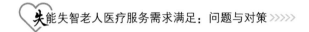

续　表

因　　素		不满足（n）	满足（n）	χ^2/T 值	P 值
疾病处理	在家家属给药	4	9	9.763	0.082
	送药到养老院或护理院由护理员给药	0	1		
	住院治疗	7	19		
月均医疗费用分组	≤1 999	39	281	5.139	0.399
	2 000～3 999	7	39		
	4 000～5 999	3	13		
	6 000～7 999	0	6		
	8 000～9 999	1	1		
	≥10 000	0	4		
医疗保险种类	城镇职工医保	14	94	5.054	0.282
	城乡居民医保	29	162		
	新农合	7	90		
	商业医疗保险	0	2		
	无任何医疗保险	1	3		
住院困难	否	19	176	2.961	0.085
	是	32	175		
社区护士不能上门	否	35	302	9.960	0.002
	是	16	49		
医院路途太辛苦	否	26	183	0.024	0.877
	是	25	168		
家人没空送老人上医院	否	23	302	48.202	0.000
	是	28	49		
家人医疗护理做不好	否	31	308	24.500	0.000
	是	20	43		
不敢请网约护士	否	46	342	4.957	0.026
	是	5	9		

因　　素		不满足（n）	满足（n）	χ^2/T 值	P 值
医院费用太高	否	24	253	13.011	0.000
	是	27	98		
养老院没有医务室	否	43	346	24.566	0.000
	是	8	5		
互联网医疗不发达	否	48	346	2.539	0.111
	是	3	5		
享受长期护理保险服务种数	0	23	177	1.377	0.502
	1	26	159		
	2	0	3		
每周参加康复训练次数	0	46	319	9.949	0.191
	1	2	7		
	2	0	6		
	3	0	2		
	4	0	1		
	5	0	4		
	6	2	1		
	7	0	4		
每周去社区日间照料中心次数	0	48	335	5.938	0.204
	1	1	3		
	2	0	1		
	5	0	4		
	6	1	0		
患病种数	0	1	28	25.122	0.003
	1	14	86		
	2	9	106		
	3	9	86		
	4	11	26		
	5	3	7		
	6	3	3		

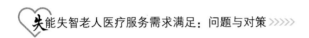

续　表

因　素		不满足 （n）	满足 （n）	χ^2/T 值	P 值
患病种数	7	0	7	25.122	0.003
	8	1	1		
	9	0	1		
语言能力	否	29	149	3.749	0.053
	是	22	202		
自理能力	否	38	186	8.357	0.004
	是	13	165		
进食能力	否	26	105	8.995	0.003
	是	25	246		
排泄能力	否	37	201	3.969	0.046
	是	13	138		
情绪稳定	否	24	117	3.684	0.055
	是	27	234		
BPSD 状态	否	37	281	1.519	0.218
	是	14	70		
治疗护理	无	35	268	1.432	0.231
	有	16	83		
用药护理	无	19	127	0.022	0.882
	有	32	224		
诊察护理	无	39	261	0.105	0.746
	有	12	90		
鼻饲	无	48	343	1.029	0.310
	有	3	8		
压疮伤口换药	无	46	342	4.957	0.026
	有	5	9		
精神情绪疏导	无	29	277	11.915	0.001
	有	22	74		

因　素		不满足（n）	满足（n）	χ^2/T 值	P 值
其他医疗护理	无	24	261	16.084	0.000
	有	27	90		
配药方式	老人去医院看病开药	18	111	6.402	0.380
	子女或配偶去医院替老人开药	22	171		
	子女或配偶在药店买药	0	4		
	养老院医生开药	2	7		
	护理院医生开药	1	17		
	老人住院时医生开药	3	11		
	不知道	0	9		
配药便利程度	非常方便	0	40	29.189	0.000
	方便	14	172		
	一般	25	115		
	不方便	10	20		
	很不方便	1	1		
药物注射方式	住院注射	18	147	17.104	0.002
	到社区卫生服务中心注射	11	122		
	请社区护士上门服务	9	10		
	家人自行注射	1	6		
	其他	8	43		
插管方式	住院插管	23	196	14.930	0.011
	到社区卫生服务中心插管	5	65		
	请社区护士上门服务	8	11		

续 表

因　素		不满足（n）	满足（n）	χ²/T 值	P 值
插管方式	请网约护士插管	0	1	14.930	0.011
	家人自行插管	0	1		
	其他	10	48		
病情观察	送老人到医院看病	23	194	10.971	0.140
	社区家庭医生定期上门探访	3	14		
	家人自行观察	14	94		
	养老院医生观察	6	10		
	养老院护理员观察	0	10		
	护理院医生观察	3	13		
	定期住院观察	1	5		
	从不观察	1	10		
情绪控制方式	到医院看病	15	90	10.098	0.073
	自行给老人服用精神镇静类药物	2	7		
	劝说老人	17	177		
	不知道怎么办	5	10		
	指责、纠正老人的行为	0	2		
	其他	12	55		
病种发展	0	42	292	1.395	0.845
	1	6	29		
	2	2	15		
	3	0	2		
	4	0	1		
病情发展	有很大好转	0	5	4.503	0.342
	有好转	4	20		
	没有变化	24	202		
	变差了	19	111		
	变得很差了	4	13		

因　　素		不满足 （n）	满足 （n）	χ^2/T 值	P 值
《上海市老年照护 统一需求评估》照 护＿＿级	0	24	184	5.394	0.494
	1	0	6		
	2	4	27		
	3	5	47		
	4	6	36		
	5	5	29		
	6	7	22		
失能状况评级	1	0	43	12.864	0.058
	2	8	49		
	3	6	47		
	4	37	212		
医院确诊失智	是	71	31	0.939	0.332
	否	193	107		
治疗服务满意度	完全满足	4	8	182.755	0.000
	满足	44	109		
	一般	160	20		
	没有满足	52	1		
	完全没有满足	4	0		
老人生活质量他评	非常高	3	3	46.827	0.000
	高	16	40		
	一般	184	80		
	低	46	7		
	很低	15	8		
住院困难	否	132	97	15.219	0.000
	是	132	41		
医院人大多	否	143	71	0.269	0.604
	是	121	67		
看病路途辛苦	否	139	76	0.214	0.644
	是	125	62		

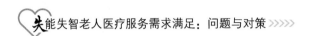

续 表

因　素		不满足（n）	满足（n）	χ^2/T 值	P 值
社区家庭医生不能上门	否	227	130	6.157	0.013
	是	37	8		
社区家庭医生治疗水平不高	否	240	134	2.579	0.108
	是	24	4		
护理院医生治疗水平不高	否	241	132	2.579	0.108
	是	23	6		
养老院医生治疗水平不高	否	236	133	5.865	0.015
	是	28	5		
养老院没有医务室	否	251	138	5.537	0.019
	是	13	0		
家人没空送老人上医院	否	214	132	16.093	0.000
	是	50	6		
手术后的后续观察和治疗服务	否	245	131	0.676	0.411
	是	19	7		
脑卒中（脑中风）后续观察和治疗服务	否	225	109	2.512	0.113
	是	39	29		
多种慢性病日常配药和治疗服务	否	177	58	23.355	0.000
	是	87	80		
慢性病并发症预防和治疗	否	178	67	13.563	0.000
	是	86	71		
老年认知症治疗	否	202	116	3.119	0.077
	是	62	22		
精神情绪控制与治疗	否	219	120	1.098	0.295
	是	45	18		
其他医疗护理	否	147	109	21.280	0.000
	是	117	29		

因　素		不满足（n）	满足（n）	χ^2/T 值	P 值
老人平均每年看病次数	0—1 次	85	35	9.098	0.059
	2—3 次	85	38		
	4—5 次	33	25		
	6—7 次	13	5		
	8 次及以上	39	34		
月均护理费用		252	132	−3.509 4	0.000 45
脑血管病患病年数		264	138	−2.905 23	0.003 67
平均月收入		264	138	−0.758	0.448
月均医疗费用		256	138	−0.247	0.805

三、失能失智老人医疗护理需求满足多因素分析

根据单因素分析结果构建失能失智老人医疗护理服务需求满足回归模型。将失能失智老人医疗护理服务需求满足作为因变量，将单因素分析中具有统计学意义（$P<0.05$）的变量作为自变量。因医疗护理需求满足为二分类变量（0 表示未满足，1 表示满足），建立二元 logistic 回归模型，通过回归模型分析自变量对因变量的影响。

回归分析结果显示，在多因素作用下，失能失智老人受教育程度、是否患有老年认知症、是否需要慢性疾病并发症预防和治疗、医院费用、家人是否没空送老人上医院、治疗服务需求满足程度、他评生活质量、月均护理费用等变量对失能失智老人医疗护理服务需求满足造成显著影响。

（1）受教育程度的影响。受教育程度高的失能失智老人医疗护理服务需求满足程度高。相对于小学文化程度的失能失智老人而言，高中文化程度老人的医疗护理需求满足是前者的 11 倍。

（2）老年认知症的影响。患有老年认知症的失能失智老人医疗护理需求满足程度较高。相对于未患有老年认知症的老人而言，患有老年认知症的失能失智老人的医疗护理需求满足程度是前者的 8.78 倍。

（3）慢性疾病并发症预防和治疗的影响。有慢性疾病并发症预防和治疗需

求的老人医疗护理需求满足程度较高。相对于无慢性疾病并发症预防和治疗需求的失能失智老人而言,有慢性疾病并发症预防和治疗需求失能失智老人的医疗护理需求满足是前者的 2.86 倍。

(4) 治疗服务需求满足程度的影响。失能失智老人治疗服务需求满足会影响其医疗护理服务需求的满足。治疗服务需求满足程度越高,失能失智老人对医疗护理服务需求满足程度越低。

(5) 他评生活质量的影响。他评生活质量会影响失能失智老人医疗护理服务需求的满足。他评生活质量越高,失能失智老人医疗护理服务需求满足程度越高。相对于他评生活质量很低的失能失智老人而言,他评生活质量高的失能失智老人的医疗护理服务需求满足程度是前者的 12.59 倍。

(6) 家人是否没空送老人上医院的影响。家人没空送老人上医院会影响失能失智老人医疗护理服务需求的满足。家人越是没空送老人上医院,老人医疗护理需求服务满足程度越低。相对于家人有空送老人上医院的老人而言,家人没空送老人上医院的失能失智老人医疗护理服务需求满足程度要低 28%。

(7) 医院费用的影响。医院费用影响失能失智老人医疗护理服务需求满足。医院费用越高,失能失智老人医疗护理服务需求满足程度越低。由于医院费用高,失能失智老人医疗护理服务需求满足程度要下降 26%。

(8) 月均护理费用的影响。月均护理费用与失能失智老人医疗护理服务需求的满足成反比。失能失智老人月均护理费用越高,其医疗护理服务需求满足程度越低。失能失智老人月均护理费用每增加 1 元,其医疗护理服务需求满足程度将下降 1 倍。

失能失智老人医疗护理需求满足多因素分析见表 10-2。

表 10-2 失能失智老人医疗护理需求满足多因素分析

医疗护理需求满足	B 系数	标准误	z 值	P 值	OR 值	OR(95%CI)
文化程度(以小学为参照)						
初中	−1.02	0.64	−1.60	0.11	0.36	0.10—1.26
高中	2.40	1.12	2.14	0.03	11.03	1.22—99.43
是否患有老年认知症(以否为参照)						
是	2.17	0.75	2.89	0.00	8.78	2.01—16.79

医疗护理需求满足	B系数	标准误	z值	P值	OR值	OR(95%CI)
是否需要慢性疾病并发症预防和治疗(以否为参照)						
是	1.05	0.52	2.02	0.04	2.86	1.03—7.93
是否医院费用太高(以否为参照)						
是	−1.34	0.64	−2.10	0.04	0.26	0.07—0.97
是否家人没空送老人上医院(以否为参照)						
是	−1.27	0.64	−1.99	0.05	0.28	0.08—0.98
医疗服务需求满足程度(以完全不满足为参照)						
不满足	−7.20	2.23	−3.22	0.00	0.00	0.00—0.06
一般	−7.22	2.09	−3.46	0.00	0.00	0.00—0.05
满足	−2.82	1.89	−1.50	0.13	0.06	0.00—2.39
他评生活质量(以很低为参照)						
低	−0.29	1.19	−0.25	0.80	0.75	0.07—7.62
一般	0.90	1.11	0.81	0.42	2.47	0.28—21.79
高	2.53	1.21	2.09	0.04	12.59	1.18—134.79
很高	−1.11	1.64	−0.68	0.50	0.33	0.01—8.13
月均护理费用	−0.01	0.00	−2.50	0.01	1.00	0.99—1.00

四、失能失智老人医疗护理服务需求满足影响因素讨论

(一) 受教育程度对医疗护理需求满足的影响

周映虹等[1]、王宇等[2]和杜亚男等[3]的研究指出,受教育程度是影响老年人

---

[1] 周映虹,李春霞,郑爱娇.老年人老年护理服务需求相关影响因素分析[J].安徽卫生职业技术学院学报,2020,19(2):153-154.

[2] 王宇,李振云,刘婷婷,等.基于SERVQUAL模型的社区养老服务质量评价研究及其影响因素分析[J].护理研究,2017,31(6):1961-1967.

[3] 杜亚男,陈长香,窦娜,等.唐山市高龄老年人日常生活照顾需求现状及影响因素分析[J].中国公共卫生,2018,34(2):191-195.

护理服务需求的重要因素。受教育程度较高的老年人健康意识也普遍较高,对自身的健康状况更加关注,期望获得与自身健康相关的更多的护理服务。本研究也表明,受教育程度较高的失能失智老人医疗护理服务需求满足程度也较高。

(二) 慢性疾病和老年认知症对医疗护理服务需求满足程度的影响

慢性疾病、慢性疾病并发症和老年认知症等疾病在治疗过程中均需要治疗护理(退热、注射、输液、输氧、排气、排炎、导尿、造口护理、静脉导管维护等)、用药护理(督促老人用药,正确服用,观察药物不良反应等)和诊察护理(静脉血标本采集、生命体征监测、血糖监测以及精神情绪疏导等),部分患有慢性疾病及慢性疾病并发症、老年认知症的失能失智老人还需要鼻饲、尿液插管等医疗护理服务。只要患慢性疾病和老年综合征的老年患者及时就医,其医疗护理服务需求会得到充分的满足。因而老年认知症患者和有慢性疾病及慢性疾病并发症预防和治疗需求的失能失智老人的医疗护理服务需求满足程度均比较高。

(三) 治疗服务需求满足对医疗护理需求满足的影响

本研究表明,失能失智老人的治疗服务需求满足程度会影响其医疗护理需求满足。如果我们充分满足了失能失智老人的治疗服务需求,则会降低其医疗护理需求满足程度,当然这个降低幅度非常小。产生这种现象的原因是,由于失能失智老人所患疾病得到了良好的治疗,在一定程度上缩短了医疗护理和诊察护理过程,老人身体状况恢复很快,不需要更多的医疗护理。同时,由于治疗效果好,增强了失能失智老人的依从性,失能失智老人的用药护理(督促老人用药,正确服用,观察药物不良反应等服务)需求量减少。因此,加强失能失智老人医疗服务,提高失能失智老人治疗服务需求满足程度,可以减少失能失智老人医疗护理服务量。

(四) 他评生活质量对医疗护理需求满足的影响

多项研究表明了医疗护理对生活质量的改善作用。黄春燕等[1]的研究表

---

[1] 黄春燕,吴晓静,康乃馨,等.多元化延续护理对老年 COPD 患者生活质量的影响[J].当代护士旬刊,2020,27(34):143-145.

明,多元化延续护理可提高老年慢性阻塞性肺病患者治疗的依从性,能够明显提高患者的自我护理能力,改善患者的生活质量。李莹[1]、刘和芳[2]等人的研究也表明,在老年冠心病患者中应用改进护理干预不仅可以改善患者健康行为,还可以提高患者生活质量,具有显著临床价值。梁少芬[3]的研究指出,在改进护理干预中,为老年冠心病患者制订针对性护理计划,通过护理措施的开展,可以使患者不良生活行为和方式得到改善,提高患者临床依从性,使临床效果更为理想。本研究也从另一侧面表明,提高失能失智老人生活质量十分必要,失能失智老人他评生活质量越高,其医疗护理服务需求满足程度越高。

(五)卫生服务利用对医疗护理需求满足的影响

调查数据表明,由于家人没空送老人上医院,造成了失能失智老人年均就诊次数少,卫生服务利用水平低,老人的医疗护理服务需求得不到应有的满足。因此,要提高失能失智老人医疗护理需求满足程度,还必须提高失能失智老人卫生服务利用水平。只有应诊必诊,应治必治,才能提高失能失智老人医疗护理服务需求满足程度。

(六)医疗费用和月均护理费用对医疗护理需求满足的影响

医疗费用问题不仅是影响失能失智老人卫生服务利用的重要因素,也是影响其医疗护理服务需求满足程度的重要因素。本研究表明,医疗费用越高,老人医疗护理服务需求满足程度越低。同时,失能失智老人月均护理费用(月均护理费用包括住院护工费、家庭保姆费、养老院和护理院护理费和上门护士费用等)越高,其医疗护理服务需求满足程度越低。其主要原因是:收入水平偏低引起失能失智老人医疗费用和护理费用支付能力低下。调查数据表明,失能失智老人月均收入为3 287元(其中包括养老金、低保、村居集体经济补贴、街镇特殊补贴、房屋出租租金、家人提供的经济支持、小辈给的钱、社会捐助等)。国家统计局公布的数据表明,2020年上海人均年可支配收入为72 232元,折合月均可支

---

① 李莹.改进护理干预对老年冠心病患者健康行为和生活质量的效果评价[J].当代护士旬刊,2019,26(33):104-105.

② 刘和芳.改进护理干预对老年冠心病患者健康行为及生活质量的影响[J].护理学杂志,2016,(7):26-28.

③ 梁少芬.综合护理干预对老年冠心病患者生活方式和生活质量的影响[J].齐鲁护理杂志,2016,(5):79-80.

配收入为 6 019 元。与此数据相比,失能失智老人月均收入仅为上海市居民月均可支配收入的 0.55 倍。医疗费用高意味着失能失智老人医保个人支付部分金额大。同时,月均护理费用高也意味着失能失智老人收入开支大。医疗费用和月均护理费用两项支出最终将影响失能失智老人医疗护理费用的支出,影响失能失智老人医疗护理服务需求的满足。

第十一章

失能失智老人医疗服务改善效果

失能失智老人医疗服务存在卫生服务利用程度低、治疗服务需求满足程度低和医疗护理服务需求满足程度低等"三低"问题,如果我们通过对失能失智老人卫生服务利用、治疗服务需求满足和医疗护理服务需求满足等三方面影响因素进行干预,有效解决失能失智老人医疗服务的"三低"问题,那么,失能失智老人的生活质量将可以得到一定程度的改善。

一、改善失能失智老人卫生服务利用的效果分析

回归分析结果表明,如果有效提高失能失智老人年均就诊次数,失能失智老人的日常生活自理能力、语言表达能力、进食能力、情绪稳定状态均有好转。相对于有日常生活自理能力的失能失智老人而言,缺乏日常生活自理能力的失能失智老人的日常生活自理能力提高了 1.05 倍;相对于有语言表达能力的失能失智老人而言,缺乏语言表达能力的失能失智老人的语言表达能力提高了 1.05 倍;相对于有进食能力的失能失智老人而言,缺乏进食能力的失能失智老人的进食能力提高了 1.05 倍;相对于情绪稳定的失能失智老人而言,缺乏情绪稳定的失能失智老人的情绪稳定状态改善了 1.03 倍。

失能失智老人卫生服务利用改善效果如表 11 - 1 所示。

表 11 - 1　失能失智老人卫生服务利用改善效果

因 变 量	自变量	B系数	标准误	z 值	P 值	OR 值	OR(95%CI)
自理能力	年均就诊次数	0.05	0.01	3.38	0.00	1.05	1.02—1.08
语言能力		0.05	0.02	3.08	0.00	1.05	1.02—1.08

续　表

因 变 量	自变量	B系数	标准误	z 值	P 值	OR 值	OR(95％CI)
进食能力	年均就诊次数	0.05	0.02	2.51	0.01	1.05	1.01—1.08
排泄能力		−0.01	0.01	−0.53	0.59	0.99	0.97—1.02
情绪稳定状态		0.03	0.02	2.2	0.03	1.03	1.00—1.07
BPSD 状态		0	0.14	−0.26	0.79	0.99	0.97—1.02
生活质量（他评）		0	0.02	−0.1	0.92	0.99	0.97—1.03
病情好转		0.01	0.01	0.53	0.59	1.01	0.98—1.02

二、改善失能失智老人医疗服务需求满足程度的效果分析

回归分析结果表明，如果提高失能失智老人医疗服务需求满足程度，其日常生活自理能力、语言表达能力、进食能力、排泄能力、情绪稳定状态、BPSD状态、他评生活质量和病情好转状况均有改善。相对于有日常生活自理能力的失能失智老人而言，缺乏日常生活自理能力的失能失智老人的日常生活自理能力提高了 2.87 倍；相对于有语言表达能力的失能失智老人而言，缺乏语言表达能力的失能失智老人的语言表达能力提高了 1.81 倍；相对于有进食能力的失能失智老人而言，缺乏进食能力的失能失智老人的进食能力提高了 2.27 倍；相对于有排泄能力的失能失智老人而言，缺乏排泄能力、长期便秘的失能失智老人的排泄能力提高了 3.77 倍；相对于情绪稳定的失能失智老人而言，缺乏情绪稳定的失能失智老人的情绪稳定状态改善了 1.82 倍。相对于无 BPSD 状态的失能失智老人而言，有 BPSD 状态的失能失智老人的 BPSD 状态下降了 46％；相对于他评生活质量高的失能失智老人而言，他评生活质量低的失能失智老人的他评生活质量提高了 6.53 倍。同时，相对于病情没有好转的失能失智老人而言，病情好转的失能失智老人比例提高了 49％。

失能失智老人医疗服务需求满足改善效果如表 11‑2 所示。

表 11 - 2　失能失智老人治疗服务需求满足改善效果

因 变 量	自变量	B系数	标准误	z值	P值	OR值	OR(95%CI)
自理能力	治疗服务需求满足	1.05	0.21	5.03	0.00	2.87	1.90—4.33
语言能力		0.59	0.21	2.86	0.00	1.81	1.21—2.72
进食能力		0.82	0.23	3.59	0.00	2.27	1.45—3.56
排泄能力		1.33	0.22	6.03	0.00	3.77	2.45—5.79
情绪稳定状态		0.59	0.22	2.72	0.00	1.82	1.18—2.79
BPSD 状态		−0.76	0.27	−2.82	0.00	0.46	0.28—0.79
他评生活质量		1.88	0.32	5.78	0.00	6.53	3.46—12.34
病情好转		−0.72	0.2	−3.53	0.00	0.49	0.33—0.73

三、改善失能失智老人医疗护理服务需求满足程度的效果分析

回归分析结果表明,如果提高失能失智老人医疗护理服务需求满足程度,其日常生活自理能力、语言表达能力、进食能力、排泄能力、情绪稳定状态、他评生活质量和病情好转状况均有改善。相对于有日常生活自理能力的失能失智老人而言,缺乏日常生活自理能力的失能失智老人的日常生活自理能力提高了 3.09 倍;相对于有语言表达能力的失能失智老人而言,缺乏语言表达能力的失能失智老人的语言表达能力提高了 1.74 倍;相对于有进食能力的失能失智老人而言,缺乏进食能力的失能失智老人的进食能力提高了 2.1 倍;相对于有排泄能力的失能失智老人而言,缺乏排泄能力、长期便秘的失能失智老人的排泄能力提高了 2.58 倍;相对于情绪稳定的失能失智老人而言,缺乏情绪稳定的失能失智老人的情绪稳定状态改善了 1.77 倍。相对于他评生活质量高的失能失智老人而言,他评生活质量低的失能失智老人的他评生活质量提高了 5.84 倍;相对于病情没有好转的失能失智老人而言,病情好转的失能失智老人比例提高了 59%。

失能失智老人医疗护理服务需求满足程度改善效果如表 11 - 3 所示。

表 11 - 3　失能失智老人医疗护理需求满足程度改善效果

因 变 量	自变量	B 系数	标准误	z 值	P 值	OR 值	OR(95%CI)
自理能力	医疗护理服务需求满足	1.13	0.22	5.18	0.00	3.09	2.02—4.74
语言能力		0.55	0.22	2.55	0.01	1.74	1.14—2.65
进食能力		0.74	0.24	3.1	0.00	2.1	1.31—3.37
排泄能力		0.95	0.22	4.29	0.00	2.58	1.67—3.97
情绪稳定状态		0.57	0.23	2.5	0.01	1.77	1.13—2.78
BPSD 状态		−0.33	0.27	−1.25	0.21	0.72	0.42—1.21
他评生活质量		1.77	0.3	5.86	0.00	5.84	3.24—10.52
病情好转		−0.53	0.21	−2.49	0.01	0.59	0.39—0.89

　　综上所述,积极推进失能失智老人医养结合、医疗服务体系建设和医疗保障体系建设,不断提高失能失智老人卫生利用水平,不断提高失能失智老人医疗服务需求满足程度,不断提高失能失智老人医疗护理服务需求满足程度,有利于失能失智老人维持一定的生活质量,增强生活幸福感和获得感。

第三编

失能失智老人医疗
服务对策

3

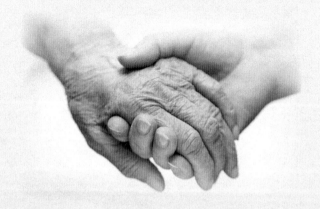

第十二章

医养结合：一项世界性实践

随着人口老龄化浪潮席卷全球,世界上大多数国家和地区不得不正视人口老龄化现实,积极采取行动应对人口老龄化挑战。对一个国家或地区而言,人口老龄化首先会对现行养老服务体系和医疗服务体系带来挑战。规模日益庞大的老年群体及其日益增长的极具老年健康特点的医疗服务需求要求政府打造一个全新的养老服务体系,以满足老年人口从进入老年到生命终点的长期照护需求。近几十年来,美国、英国、日本等发达国家对老年长期照护体系进行了积极的探索,建立了为老年人提供生活照护、健康管理、医疗服务、护理服务、社会交往和社会支持的长期照护体系,满足了老年人的生活照护、医疗服务、康复护理、社会交往、社会支持等全方位的养老需求。在将医疗服务引入老年长期照护体系的过程中,这些国家采取了不同的措施,形成了各具特色的医养结合模式。

一、美国医养结合模式

美国的老年人长期照护体系包括三个层面的服务。第一层面是为患慢性病、经历过重大手术、失能失智且生活不能自理的老年人提供的专业机构服务(专业机构包括老年公寓、养老院、护理院等);第二层面是为高龄、患有多种疾病、失能失智且能在社区生活的老人提供的老年人医养全包服务(program of all inclusive care for the elderly,PACE);第三层面是为年龄较轻、身体尚好、生活能自理且在社区生活的老年人提供的老年人居家养老服务(home and community-based services for the elderly,HCBS)。

第一层面的专业机构服务是美国传统养老服务模式。它包括养老院、疗养院、护理院、老年公寓等类型。专业养老院、疗养院和护理院面向因慢性病、重大手术和失能失智导致生活不能自理的老人,为其提供 24 小时护理照料,院内设有专业护理设施,配备医生和护理人员,为老人提供生活照顾、医疗诊治、康复治疗和健康监管等服务。养老公寓以公租、廉租为主,大多分布在大城市人口密集区。如纽约曼哈顿区、布鲁克林区等,养老公寓面向低收入老年群体,公寓里提供餐饮、图书阅览、健身及各项文娱活动。

第二层面的老年人医养全包服务(PACE)是美国 20 世纪 90 年代养老服务的创新项目。它基于老年人社区养老的意愿,为社区中 55 岁以上体弱、患病、失能失智且行动不便的老人提供必需的医疗护理救助服务。它包括生活照护、病理医疗、物理理疗、处方药物、喘息照护、营养咨询、社会公益服务等一揽子服务。并且,该项服务于 1997 年正式纳入美国联邦政府平衡预算法案。符合老年人居家养老服务条件的老人在 PACE 服务区内因享受服务所产生的费用都由美国联邦医疗保险与医疗补助网络覆盖的服务商提供。

第三层面的老年人居家养老服务也是基于美国传统专业机构养老模式产生的养老创新项目,它聚焦于老年人社区集中养老,在服务人群上与第二层面的PACE 有所区别。由于受基督教文化和移民文化的影响,很多美国老年人喜欢与同龄群体互动,建立独立于子女的生活圈。因此,第三层面的专门面向老年人而建的社区集中养老模式在美国很受欢迎。第三层面的老年人居家养老服务根据老年人健康程度,将养老社区分为 4 种照护类型。① 活跃及独立生活社区。为低龄老人设置。出售给老人独立房子或联排别墅,社区内设有老人文娱、体育、综合活动设施。社区提供餐饮、文娱活动、定期体检等基本服务。② 协助生活社区。为有生活协助需求但无重大疾病的老人提供简单的生活辅助及护理服务,如洗澡、穿衣、进食、服药和护理照料等,这类社区需要州政府的许可执照才能运营。③ 特殊护理社区。向有慢性疾病、处于术后恢复期或失能失智的老人提供专业的医疗护理服务。④ 持续护理社区,面向刚退休、不愿变更居所、当前自理能力强但考虑未来健康度下降的老年人。持续护理社区一般设有生活自理单元、生活协助单元和特殊护理单元,根据老人不同年龄、不同健康状态的需求提供不同的服务,这些服务涵盖了老人从生活全自理到需要生活协助再到需要特殊护理的晚年全阶段。目前,全美共有约 1 900 处持续护理社区,82% 为非营利性组织所有,很多社区是从传统养老院转型而来的。

根据消费能力和兴趣偏好划分,美国集中养老社区有几种不同类别。一是面向富裕阶层的高端养老社区。如佛罗里达州的太阳城中心,服务对象包括各年龄段的老人，拥有独立家庭别墅、联排别墅、辅助照料式住宅、家庭护理机构等各种户型。各社区共享邮局、超市、医院、银行等生活设施，每年交纳一定费用即可享受户外游泳池、网球、保龄球等健身娱乐设施。社区还开设各种俱乐部和老年大学，定期举办各种文娱社交活动。二是面向平民阶层的大众养老社区。此类社区是面向老年低端消费人群的护理保障型社区。通常由住宅小区改造而成，配有大型康复医院和疗养院，老人可根据自身身体状况和经济能力选择不同档次的服务。三是专业类社区。例如，一些接受过高等教育的老年人希望能返回母校，地产商因此开发了一些校园退休社区，与大学合作使用学校闲置土地，开发"大学老年村"，只对校友开放。据调查，居住在持续照护的大学村的老人，平均寿命比美国其他社区的老人高 8 岁，医疗平均花费比其他社区的老人少 30%。

从美国三个层面的养老服务来看，第二层面的 PACE 模式堪称医养结合典范。它采用商业保险型养老模式，以老年人医养全包照顾模式为主流。这一模式具有如下几方面的优势：

（1）PACE 极大地方便了生活在社区的年老体弱者接受医疗服务。PACE 的服务对象为年龄在 55 岁及以上，居住在 PACE 服务区并符合所在州政府规定的入住护理院标准，且在注册 PACE 时能够在社区安全生活的老年人。符合入住护理院标准的老年人均能够继续生活在社区里并接受医疗、康复和社会支持性一站式服务。PACE 模式起源于 1970 年代旧金山华人社区的"On-Lok"模式。受传统文化的影响，华人更愿意居家养老，他们的家人也希望能在家中赡养自己的父母以尽孝道，但具有长期护理需求的老年人无法在家中获得护理院提供的医疗服务。另外，护理院虽然可以满足老年人的医疗需求，但老年人易缺少家人的关爱。因此，"On-Lok"创立了社区服务模式。1990 年代，PACE 借鉴和发展了"On-Lok"经验，并推向了全国，满足了更大范围、更大规模的老人社区服务需求，让老年人生活得更自主、独立、更有质量。

（2）PACE 实施以老人健康为中心的全方位照护服务。PACE 拥有多学科服务小组，他们是 PACE 项目聘用的长期、稳定的工作团队，包括全科医生、专科医生、护士、药剂师、康复师、理疗师、营养师、家庭护理助手、社工、司机等一系列相关人员。团队成员持续接触老人，密切注意老人在身体和心理方面细微的变化，并就老人情况进行有规律的沟通，从而为老人提供及时的帮助，满足老人不断变化的综合需求。

一是为老人提供专业的医疗服务,包括门诊服务、专科治疗、住院治疗、处方药和非处方药服务、家庭健康和家庭护理服务,以及康复耐用医疗设备服务。除了提供基本的医疗、护理服务之外,还会对老人进行健康管理。根据老人健康状况进行定期评估并开展讨论,制定最适合老人的医疗方案。

二是为老人提供有效的护理服务。PACE 护理团队及时跟进老人医疗方案。单个 PACE 团队普遍接受的服务对象数量是 120～150 人,他们以社区为基础,为老年人提供以预防和健康促进为主的干预措施,确保患多种慢性病的老人既能获得短期医疗又能得到长期照护。

三是为老人提供高效的医疗协调服务。一般而言,由于老年人多病共存,许多老人得了重病,要看四五个不同的医生,但没有人能去统一协调这些医生以及医生们提出的不同治疗方案。PACE 对每位重病老人制定专门的护理计划,由负责这个护理计划的工作团队跟进,协调不同的专科医生,对老人负责。针对每个老人,通常会有由注册护士、医生、复建师、治疗师组成的 7—8 人的护理团队每天跟踪护理计划进度。在医生选择过程中,PACE 会为需要就医的老人提供各种便利服务。如,PACE 有会讲中文的华人医生。老人如需要外出就诊,PACE 会安排车辆、护理员陪同就诊。就诊时如需翻译,还可以安排翻译出场,解决语言问题。医疗保健团队每天都对老人的需求和健康状况进行交流和讨论。如果老人由于健康原因被转移到养老院或医院,PACE 的医疗团队也会与这些机构密切联系。如果老人生病住院了,PACE 的初级保健医生会每天都与医院的医生进行沟通。PACE 通过团队内部交流和与外部机构沟通,有效地改善由于服务机构协调原因导致病人信息缺失或空白这一问题,确保老人健康状况能够得到全面监测。

四是改善老人健康,减少住院率。首先,PACE 的团队医生进行日常监督和协调,团队专注于老人的整体状况,包括身体、医疗、心理、社会和文化等方面,有效预防和主动发现老人的潜在健康问题,并及时合理地进行治疗,从而减少治疗中不必要的花费。比如,由于蚊虫叮咬引起皮肤感染的老人在 PACE 就诊时,医生会根据其病情提供医疗服务。但在医疗服务还不能解决问题时,PACE 多学科小组成员会到老人家里上门提供灭蚊服务,帮助老人从根本上避免蚊虫叮咬,减少老人住院治疗风险。其次,PACE 通过提供临时居家护理服务,帮助老人居家生活,降低老人入住护理院的概率。这项服务对于有多项复杂健康护理需求的老人非常有利,PACE 中只有很少的一部分老人入住了护理院。最后,

PACE 提供一站式服务的主要形式,为急性期之后或患有慢性病的老人提供护理、体检、营养咨询、娱乐治疗、物理治疗、心理治疗、临终关怀等医疗、康复和社会服务。老人白天到中心接受治疗,晚间回到家中,有 PACE 专车接送。老人可以随时联系医生进行咨询,通过持续的监护,密切注意老人健康状态的变化,采取积极的预防措施,有效避免了老人住院风险。得克萨斯州的一项研究表明,参与 PACE 项目的老人有较低的住院率和较少的住院治疗天数。

五是 PACE 活动中心设施完善、服务多元化。在 PACE 模式中,日间照护中心是它的服务核心,设有医疗诊所、物理康复设备和娱乐康复设施,可以为老人提供基本医疗服务、各种护理及康复服务等一站式服务。PACE 中心会为老人安排医生问诊、药品、康复和住院等所有的医疗服务,并负责费用结算。早晨,老人乘坐 PACE 大巴到达 PACE 中心,他们可以与预约的初级保健医生或医疗专家会面,接受治疗或理疗,还可以接受专人帮助洗澡服务,也可以与其他老人一起开展娱乐活动。中午,PACE 中心提供午餐。离开中心时,老人可以选择独自安全地离开或者等家人来接。回到家后,老人还可以继续接受 PACE 专人护理,享受居家照护服务。除了 PACE 中心提供的服务之外,老人在社区还可以享受 PACE 医疗护理康复服务和社会支持性服务。其中,PACE 提供的社区医疗护理康复服务包括基本的医疗、护理、康复服务,社区社会支持服务包括餐饮、洗浴、清洁房屋、运送、家庭设施改造等,甚至还可以获得对老人家庭照顾成员的支持性服务,如心理咨询、喘息服务等。服务项目非常多,可供老人及其家庭照护者根据需求灵活选择。

(3) 持续、稳定的政策支持。1973 年,美国第一家社区成人日间护理中心"On-Lok"成立,该中心以英国日间医院模式为参照,将老年人所有必需的医疗服务和社会性服务整合在一起。1978 年,"On-Lok"扩展到包括老年护理院提供的全部医疗服务和社会支持性服务;1986 年,美国政府通过立法允许在全国范围内建立 10 个组织复制"On-Lok"模式;1990 年,在"On-Lok"的基础上,PACE 项目开始实施,并与医疗保险和医疗救助融合;1997 年,美国平衡预算法案确立 PACE 为医疗保险和医疗救助支付范围内的永久性服务项目;2006 年,美国国会授予 15 个组织 50 万美金用来扩展农村 PACE 项目;2015 年,美国国会通过 PACE 创新法案;到 2017 年,美国已经有 32 个州运营 122 个 PACE 项目,服务大约 38 000 名老人。PACE 模式的服务质量受到美国医疗保险和医疗救助服务中心以及各州管理署的监督和管理,按照 PACE 协议,需要建立内部质量保证委员会,确保 PACE 项目的运营和提供的服务具有稳定性和一致性,通过对老年参与者和其家人的调查发现,PACE 项目具有较高的服务满意度。有研究表明,老年参与者离开 PACE 的比例平均为 7%。大多数老人离开不是因为对 PACE 服务不满意,而是因为搬家离开了 PACE 服务区。

(4) 可靠的运营资金保障。医疗保险和医疗救助是美国两大主要公共医疗保障计划。医疗保险是为 65 岁以上的老年人、65 岁以下部分残疾人以及肾透析或换肝的肝病病人提供以急性病的医疗保健服务为主,包括短期住院服务、熟练护理等医疗保障的国家性保障计划;医疗救助是国家和州政府共同出资为所有低收入者或家庭提供医疗保障的项目,包括住院和门诊治疗、家庭护理等服务。PACE 模式的老年参与者大部分都属于两类保障的受益人,每月按人从这两类保障计划中收费,如果只有医疗保险,则需要个人支付其他的费用。美国政府将这两大商业医疗保险引入 PACE,以保障 PACE 有足够的运营资金。医疗保险和医疗救助按每年每位 PACE 老年参与者 76 728 美元的标准,提供给PACE。PACE 引入一些民营企业或营利性机构,采取“按人计价”方式向这些机构购买服务,由这些机构进行全科医生、专科医生、护士、药剂师、康复师、理疗师、营养师、家庭护理助手、社工和司机等多专业综合小组的资源配置、PACE 项目运营以及 PACE 中心运营。PACE 提供的服务不仅限于医疗保险和医疗救助覆盖的范围,还通过与上述民营企业或营利性机构签订合作协议,为老年参与者提供各类服务,对资金进行统一管理,承担资金风险。PACE“人头费”是打包费用,包括了老人所有的医疗健康服务和社交活动支出。PACE 资金运作方法大大节约了养老资金。人均 76 728 美元的标准比老人在养老院的年平均费用低5 500 美元。并且,养老院费用并不包括老人住院和其他一些昂贵的医疗服务。而且,PACE 的人头费是所有服务打包费用。同时,人头费打包的做法激励了PACE 服务商合理运用资金的意识,促使他们积极节省住院费用,将节省下来的经费用于老人的健康管理和疾病预防,有效抑制了老人病情发展。比如,通过健康管理可以控制一些慢性疾病发展,PACE 服务商都很重视老人健康管理,以避免老人因生病住院产生的昂贵医疗费用。又如,牙科是非医保项目,但 PACE中心花费了很多经费为老人补牙和装假牙,以避免他们因口腔感染导致的高额治疗费用,同时还避免因牙齿问题无法顺利进食而导致的营养不良。再如,PACE 中心服务商为老人增加了能够加强受损肌肉力量的康复训练课程,以防止老人因跌倒造成身体严重伤害。

二、英国医养结合模式

英国是全球最早探索医养结合的国家之一。英国探索医养结合有三大背景。

一是人口老龄化背景。英国是人口老龄化较严重的国家之一。1930年,英国65岁及以上老年人口占到总人口的7.2%,成为继法国和瑞典后全球第三个进入老龄化的国家。2018年,英国65岁及以上老年人达到1 222万人,人口老龄化率为18.4%。从20世纪30年代起,人口老龄化就开始困扰英国的经济社会发展。由于英国建立了较为完善的福利制度,人口老龄化挑战没有对英国经济社会造成很大的影响。直到20世纪70年代,由于经济增长缓慢,财政状况开始恶化,高福利给财政支出带来巨大压力,英国政府开始对社会保障制度进行"去机构化"和"市场化"改革,英国政府开始探索"医养结合"改革。2001年,英国卫生部颁布《全国性老年人服务框架》,这是英国第一个应对老龄化挑战的医疗战略规划,目的是向老年人提供公平、高质量、高效率的医疗服务。2010年,英国政府颁布《公平与卓越:解放国民医疗服务体系》,开启新一轮医疗体系改革。2012年,由卫生部和照护服务部共同颁布的《关心我们的未来:改革照护与支持》正式提出"医养结合"的改革方向,将成年人社会照护体系与国民医疗服务体系进行融合。2012年,英国颁布《医疗与社会照护法案》。2013年,英国卫生部联合13个部门共同发起《整合照护与支持:我们共同的承诺》倡议书,其中提出:"为了更好地应对未来的挑战,我们需要在医疗、社会照护、公共卫生和第三部门之间进行合作,各自为政应该被摒弃,必须消除生理和心理、初级和次级保健、医疗和社会照护之间的体制鸿沟。"2014年,英国颁布《照护法案》。

二是英国税收筹资体制背景。1942年《贝弗里奇报告》发布后,英国陆续建立起一套"从摇篮到坟墓"的社会福利制度,成为一个名副其实的福利国家,其中包括社会保险制度、津贴补助制度、社会救助制度和社会服务制度。社会服务制度涉及养老服务。在英国税收筹资体制下,由政府主导的国民医疗服务体系不断建立和完善。1948年英国正式实施《国民医疗服务体系法案》,通过国家税收筹资体制,筹集医疗服务经费。相关的医疗费用由政府直接和服务提供者对接,由政府向服务商购买医疗服务和药品。患者自主选择全科医生进行诊治,根据疾病的不同类型及严重程度确定就诊的先后顺序,全科医生的相关费用和奖金都由政府负责出资,患者医疗费用全部免除。

三是老年医疗服务方面出现了一系列问题。

问题之一：财政支出压力问题。由于医疗资金全部来源于税收,受经济影响,国库医疗费用支出各年度压力不均。为了平衡财政支出,英国出台了诊疗等待政策,患者需要基于疾病的严重程度排队诊疗。但是在等待过程中,一些患有相对不严重的疾病的患者等待时间较长,及时治疗成为问题。另外,老年人口增长增加了财政支出压力。1998—1999 年,国民医疗服务体系中用于 65 岁及以上的老年人的财政预算为 100 亿英镑,照护服务部用于 65 岁及以上的老年人的财政预算约为 52 亿英镑。到了 2012—2013 年,国民医疗服务体系中用于 65 岁及以上老年人的财政预算达到 435.6 亿英镑。到 2030 年,英国 85 岁及以上的人口数量将是现在的两倍,100 岁及以上人口将达到 5.9 万人,是现在的 5 倍,用于老年照护的财政支出压力将不断增大。

问题之二：全科医生服务问题。全科医生为了获得更高的收入和更多的就诊资源,往往会更关注居民相对集中的城市地区患者的就诊需求,而忽略相对偏僻的农村地区的诊疗需求。同时,为了获得持续的签约服务奖金,全科医生更愿与健康低风险的居民签约,而放弃健康高风险的患者。另外,全科医生和政府合作通常采用固定工资付薪方式,且工资水平低于美国及其他一些国家和地区(如,美国医生的薪资比英国国民医疗服务体系下的全科医生高 3 倍),导致英国国内的全科医生向这些较高工资水平地区移民,在一定程度上造成了英国全科医生医疗水平下滑。

问题之三：医疗和照护管理部门协调问题。英国的医疗服务体系与社会照护服务体系相互独立。医疗服务体系的主管部门是卫生部的国民医疗服务部门,社会照护服务体系的主管部门是地方社会服务部门。中央国库负责医疗服务筹资,为居住在英国的人免费提供医疗与健康服务,包括家庭医生服务、医院及专科医师服务和社会福利服务。在个人社会服务体系中,家人(朋友、邻居)或社会工作者为老年人、残疾人等弱势群体提供生活照护和支持。地方社会服务部门负责制定和实施养老服务计划和安排,由地方税收和中央资金共同筹资并设置资格标准,根据成年人申请进行评估,在个人预算范围内制定护理服务方案,根据个人财产和收入情况确定是否享受免费的照护服务(资产低于 2.32 万英镑的低收入群体免费)。如果被照护者有足够的财力,他们就需要支付照护和支持费用。地方社会服务部门自成立以来,一直受到媒体和政治家的批判,他们认为该部门没有做好弱势群体的服务保障工作。而在公众支持上，国民医疗服务部门获得了更高支持度。在资金支持上，地方社会服务部门也处于劣势。两个部门地位"不平等"，严重影响了医疗和社会照护服务的配合。医护人员和社会照护工作人员相互不理解，甚至出现"地盘战争"，难以形成医疗和照护合力。

问题之四：医疗和社会照护服务碎片化问题。① 在某些医疗服务领域中存在年龄歧视。与年轻患者相比，老年患者接受适当治疗的可能性更小。② 医疗服务协调不到位。病情严重的患者可能需要到离家很远的专科护理中心获得护理，其回家后在当地医院接受后续护理，两段服务之间往往存在服务不衔接问题，导致患者延误治疗或康复。③ 早期健康干预不足。现行医疗服务体系注重疾病治疗，对早期健康干预关注不够。④ 医疗和社会照护评估各行其是。由于医疗和社会照护评估不协调，各行其是，经常导致老人医疗和照护服务提供延迟。⑤ 社区信息服务不到位。老年人无法在社区获得必要的医疗和社会照护服务信息和服务建议，以致延误了服务，造成老年照护服务缺位。⑥ 全国医疗服务的水平存在差异，照护质量多变且照护内容不一致。

问题之五：社会照护权利问题。2014 年《照护法案》颁布前，英国人获得社会照护的权利在很多法案中都有体现，但比较复杂和混乱，有的甚至已经使用了60 多年。并且，过去的法律和政策更多关注的是服务和组织，即提供服务的人，而不是被服务的人，照护质量和照护的成本效益很难得到全面保障，老人在医院、社区、养老院(护理院)和家庭之间也很难做到无缝衔接，增加了老年人在医院的时间，老年人无法进行医疗服务和照护服务的自主选择。

为此，英国推出了一系列医养结合改革措施。英国的医养结合实践表明，尽管医疗和社会照护在不断融合，但根本性的"顽疾"在"医"，而不在"养"。医疗费用居高不下、候诊时间长、年龄歧视等问题都来自"医"，真正要让老年人获得及时、便利和可负担的健康服务，还是要从医疗端进行改革，让医疗体系更好地服务老年人。具体而言，有如下五方面改革措施：

第一，充分发挥全科医生作用。英国"医养结合"改革中强调分级诊疗服务之间实现无缝衔接。具体而言，当老年人健康状况出现问题时，首先由社区全科医生进行初步检查。如有进一步需要，再将其向综合性医院或专科医院进行转诊治疗。基本痊愈的老年患者可以住进康复医院，直至完全恢复健康；不能痊愈的老年患者，则可以转入社区接受社区照护服务。为了实现分级诊疗服务之间的无缝衔接，将全科医生作为社区老年人健康的守门人，英国医养结合改革的首要措施就是撤销了初级保健信托（初级保健信托是负责国民医疗服务体系中绝大部分社区卫生服务的组织，它的工作职能包括社区护理和健康管理等），赋予全科医生全面管理老年人健康的权力。2012年《医疗与社会照护法案》建立了临床执业联盟。临床执业联盟由全科医生主导，加强与地方当局合作。在社区资金分配方面，依托地方医疗与福利委员会，协调多个利益相关者，促进社区卫生服务、医疗服务和公共卫生服务的结合，为社区中的老年人提供医疗与社会照护一体化服务。同时，直接将过去初级保健信托拥有的权力直接下放给全科医生，去掉初级保健信托这个中间环节。临床执业联盟直接掌控了国民医疗服务体系80％的预算，由其向二级保健机构购买服务。这样一来，一方面可以节省资金，另一方面让由全科医生转诊出去的患者中的一部分人诊疗结束后再回到全科医生这里接受后期的康复和慢性病管理，有利于全科医生全程掌握老年患者健康信息，加强老年患者全程健康管理。同时，针对医护人员短缺问题，英国每年培训5 500名护士、4 450名专职医疗人员和药剂师，增加全科医生培训名额。同时还采取了国际征聘、利用"国民医疗服务体系专家库"（一个为国民医疗服务体系雇员提供临时性工作的机构）以及更灵活的退休机制等措施壮大全科医生队伍。

第二，加强机构改革，整合医疗和社会照护部门。《照护法案》（2014）中界定了地方当局的一般责任是预防、提供信息，以及形成照护和支持服务市场。地方当局成立一些相对独立的理事会，例如"保护老年人委员会"，成员包括地方当局、国民医疗服务体系、警察部门和独立倡议者等。理事会定期讨论和制订弱势老年人保护计划，避免其受虐待和忽视。同时，在机构设置上，调整了卫生部、治疗质量委员会、监控局和地方当局的职能。这次机构调整主要是放权，让地方组织和从业者更自由，让员工致力于改善和创新。2018年初，英国卫生部更名为卫生和社会照护部。该部包括国民医疗服务体系、公共卫生和社会照护等部门。

第三，加强资金保障。《照护法案》（2014）中新设立了一个强制性的基金"更好的照护基金"。该基金整合了医疗和社会照护资金。2015—2016年（基金刚成立的两年）共筹集资金91亿英镑。2018—2019年，筹集资金56.17亿英镑，其中，国民医疗服务体系资金36.5亿英镑，残疾设施补助金4.68亿英镑（房屋改建拨款），老人社会照护补助金14.99亿英镑。该笔基金由医疗和社会照护机构共同商定使用计划，主要用于国民医疗服务体系院外委托的7天服务和老人社会照护，确保使用人在过渡期间获得资金支持。其中约1.3亿英镑用于提供老年人照护者的"喘息服务"。住房设施改善资金用于改善老年人住房，以帮助老年人获得适宜的生活设施和设备，提高老年人社区生活质量。国民医疗服务体系每年还会设置一些专项资金为社区提供一些医疗设备。

第四，推行医养结合试点，推进整合护理。2013 年发布的《整合照护与支持：我们共同的承诺》中提出"整合照护与支持试点计划"，指出"围绕病人而不是系统进行整合，整合护理不是指结构、组织或途径，而是为服务者提供更好的结果——个人的需求是核心"。为此，英国政府开展了医养结合试点，积极探索以人为本的整合护理措施。2013 年，第一批试点包括巴恩斯利（Barnsley）等 14 个地区，2015 年第二批试点包括卡姆登（Camden）等 11 个地区。每个试点地区将获得一笔由中央政府提供的数额不多的启动资金。各试点地区试点内容不完全相同，但包括以下基本内容：成立一个负责试点工作召集和组织的委员会；建立覆盖不同系统用户和设施的工作机制；提供由全科医生团队负责、在社区或家庭提供患者健康管理服务的整合服务。试点工作由临床执业联盟牵头，其组织结构包括委员会和小规模的项目小组。

第五，全面完善老年服务。一是针对老年人住院需求问题，将照护前置，加强老年人健康干预，减少老年人住院率。二是针对医疗和社会照护的护理重复评估问题，加强老年健康评估。采取国民医疗服务体系提供的一整套护理评估标准对有社会照护需求的老年人进行专业评估。通过评估的老人将收到一份个人护理计划，其中包括老人应该获得哪些帮助及照护，在哪里获得服务，与谁联系等内容。三是针对老年人常见的中风、跌倒和心理健康等问题，制定干预、预防、治疗、护理和康复标准，加强对老年人中风、跌倒和心理健康问题的干预。四是针对老年人在医院和家庭之间的"中间照护"缺失问题，加强老年人健康管理和居家长期护理，通过良好的健康管理和居家照护，防止不必要的住院。五是针对医疗体系的年龄歧视问题，采取专项服务行动，增加老年人获得服务的机会。比如，为 70 岁及以上妇女提供乳腺癌筛查服务，为 65 岁及以上老年人提供白内障手术和髋关节置换手术等。成立老年患者论坛，通过向社会发声，争取社会支持。成立老年照护公平委员会，积极开展老年照护社会监督。六是针对老年社会支持不足问题，制定支持计划，包括提供"喘息服务"，临时性替代照护者，让其得到必要的休息，并满足一些临时要求，例如帮助照护者做家务或与家人保持联系。如果照护者每周花费 35 小时且税后收入不超过 120 英镑，则可以获得政府（中央政府）每周 64.6 英镑的补贴。积极开发时间银行、时间积分等创新项目，鼓励志愿者参与社会照护。鼓励社区参与老年医疗和社会照护决策，培育尊重老年人和其照护者的文化环境。

2014年《照护法案》正式实施以后，许多措施逐渐生效。从医疗卫生支出数据看，从2010年起英国医疗卫生支出增长速度有所放缓，表明医养结合改革后医疗费用增速得到控制。英国照护质量委员会2017年7月发布的《英国医疗护理和成人社会照护状况（2016—2017）》认为，通过医养结合改革，英国医疗和照护服务质量改善比较明显。在2014年《照护法案》颁布前，48%的成人社会照护被评为"需要改进"，23%的全科医生被评为"需要改进"。2017年，89%的全科医生被评为"良好"，国民医疗服务体系中55%的急诊服务被评为"良好"，68%的心理健康服务被评为"良好"，66%的社区医疗服务被评为"良好"。

三、德国医养结合模式

德国是全球人口老龄化程度最高的国家之一。2010年，德国65岁及以上老年人口为1 600万，占总人口的19.6%。2013年，65岁及以上人口占总人口比例达到21%。预计到2030年德国人口老龄化率将达到26%。因此，德国也是积极应对人口老龄化挑战的欧洲国家之一。

德国良好的社会保障制度为德国探索老年人口养老服务和医疗服务打好了基础。德国是世界上第一个立法实施社会保障制度的国家。早在1883—1889年间，德国就先后颁布了《疾病保险法》《意外伤害保险法》以及《伤残老年保险法》等一系列法律，为德国医疗保险和后续的养老事业发展奠定了基础，德国也成为世界上最早建立医疗保障和公共养老服务体系的高福利国家。

尽管如此，德国养老事业仍经历了"医""养"分分合合的探索过程。

一是"养"融于"医"过程。自20世纪70年代以来，德国各地医院及医护人员逐渐感受到了老年患者长期护理需求的不断增加。当时德国缺乏一项单独的长期护理保障制度，随着家庭规模不断缩小，家庭无法承担照护家中老年人的工作，家庭日益增加的社会护理需求逐渐外溢到社会层面，越来越多的老年人开始寻求利用医疗资源来完成家庭照护服务。一些老龄病患在治疗后的康复过程中，不愿离开医院返回家中，宁愿继续住在医院。因为老年人是疾病高发群体，在患病接受治疗后需要一段时间的医疗护理及后续康复，即使其疾病已痊愈，但由于疾病引发的身体机能下降和部分身体失能状态还需要继续护理。所以，医院不仅要承担老年患者治疗阶段的治疗服务和医疗护理服务,还将承担治疗结束后老年患者因身体失能造成的日常生活照护工作。

二是"医""养"分离过程。由于大量老年人在医院的"压床"现象存在,医疗系统的资源逐渐投入到护理领域,出现了"超负荷"状态,医疗资源使用量不断攀升,医疗保险资金吃紧,医疗压力增大。同样的情况也出现在了德国的社会救助制度中。具有长期护理需求的人群在家庭无法善尽社会护理责任的情况下,开始大量地向分类的护理制度求助,分类护理救助制度的年度支出在德国建立独立的社会护理保险制度之前就已占整个社会救助的 1/3 左右,德国社会救助制度也因为社会护理的过度使用而出现"超负荷"状态。如果继续运用医疗系统来承接老年照护服务,不仅导致医疗系统严重超负荷,而且可能导致医疗系统的财政体系遭受重大危机。同时,在庞大的医疗系统中,照护服务也有可能会"边缘化",难以得到应有的关注和重视,老年照护专业化需求有可能被忽视。因此,1995 年德国建立了独立的长期照护保险制度,将长期照护工作从医疗系统中剥离出来。

三是"医""养"再融合过程。"医"和"养"之间确实存在着难分难解的关系,特别是医疗护理和日常生活照护之间存在着一定程度的交叉。2001 年,德国联邦议会人口变化咨询委员会委托德国健康与社会研究所向德国联邦议会提交了一份报告,报告系统研究并探讨了将《社会法典》第五部下的医疗保险制度和《社会法典》第十一部下的护理保险制度进行整合的可能性,明确提出整合医疗保险和长期护理保险观点。该报告认为,医疗保险和长期护理保险融合可以提高资金使用效率,有助于降低两种制度分开管理所产生的额外成本。2003 年,德国联邦健康及社会保障部委托吕卢普委员会提交了一份关于社会保障制度的财政及可持续性发展报告。在这份报告中,吕卢普委员会明确拒绝了将医疗保险和养老保险融一的模式。2013 年,德国著名的长期护理保险及健康医疗专家海茵茨·罗特冈教授也再次对"医养整合"的模式表达了疑虑及批评。然而,经过长期发展,德国医疗保险和长期护理保险的融合已经跨过了医疗保险和长期护理保险两种保险"谁融合谁,以谁为主"的讨论阶段,两种保险"谁融合谁,以谁为主"在操作上确实有很大的难度。比如,两种保险的待遇给付原则不同、两种保险有各自的组织管理体系和经办机构、双方管理方式有不同等,这些因素都很难克服。因此,经过多种实践,医疗保险和长期护理保险分工明确、协同作战的方式已成为德国医养结合的突出特点。

目前德国养老服务模式分为居家养老、机构养老、专家照料院服务与老年照护院服务等四种类型，且这四种类型均采取医养结合的形式开展服务。居家养老是指居家老人可以享受上门护理服务、日间照料中心服务、短期托老所服务和监护式公寓服务等养老服务。在这里，老年人可以享受基本医疗服务。1995年德国《长期照护保险》颁布后，居家养老服务模式被国家大为鼓励。机构养老是指老人可以享受护理式养老院服务，其中包括护理式托老公寓（养老院）服务和医务精心护理中心服务等。在这里，老人可以享受低级医疗服务。专家照料院服务是指残疾老人、老年认知症患者、老年肿瘤晚期患者和老年精神病患者等可以入住专家照料院获得专业的医疗服务。专家照料院的服务人员是经过专业培训的技术人员，其医疗设备与医疗资源非常完善，能够为老人提供全面的诊疗、健康监测与日常护理服务。老年照护院服务是指65岁及以上老年人以及急性病恢复期需要康复训练的老年患者可以入住老年照护院，享受照护服务。但进入老年照护院的老人需要通过专业评估机构评估并达到老年照护院入住标准。在这里，老人可以享受到与其健康状况相关的医疗服务。

在德国，一位有护理需求的老人，在以疾病治疗和康复为主的阶段，无论是享受医疗护理还是基本生活护理，其费用均由医疗保险给付。在以日常基本生活护理为主的阶段，老人的基本生活护理以及医疗护理均由长期护理保险承担。这样一来，医疗保险和长期护理保险边界清晰，分工明确，资金使用效率较高。

四、澳大利亚医养结合模式

澳大利亚拥有较为健全的养老保险制度。其中，全面养老金制度、职业年金制度和个人储蓄性商业保险制度是维系澳大利亚养老保险体系正常运行的三种主要保险制度。

1980年，澳大利亚在全国实行"家庭和社区照料"计划，开始强调家庭与社区照护的重要性，推动养老模式由机构养老为主转向社区养老为主。目前，澳大利亚的养老模式包括居住式服务和居家式照护服务。居住式服务是过去机构养老的延续，服务地点是养老院、老年公寓或康复中心，服务对象是经过评估无法在家单独生活的老年人。居家式服务以社区养老模式为主，服务对象为居住在社区中需要照护的老年人，由服务供应商为老年人提供居家服务以及相关的延伸服务。

1997 年,澳大利亚通过了《老年保健法案》,不仅明确了老年人保健的法律权益,还明确了政府在老年保健中的职责。在此之后,澳大利亚医养结合模式形成了三个特点:

一是建立老年照护评估组,对老年人的医疗需求和心理需求进行评估,帮助老年人和照护者判断哪种类型的照护能满足老人的需求。比如,对于经过评估、生活自理能力较差、无法在家庭独立生活的老人,建议他们享受居住式服务,到养老院、老年公寓或康复中心养老。对于经过评估,生活自理能力较强,可以在家独立生活的老人,建议他们享受居家式服务,在社区中接受居家养老服务和社区养老服务。通过老年照护评估,一方面,让所有需要照护的老年人都能享受到与其需求相符的服务;另一方面,通过老年人群分类,提高了养老资源使用效率,节约了政府开支。同时,为了鼓励居家式服务,澳大利亚政府对承担照护老年人责任的家庭成员给予经济补贴,使家庭照护人员不会因为照顾老人而失去或降低工作收入。同时政府还每年为他们提供休假服务,休假时由社区负责其家庭的老人照护工作,以保证照护者有足够的生活质量,不会因为照护家中的老年人而降低自己的生活质量。

二是建立良好的老年服务社会竞争机制。慈善、宗教和社区组织等是澳大利亚养老服务主要提供者,国内大部分养老机构都由他们运营。在养老机构中,老年护理院的老年人在医疗服务方面有较高的需求,需要相关的医疗、康复和保健服务等,护理人员也需要有较高的护理水平,能同时提供精神慰藉服务。因此,政府对老年护理院有较为严格的准入机制。澳大利亚充分利用市场化竞争机制促使老年服务提供商之间竞争,既提高了服务质量,又降低了运营成本,减少了政府开支。政府通过购买服务方式对服务机构进行拨款,服务机构通过竞标得到政府的项目,项目越多得到的拨款越多,服务机构竭尽全力提高服务质量,增加服务项目,以得到更多的政府拨款。老年护理机构实行分级护理服务,拥有营养师、物理治疗师、专业护理人员等服务人员,老人入院后,可以获得为其定制的基本生活服务、专业医疗服务和护理服务。

三是建立家庭医生负责制。澳大利亚实行全民免费医疗制度,所有澳大利亚人都可享受免费上门诊断服务,家庭医生可以在非工作时间进行上门服务。从 2011 年 7 月 1 日开始,澳大利亚设立了非工作时间家庭医生服务热线,在晚间、周末或者是节假日,如果需要就诊,可以直接拨通热线,说明自己目前的病情,在短时间内,医生和护士会自己驾车上门诊治。所有费用和去诊所看病一样,都是通过澳大利亚全民医保体系代为支付。此外,为了区别普通病人和特别需要照顾病人之间的优先顺序,在普通上门诊断热线之外,澳大利亚家庭医疗护理服务还增设一条特殊人群专线,领取养老金的老年人、购买私人医疗保险的人士或养老院人士都可拨打特殊专线,以获得更为快捷的医生上门服务。如果是在白天,通常很难要求医生上门服务。老年人在这种情况下有几种选择:如果病情非常严重可直接拨打急救热线,由救护车送往医院进行治疗;如果问题不是很严重,只要等到晚上6点后坐诊医生下班,就可拨打热线电话要求医生来家里面看病。澳大利亚一直致力于推广社区型养老概念,政府鼓励更多老年人在家中接受各种养老护理服务,这样可极大节约病患就诊时间。虽然大多数医生的上门服务需要在晚间进行,但绝大部分政府福利的老年护理保健服务都在白天进行。各种持证上岗的老年护工可根据计划定期免费向在家老人提供全身按摩、身体检查、日常护理等服务。

同时,家庭医生定期到养老机构看望老年人,对老年人身体状况进行评估,并提出医疗服务建议方案。如果老人身体出了状况,大部分养老照护机构都能提供基础护理,为医生救护做好准备,或是将老人转去最近的医院救治。而且,这些服务都是免费的。对于有心理健康问题的老人和认知症患者,养老机构会为其提供特殊的照护设施,并可在专人帮助下做一些康复训练。养老机构也会提供各种娱乐活动,定期带老人们做游戏、外出游玩等。许多由政府资助的非营利机构也会帮老人舒缓心理问题,不定期地举办各种活动,保证老年人身心愉快。

五、日本医养结合模式

日本是全球老龄化问题最严重的国家之一。按照联合国定义,65岁及以上老年人口比例大于7%低于14%为老龄化社会,65岁及以上老年人口比例大于14%低于21%为老龄社会,65岁及以上老年人口比例大于21%为超老龄社会。日本于20世纪60年代进入老龄化社会,2009年,日本65岁及以上人口已达2 890万人,人口老龄化率达22.7%,进入了超老龄社会。

几十年来,日本政府一直在探索人口老龄化的应对措施和方法。1963年颁布了《老年福祉法》,1982年颁布了《老年保健法》,1997年颁布了《介护保险法》,2000年颁布了《高龄老人保健福利推进十年战略计划》《护理保险法》,并且《介护保险法》于 2000 年正式实施,之后日本政府又对《介护保险法》进行了三次补充修订,使介护保险服务更加完善。

到目前为止,日本形成了以介护制度为核心的医养结合模式。

(一) 完善的介护保险制度

"介护"中文意译为"护理、照顾"。《介护保险法》对介护服务对象、介护保险费用、介护服务申请程序、介护服务内容和介护服务提供者都作了详细的法律规定。

《介护保险法》规定,40 岁以上的国民(包括在日本工作定居的外国人)可以作为参保人,其中 65 岁以上为第一号被保险人,40—65 岁的为第二号被保险人。

介护保险费用主要由政府和社会承担。介护保险费用的 50％由政府负担(其中,中央承担 25％,都道府县承担 12.5％,市区町村承担 12.5％)。其余的 40％依靠各地上缴的介护保险承担,个人自付 10％。个人上缴费用根据收入分为 5 级支付方式,以确保个人收入和投保水平的均衡。保险费统一上缴后,根据各地区老龄人口比率和照护需求情况,被分配到各地方政府调配使用。

介护保险服务有严格的申请程序。首先,由老年人向居住地政府(市、县、村政府)提出介护服务申请。其次,社会保险调查员到申请老人家中进行健康状况评估。其中包括行动能力的评估(有无四肢麻痹、关节萎缩等现象)、日常生活自理程度评估、精神情况评估、行为能力评估和特殊医疗需要评估等 8 类共 85 项评估内容,评估项目及标准由厚生劳动省统一制定。再次,专业医生对申请老人健康情况进行检查,做出健康状况诊断。最后,护理认定委员会对社会保险调查员和专业医生的评估和检查结果做出认定,提出不需护理和需护理两类结论意见。不需护理者不能使用介护保险服务,需护理者根据自理程度分为要支援和要护理两种类型。要支援服务分为 2 个等级,要护理服务分为 1—5 级。日本介护保险服务主要包括两种类型。第一类是居家护理,包括访问护理、访问看护、访问康复训练、日间托老与照护、居家康复训练、护理设备租借、短期入院介护、短期入院疗养、痴呆老年人生活护理指导、入住特定收费的老人之家、居家疗养指导和高龄者专门住宅改装等 13 类。第二类是设施护理,包括需要特别护理的老人看护院、老年人保健设施和疗养型病床设施等护理。

介护服务由介护保险管理人员和介护服务士提供。介护保险管理人员由具有医疗、保健、福利等工作经验的人员担任，他们必须经过国家统一培训和认证考试。介护保险管理人员的工作职责是：根据介护服务申请人的健康状况，制定介护服务标准，对介护费用进行核算和管理。介护服务士承担老年照护工作。《社会福祉士及介护士福祉法》（1987 年）规定介护士必须经过专业知识和技能培训，到指定机构经过临床实践，并通过国家资格认证考试。介护保险管理人员和介护服务士的工资开支均由各级政府和医疗机构承担。

（二）通过介护服务推进医养结合

一是通过介护服务清单融入医疗服务。65 岁及以上的日本公民在购买介护保险后仅需承担 10% 的介护费用就可申请介护服务。在介护服务申请被严格审核通过后，由拥有政府统一资质认定的介护士为其提供介护服务。大多数介护士拥有医疗执业资格，可以对常见老年疾病进行初步诊断。根据被申请人的健康状况，介护士制定包括医疗服务在内的介护服务清单，提供多种模式的长期介护服务。

二是按上门服务标准提供医疗服务。日本介护服务包含上门介护、日间照料服务和短期介护设施入住服务等三种服务方式。上门介护是指专业护理人员到老人家中为老人提供身体介护服务和生活援助服务。上门介护包括上门生活护理（如，看护、辅助进食、洗浴、排泄、卫生打扫及购物等）和上门医疗（如，基本医疗、康复训练、居家养老管理指导等），以及日托服务等。日间照料是指老年人主动到养老机构接受日常照护和身体机能恢复训练服务。短期介护设施入住服务主要是对自理能力差或无自理能力需要长期照护的老年人利用介护老人福利型设施、介护老人保健型设施与介护疗养医疗型设施开展介护服务。目前日本65 岁及以上老人当中有 78% 的老年人居家接受上门介护和日间照料服务，有22% 的老年人接受机构照护服务。日本政府制定了上门服务标准，对需要上门服务的老人提供日常照护和医疗服务。需要上门医疗服务的老人主要是往返医院有困难的老人，上门医生有定期家访和临时出诊两种方式，医生上门后诊断患者病情，并把诊断结果通知医院入档。如果老人需要入院检查，医生也会及时与医院联系安排入院。医生和护士的上门费用由医疗保险负担，其他服务由介护保险负担。提供上门服务的不仅有大医院，一些只有几名医生的小诊所、专科医院也提供上门医疗服务。小医院一般为居住在医院周边的老年人（如居住在小医院两公里以内）提供服务，而且有上门次数限制（如一个月只提供 100 次上门服务）。根据医院规模不同，上门诊疗不需要挂号费，一次只需50到150元人民币诊疗费，由医保支出。老年人也可以享受介护人员陪同前往医院就诊服务。老年人白天可以自主选择在家中、介护机构进行康复训练，也可以由介护人员陪同前往医院诊疗，晚上陪送到家中休息，既减轻家属陪同就医的时间成本，也降低往返途中的安全风险。

三是加强介护机构建设，保证医养结合服务的专业性。日本政府主导扶持了一大批专业介护机构。在《介护保险法》的有力保障下，统一介护费用和服务标准，不管民众购买哪个委托保险机构的介护保险，都能享受到同等质量的服务。为了降低服务成本，大多数介护机构与周边医院建立了长期稳定的合作关系，方便在介护服务中融入医疗服务。围绕"一切从老人感受出发"的服务理念，介护服务机构形成了细致的医养服务分类，形成了"康复、陪护、健康维持"综合服务标准和服务清单。一般的日间照料介护中心均配备了专业康复训练师团队、疗养型健身设施，以及种类齐全的康复辅具。介护机构根据老人康复需要，对老人住宅进行设施改造。如，安装居家型运动设施、智能化在线诊疗设备等，方便老人康复和远程医疗服务。改造费用纳入介护保险。介护机构对中重度失能老人提供上门诊疗、陪同就诊、短期住家观察等多种医疗服务。老人不管在家中还是在养老机构，都可以随时随地选择医疗性质的专业康复服务。对一些看护陪伴需求较高的独居老人、残疾老人，介护机构按照介护服务清单上门提供多种介护服务。如，洗浴、理发、助餐、小家电维修、帮忙疏通管道等。对失智群体，介护机构会提供专人陪同外出服务。在拥有较多介护机构的大型社区，介护士会为老年人提供陪同购物、娱乐健身、聊天咨询等服务，让老人在温馨陪伴中获得安全感与幸福感。针对一些对生活质量要求较高的老人，日本政府建设了一批高端养老公寓，服务对象为60岁以上健康且生活能自理的老人。养老公寓中提供24小时专职护士服务，每位老人均有自己的健康档案，定期进行体检，并提供温泉洗浴等贴合日本老年人生活方式的生活设施。不少养老公寓大量运用现代电子智慧技术，实现智能机器人全覆盖，降低看护成本，增加老人与现代科技接触的机会，为老人增添生活乐趣，维系老人心理健康。与此同时，日本还非常注重地域内介护医疗资源一体化融合，大力推行小规模多功能居家介护服务模式，为社区有养老服务需要的老年人提供24小时随时介护服务和医疗服务。同时特别注重老年人自身剩余机能的发挥，增加老人在介护服务中的参与性，将"替其做"转变为"助其做"，树立老人的生活信心。在社区，设立自助式医疗亭，亭中放置有测量血压、血糖等功能的电子设备，该电子设备可以为老年人记录每次检测的健康指标，形成电子健康档案，便于老人和医生查阅，便于健康管理。社区还设有小型医院/诊所/护士站，可以处理社区老年人临时性的、应急性的医疗护理需求。

四是加强医疗机构内设养老服务建设。20 世纪 90 年代，日本医保资金与介护保险资金接轨，推动一部分医疗机构转型，一些仅提供医疗服务的医疗机构开展了融综合医疗、康复、健康管理和临终服务于一体的整合式医疗服务。有些医疗机构还承包了社区护理中心的医疗服务。截至 2019 年，在政府主导的公立医院带领下，日本的医疗机构中常设养老服务的医疗集团，已经超过 500 家。大部分医疗机构设置了康复床位和疗养中心。很多综合性医院专门设立了老年科，可以保障老年人长期医疗服务需求。许多医疗机构还设立了研发医养设施的部门，如"智能马桶盖"就源自医疗机构的研发。

五是加强养老机构医养结合服务。日本养老机构均提供不同程度的医疗护理服务。养老机构的合作医院与医疗护理水平是老人选择养老院的重要参考内容。日本大部分养老机构中并未设置医院，但与周边医院建立了良好的合作关系以满足患严重疾病的老年人的需要。若老人所患疾病并不严重，养老机构本身配备的医护人员可以进行诊治。同时，养老机构设置了疗养床位，为无法继续在医院住院（日本医院一般不接受住院超 6 个月的患者）的老年人提供医疗护理服务。养老机构的护理人员均为经过专业培训后通过统一考试获得"介护士"资格的专业人员，可为老年人提供专业的医疗护理服务。

《介护保险法》实施的当年（2000 年），介护保险服务申请者约 290 万人，认定批复率达 95％。介护保险实施一年后，与 1999 年相比，老年人医疗费用减少了 2％。80％～90％的老年人对介护服务感到比较满意。对老年人家庭而言，介护服务确实减轻了家属的身心负担，特别是减轻了重度生活不能自理老人和认知症老人的家庭负担。2002 年以后，申请介护保险服务的人数每年呈两位数增长，特别是横滨和名古屋两地的申请人数增长超过了 30％，介护福祉机构的入住率接近 100％。

第十三章

我国的医养结合实践

与发达国家相比,我国人口老龄化起步晚,但发展速度快,老年人口规模增长迅速。我国人口老龄化的快速发展,同时伴随着人口疾病谱的改变,在老年人口规模不断增长、人口预期寿命不断提高的同时,老年人口慢性疾病、老年综合征发病率和患病率也不断提高,老年人口养老服务和医疗服务的双重服务需求同时压在我国经济社会发展的道路上,迫使我国养老服务事业迅速进入医养结合快车道。因此,我国医养结合探索起步较晚,但任务重,时间紧,责任大。2011年,国务院颁布了《中国老龄事业发展"十二五规划"》。这个规划第一次体现了我国对医养结合理念的运用。按照这个规划,我国开始了医养结合的探索、实践路程。自2011年以来,我国医养结合走过了两个阶段。第一阶段(2011—2019年)是医养结合的探索阶段。主要探索医养结合理念在中国的实践路径。包括医养结合政策体系、实践方式等。这一阶段重点关注"医"与"养"的接近。第二阶段(2019年至今)是医养结合能力提升阶段。主要探索在新的人口老龄化形势下如何尽快提升我国医养结合能力,重点提升社区医养结合能力和失能失智老人医养结合能力等两个方面。

一、我国医养结合探索初期(2011—2019年)

在医养结合探索初期,我国积极开展医养结合实践探索,在制度框架和机制建设方面均取得了一定的成果。

(一)积极建构我国医养结合制度框架

1. 中国老龄事业发展"十二五"规划

2011年国务院颁布的《中国老龄事业发展"十二五"规划"》(国发〔2011〕28

号)指出，"'十二五'时期，随着第一个老年人口增长高峰到来，我国人口老龄化进程将进一步加快。从2011年到2015年，全国60岁以上老年人将由1.78亿增加到2.21亿，平均每年增加老年人860万；老年人口比重将由13.3%增加到16%，平均每年递增0.54个百分点。老龄化进程与家庭小型化、空巢化相伴随，与经济社会转型期的矛盾相交织，社会养老保障和养老服务的需求将急剧增加。未来20年，我国人口老龄化日益加重，到2030年，全国老年人口规模将会翻一番，老龄事业发展任重道远。我们必须深刻认识发展老龄事业的重要性和紧迫性，充分利用当前经济社会平稳较快发展和社会抚养比较低的有利时机，着力解决老龄工作领域的突出矛盾和问题，从物质、精神、服务、政策、制度和体制机制等方面打好应对人口老龄化挑战的基础"。

这个规划首次提出了一系列与医养结合理念一致的养老政策。第一次将医疗健康放入居家养老服务范畴，提出要"重点发展居家养老服务……积极拓展居家养老服务领域，实现从基本生活照料向医疗健康、辅具配置、精神慰藉、法律服务、紧急救援等方面延伸"。第一次将老年护理院、康复医疗机构和养老院建设列入医疗卫生服务体系和社会养老服务体系规划。提出要"在规划、完善医疗卫生服务体系和社会养老服务体系中，加强老年护理院和康复医疗机构建设。政府重点投资兴建和鼓励社会资本兴办具有长期医疗护理、康复促进、临终关怀等功能的养老机构"。尽管在这个规划中没有明确出现"医养结合"的字样，但是规划中一系列体现医养结合理念的政策措施为我国进一步开展医养结合工作打下了坚实的基础。

2. 关于加快发展养老服务业的若干意见

2013年9月6日，国务院发布《关于加快发展养老服务业的若干意见》(国发〔2013〕35号)，在这个文件中，我国政府第一次使用了"医养融合"的提法。文件明确指出，要"积极推进医疗卫生与养老服务相结合"，"推动医养融合发展。各地要促进医疗卫生资源进入养老机构、社区和居民家庭。卫生管理部门要支持有条件的养老机构设置医疗机构。医疗机构要积极支持和发展养老服务，有条件的二级以上综合医院应当开设老年病科，增加老年病床数量，做好老年慢病防治和康复护理。要探索医疗机构与养老机构合作新模式，医疗机构、社区卫生服务机构应当为老年人建立健康档案，建立社区医院与老年人家庭医疗契约服务关系，开展上门诊视、健康查体、保健咨询等服务，加快推进面向养老机构的远程医疗服务试点。医疗机构应当为老年人就医提供优先优惠服务"。同时，这个文件中也第一次使用了"长期护理保险"的提法。文件指出,要"健全医疗保险机制。对于养老机构内设的医疗机构,符合城镇职工(居民)基本医疗保险和新型农村合作医疗定点条件的,可申请纳入定点范围,入住的参保老年人按规定享受相应待遇。完善医保报销制度,切实解决老年人异地就医结算问题。鼓励老年人投保健康保险、长期护理保险、意外伤害保险等人身保险产品,鼓励和引导商业保险公司开展相关业务"。

3. 关于促进健康服务业发展的若干意见

2013 年 9 月 28 日,国务院发布《关于促进健康服务业发展的若干意见》(国发〔2013〕40 号),这个文件第一次比较完整地提出了我国医养结合的政策构架。

一是要"推进医疗机构与养老机构等加强合作。在养老服务中充分融入健康理念,加强医疗卫生服务支撑。建立健全医疗机构与养老机构之间的业务协作机制,鼓励开通养老机构与医疗机构的预约就诊绿色通道,协同做好老年人慢性病管理和康复护理。增强医疗机构为老年人提供便捷、优先优惠医疗服务的能力。推动二级以上医院与老年病医院、老年护理院、康复疗养机构等之间的转诊与合作。各地要统筹医疗服务与养老服务资源,合理布局养老机构与老年病医院、老年护理院、康复疗养机构等,形成规模适宜、功能互补、安全便捷的健康养老服务网络"。"各地要鼓励以城市二级医院转型、新建等多种方式,合理布局、积极发展康复医院、老年病医院、护理院、临终关怀医院等医疗机构"。

二是要"发展社区健康养老服务"。"提高社区为老年人提供日常护理、慢性病管理、康复、健康教育和咨询、中医保健等服务的能力,鼓励医疗机构将护理服务延伸至居民家庭。鼓励发展日间照料、全托、半托等多种形式的老年人照料服务,逐步丰富和完善服务内容,做好上门巡诊等健康延伸服务"。要"推动发展专业、规范的护理服务。推进临床护理服务价格调整,更好地体现服务成本和护理人员技术劳动价值。强化临床护理岗位责任管理,完善质量评价机制,加强培训考核,提高护理质量,建立稳定护理人员队伍的长效机制。科学开展护理职称评定,评价标准侧重临床护理服务数量、质量、患者满意度及医德医风等。加大政策支持力度,鼓励发展康复护理、老年护理、家庭护理等适应不同人群需要的护理服务,提高规范化服务水平"。

三是推行社区家庭医生签约服务。"推进全科医生服务模式和激励机制改革试点,探索面向居民家庭的签约服务。大力开展健康咨询和疾病预防,促进以治疗为主转向预防为主。"

四是加强养老机构医疗服务能力。"在养老机构服务的具有执业资格的医护人员,在职称评定、专业技术培训和继续医学教育等方面,享有与医疗机构医护人员同等待遇"。

五是积极探索失能失智老人医疗照护补贴方式。要"鼓励地方结合实际探索对经济困难的高龄、独居、失能老年人补贴等直接补助群众健康消费的具体形式"。这一政策措施为后续长期护理保险制度的推出打下了基础。

4. 关于推进医疗卫生与养老服务相结合的指导意见

2015 年 11 月 20 日,国务院办公厅转发国家卫生计生委、民政部、发展改革委、财政部、人力资源社会保障部、国土资源部、住房城乡建设部、全国老龄办、中医药局等九部门《关于推进医疗卫生与养老服务相结合的指导意见》(国办发〔2015〕84 号),第一次明确提出了"医养结合"概念,并就推进医养结合的原则、发展目标、重点任务、保障措施和组织实施等进行了完整的阐述。

文件指出,我国推进医养结合极为重要。我国人口老龄化形势严峻。"我国是世界上老年人口最多的国家,老龄化速度较快。失能、部分失能老年人口大幅增加,老年人的医疗卫生服务需求和生活照料需求叠加的趋势越来越显著,健康养老服务需求日益强劲",而"我国有限的医疗卫生和养老服务资源以及彼此相对独立的服务体系远远不能满足老年人的需要,迫切需要为老年人提供医疗卫生与养老相结合的服务"。

文件提出了 2015—2017 年、2017—2020 年两个时间段的医养结合发展目标。2015—2017 年发展目标:"到 2017 年,医养结合政策体系、标准规范和管理制度初步建立,符合需求的专业化医养结合人才培养制度基本形成,建成一批兼具医疗卫生和养老服务资质和能力的医疗卫生机构或养老机构(以下统称医养结合机构),逐步提升基层医疗卫生机构为居家老年人提供上门服务的能力,80%以上的医疗机构开设为老年人提供挂号、就医等便利服务的绿色通道,50%以上的养老机构能够以不同形式为入住老年人提供医疗卫生服务,老年人健康养老服务可及性明显提升。"2017—2020 年发展目标:"到 2020 年,符合国情的医养结合体制机制和政策法规体系基本建立,医疗卫生和养老服务资源实现有序共享,覆盖城乡、规模适宜、功能合理、综合连续的医养结合服务网络基本形成,基层医疗卫生机构为居家老年人提供上门服务的能力明显提升。所有医疗机构开设为老年人提供挂号、就医等便利服务的绿色通道,所有养老机构能够以不同形式为入住老年人提供医疗卫生服务,基本适应老年人健康养老服务需求。"

为了实现上述两个阶段的工作目标,文件提出了五大工作任务:

一是建立健全医疗卫生机构与养老机构合作机制。鼓励养老机构与周边的医疗卫生机构开展多种形式的协议合作,建立健全协作机制,本着互利互惠原则,明确双方责任。医疗卫生机构为养老机构开通预约就诊绿色通道,为入住老年人提供医疗巡诊、健康管理、保健咨询、预约就诊、急诊急救、中医养生保健等服务,确保入住老年人能够得到及时有效的医疗救治。养老机构内设的具备条件的医疗机构可作为医院(含中医医院)收治老年人的后期康复护理场所。鼓励二级以上综合医院(含中医医院,下同)与养老机构开展对口支援、合作共建。通过建设医疗养老联合体等多种方式,整合医疗、康复、养老和护理资源,为老年人提供治疗期住院、康复期护理、稳定期生活照料以及临终关怀一体化的健康和养老服务。

二是支持养老机构开展医疗服务。养老机构可根据服务需求和自身能力,按相关规定申请开办老年病医院、康复医院、护理院、中医医院、临终关怀机构等,也可内设医务室或护理站,提高养老机构提供基本医疗服务的能力。养老机构设置的医疗机构要符合国家法律法规和卫生计生行政部门、中医药管理部门的有关规定,符合医疗机构基本标准,并按规定由相关部门实施准入和管理,依法依规开展医疗卫生服务。养老机构设置的医疗机构,符合条件的可按规定纳入城乡基本医疗保险定点范围。鼓励执业医师到养老机构设置的医疗机构多点执业,支持有相关专业特长的医师及专业人员在养老机构规范开展疾病预防、营养、中医调理养生等非诊疗行为的健康服务。

三是推动医疗卫生服务延伸至社区、家庭。充分依托社区各类服务和信息网络平台,实现基层医疗卫生机构与社区养老服务机构的无缝对接。要建立老年人健康档案,为65岁以上老年人提供健康管理服务,到2020年65岁以上老年人健康管理率达到70%以上。鼓励为社区高龄、重病、失能、部分失能以及计划生育特殊家庭等行动不便或确有困难的老年人,提供定期体检、上门巡诊、家庭病床、社区护理、健康管理等基本服务。同时,要推进基层医疗卫生机构和医务人员与社区、居家养老结合,与老年人家庭建立签约服务关系,为老年人提供连续性的健康管理服务和医疗服务。提高基层医疗卫生机构为居家老年人提供上门服务的能力,规范为居家老年人提供的医疗和护理服务项目,将符合规定的医疗费用纳入医保支付范围。

四是鼓励社会力量兴办医养结合机构。鼓励社会力量针对老年人健康养老需求,通过市场化运作方式,举办医养结合机构以及老年康复、老年护理等专业医疗机构。通过特许经营、公建民营、民办公助等模式,支持社会力量举办非营利性医养结合机构。

五是鼓励医疗卫生机构与养老服务融合发展。统筹医疗卫生与养老服务资源布局,重点加强老年病医院、康复医院、护理院、临终关怀机构建设,公立医院资源丰富的地区可积极稳妥地将部分公立医院转为康复、老年护理等接续性医疗机构。提高综合医院为老年患者服务的能力,有条件的二级以上综合医院要开设老年病科,做好老年慢性病防治和康复护理相关工作。提高基层医疗卫生机构康复、护理床位占比,鼓励其根据服务需求增设老年养护、临终关怀病床。全面落实老年医疗服务优待政策,医疗卫生机构要为老年人特别是高龄、重病、失能及部分失能老年人提供挂号、就诊、转诊、取药、收费、综合诊疗等就医便利服务。有条件的医疗卫生机构可以通过多种形式、依法依规开展养老服务。

这个文件还第一次完整阐述了长期护理保险制度的发展方向。提出要"探索建立多层次长期照护保障体系。继续做好老年人照护服务工作。进一步开发包括长期商业护理保险在内的多种老年护理保险产品,鼓励有条件的地方探索建立长期护理保险制度,积极探索多元化的保险筹资模式,保障老年人长期护理服务需求。鼓励老年人投保长期护理保险产品。建立健全长期照护项目内涵、服务标准以及质量评价等行业规范和体制机制,探索建立从居家、社区到专业机构等比较健全的专业照护服务提供体系"。

5. 关于全面放开养老服务市场提升养老服务质量的若干意见

2016 年 12 月 7 日,国务院发布《关于全面放开养老服务市场提升养老服务质量的若干意见》(国办发〔2016〕91 号),这个文件发布的目的是全面放开养老服务市场,提高养老服务质量。其中,文件以"大力提升居家社区养老生活品质"为主题提出了一系列有关老年人长期照护的政策意见。如,加强社区小型化、连锁化、专业化服务机构建设。"改善结构,突出重点。补齐短板,将养老资源向居家社区服务倾斜,向农村倾斜,向失能、半失能老年人倾斜。进一步扩大护理型服务资源,大力培育发展小型化、连锁化、专业化服务机构"。再比如,加强开展老年人养老需求评估。还比如,加强社区老人长期照护。"加快建设社区综合服务信息平台,对接供求信息,提供助餐、助洁、助行、助浴、助医等上门服务,提升居家养老服务覆盖率和服务水平。依托社区服务中心(站)、社区日间照料中心、卫生服务中心等资源,为老年人提供健康、文化、体育、法律援助等服务。鼓励建设小型社区养老院,满足老年人就近养老需求,方便亲属照护探视。"同时,还提出要加强适老化改造。"通过政府补贴、产业引导和业主众筹等方式,加快推进老旧居住小区和老年人家庭的无障碍改造,重点做好居住区缘石坡道、轮椅坡道、公共出入口、走道、楼梯、电梯候梯厅及轿厢等设施和部位的无障碍改造,优先安排贫困、高龄、失能等老年人家庭设施改造,组织开展多层老旧住宅电梯加装。支持开发老年宜居住宅和代际亲情住宅。各地在推进易地扶贫搬迁以及城镇棚户区、城乡危房改造和配套基础设施建设等保障性安居工程中,要统筹考虑适老化设施配套建设。"这些政策为我国学习日本将医养结合融入长期护理制度的国际经验提供了实践前提,也为我国建立健全长期照护制度打下了坚实的制度基础。

这个文件将医养结合纳入了养老市场领域,提出了鼓励养老机构开办医疗机构、执业医师多点执业等举措,要求切实解决老年人异地就医结算等问题。提出"建立医养结合绿色通道。建立医疗卫生机构设置审批绿色通道,支持养老机构开办老年病院、康复院、医务室等医疗卫生机构,将符合条件的养老机构内设医疗卫生机构按规定纳入城乡基本医疗保险定点范围。鼓励符合条件的执业医师到养老机构、社区老年照料机构内设的医疗卫生机构多点执业。开通预约就诊绿色通道,推进养老服务机构、社区老年照料机构与医疗机构对接,为老年人提供便捷医疗服务。提升医保经办服务能力,切实解决老年人异地就医直接结算问题。探索建立长期护理保险制度,形成多元化的保险筹资模式,推动解决失能人员基本生活照料和相关医疗护理等所需费用问题"。

6. "十三五"国家老龄事业发展和养老体系建设规划

2017年2月28日,国务院发布《"十三五"国家老龄事业发展和养老体系建设规划》(国发〔2017〕13号,以下简称《规划》),《规划》指出,"'十二五'时期我国老龄事业和养老体系建设取得长足发展","以居家为基础、社区为依托、机构为补充、医养相结合的养老服务体系初步形成"。同时指出,我国人口老龄化形势依然严峻。"预计到2020年,全国60岁以上老年人口将增加到2.55亿人左右,占总人口比重提升到17.8%左右;高龄老年人将增加到2 900万人左右,独居和空巢老年人将增加到1.18亿人左右,老年抚养比将提高到28%左右;用于老年人的社会保障支出将持续增长;农村实际居住人口老龄化程度可能进一步加深。"《规划》指出,我国"十三五"期间老龄事业发展的目标之一就是要使"居家为基础、社区为依托、机构为补充、医养相结合的养老服务体系更加健全"。

这个规划第一次提出"医养结合机制"，指出要"统筹落实好医养结合优惠扶持政策，深入开展医养结合试点，建立健全医疗卫生机构与养老机构合作机制，建立养老机构内设医疗机构与合作医院间双向转诊绿色通道，为老年人提供治疗期住院、康复期护理、稳定期生活照料以及临终关怀一体化服务。大力开发中医药与养老服务相结合的系列服务产品，鼓励社会力量举办以中医药健康养老为主的护理院、疗养院，建设一批中医药特色医养结合示范基地"。同时再次强调"支持养老机构开展医疗服务"，"支持养老机构按规定开办康复医院、护理院、临终关怀机构和医务室、护理站等。鼓励执业医师到养老机构设置的医疗机构多点执业，支持有相关专业特长的医师及专业人员在养老机构开展疾病预防、营养、中医养生等非诊疗性健康服务。对养老机构设置的医疗机构，符合条件的按规定纳入基本医疗保险定点范围"。还强调"加强老年康复医院、护理院、临终关怀机构和综合医院老年病科建设。有条件的地区可将部分公立医院转为康复、护理等机构。提高基层医疗卫生机构康复护理床位占比，积极开展家庭医生签约服务，为老年人提供连续的健康管理和医疗服务。到 2020 年，35％以上的二级以上综合医院设立老年病科。落实老年人医疗服务优待政策，为老年人特别是高龄、重病、残疾、失能老年人就医提供便利服务。鼓励各级医疗卫生机构和医务工作志愿者为老年人开展义诊。加强康复医师、康复治疗师、康复辅助器具配置人才培养，广泛开展偏瘫肢体综合训练、认知知觉功能康复训练等老年康复护理服务"。

《规划》强调"探索建立长期护理保险制度"，提出了长期护理保险制度对弱势老人的照护服务补贴政策，指出要"开展长期护理保险试点的地区要统筹施策，做好长期护理保险与重度残疾人护理补贴、经济困难失能老年人护理补贴等福利性护理补贴项目的整合衔接，提高资源配置效率效益。鼓励商业保险公司开发适销对路的长期护理保险产品和服务，满足老年人多样化、多层次长期护理保障需求"。

（二）积极开展医养结合机制建设

2016 年 6 月 16 日，国家卫生计生委、民政部联合发布《关于确定第一批国家级医养结合试点单位的通知》（国卫办家庭函〔2016〕644 号），确定北京市东城区等 50 个市（区）作为第一批国家级医养结合试点单位。要求各试点单位要结合实际,统筹各方资源,全面落实医养结合工作重点任务;要在各省级卫生计生部门和民政部门的指导下,制订年度工作计划,建立部门协作、经费保障和人员保障机制,加强管理,确保试点取得积极进展,收到良好社会效果。同时,也要求各省(区、市)要积极探索地方医养结合的不同模式,并积极协调解决存在的困难和问题,2016年底前每省份至少启动1个省级试点,积累经验、逐步推开医养结合工作。

2016年9月14日,国家卫生计生委、民政部联合发布《关于确定第二批国家级医养结合试点单位的通知》(国卫办家庭函〔2016〕1004号),确定北京市朝阳区等40个市(区)作为第二批国家级医养结合试点单位。

通过试点,我国形成了医疗卫生机构与养老机构签约合作、医疗卫生机构开展养老服务、养老机构依法开展医疗卫生服务、医疗卫生服务延伸到社区和家庭这四种相对成熟的医养结合服务模式。医养结合将相对独立的医疗卫生资源和养老服务资源进行了有效整合,实现了资源共享、服务衔接,为广大老年人提供了专业规范、方便可及、综合连续的健康养老服务,提升了老年人的获得感和满意度。

二、我国医养结合能力提升时期(2019年至今)

这一时期有两个显著的特征。

一是医养结合融入了国家战略,医养结合工作的重要性得到了全面、充分的肯定。医养结合作为推进健康中国建设的重要举措,已经纳入《健康中国2030规划纲要》《国家积极应对人口老龄化中长期规划》等重要规划,并且写入了《基本医疗卫生与健康促进法》。党的十九届五中全会提出实施积极应对人口老龄化国家战略,《"十四五"规划和2035年远景目标纲要》也提出要构建"居家社区机构相协调、医养康养相结合的养老服务体系"。同时,医养结合被列入国家基本公共卫生服务项目。社区医院床位设置以老年、康复、护理、安宁疗护床位为主;建立医师执业区域注册制度,鼓励医师在医养结合机构执业。

二是全面提升医养结合能力。通过医养结合初期探索,我国医养结合的政策体系不断完善,服务能力不断提升,人民群众获得感不断增强。但是,我国老年健康工作仍然面临不少困难。其中最主要、最大的难点是老年健康服务供给严重不足。一方面,老年医疗机构、康复机构、护理机构、安宁疗护机构数量严重不足；另一方面，人员、服务能力严重不足，与老年人的迫切需求差距非常大。尤其是我国失能失智老人长期照护体系尚未建立。面向高龄、失能老年人的上门健康服务严重不足。伴随着家庭小型化、空巢化等家庭发展趋势，越来越多家庭面临照料者缺失的问题。在医养结合方面，仍然存在医疗卫生与养老服务需进一步衔接、医养结合服务质量有待提高、相关支持政策措施需进一步完善等问题，医养结合工作进入深水区，在这一阶段，我们要重点提升医养结合能力，重点加强失能失智老人医养结合服务。

2019年10月23日，国家卫生健康委、民政部、国家发展改革委、教育部、财政部、人力资源社会保障部、自然资源部、住房城乡建设部、市场监管总局、国家医保局、国家中医药局和全国老龄办等十二部门联合印发《关于深入推进医养结合发展的若干意见》(国卫老龄发〔2019〕60号)，针对医养结合中存在的医疗卫生与养老服务衔接不足、医养结合服务质量有待提高、相关支持政策措施有待进一步完善等三个问题，提出了一系列新的要求。

（一）紧密医养合作关系

1. 深化医养签约合作

通过签约，制定医养服务规范，加强医养双方权利和义务的约束，规范医疗卫生机构和养老机构合作。鼓励医养多种形式的签约合作。一是医养就近合作。鼓励养老机构与周边的医疗卫生机构开展多种形式的签约合作。双方签订合作协议，明确合作内容、方式、费用及双方责任。二是可以采取服务外包、委托经营等形式签约合作。养老机构可通过服务外包、委托经营等方式，由医疗卫生机构为入住老年人提供医疗卫生服务。三是签约协作。鼓励养老机构与周边的康复医院(康复医疗中心)、护理院(护理中心)、安宁疗护中心等接续性医疗机构紧密对接，建立协作机制。养老机构中具备条件的医疗机构可与签约医疗卫生机构建立双向转诊机制，严格按照医疗卫生机构出入院标准和双向转诊指征，为老年人提供连续、全流程的医疗卫生服务。建立老年慢性病用药长期处方制度。家庭医生签约服务团队要为签约老年人提供基本医疗、公共卫生等基础性签约服务及个性化服务。

2. 加强医疗服务与养老服务衔接

有条件的地方可积极开展医疗服务和养老服务的衔接，完善硬件设施，充实人员队伍，重点为失能的特困老年人提供医养结合服务。农村地区可探索乡镇卫生院与敬老院、村卫生室与农村幸福院统筹规划,毗邻建设。

(二)提升医养结合服务质量

1. 实施社区医养结合能力提升工程,加大社区医养结合机构建设力度

社区卫生服务机构、乡镇卫生院或社区养老机构、敬老院可利用现有资源,内部改扩建一批社区(乡镇)医养结合服务设施,重点为社区/乡镇失能失智老人提供集中或居家医养结合服务。城区新建社区卫生服务机构可内部建设社区医养结合服务设施。有条件的基层医疗卫生机构可设置康复、护理、安宁疗护病床和养老床位,因地制宜开展家庭病床服务。发挥中医药在治未病、慢性病管理、疾病治疗和康复中的独特作用,推广中医药适宜技术产品和服务,增强社区中医药医养结合服务能力。

2. 加强医养结合服务监管

国家卫生健康委会同民政部等部门制定监管和考核办法,加大对医养结合服务质量考核检查力度,把医疗床位和家庭病床增加等情况纳入考核。研究制定医养结合机构服务指南和管理指南。要求各医养结合机构严格执行医疗卫生及养老服务相关法律、法规、规章和标准、规范,建立健全相关规章制度和人员岗位责任制度,严格落实消防安全责任和各项安全制度。

3. 完善公立医疗机构开展养老服务的价格政策

收费标准原则上应当以实际服务成本为基础,综合市场供求状况、群众承受能力等因素核定。充分发挥价格的杠杆调节作用,提高公立医疗机构开展养老服务的积极性,具备招标条件的,鼓励通过招标方式确定收费标准。支持开展上门服务。研究出台上门医疗卫生服务的内容、标准、规范,完善上门医疗服务收费政策。建立健全保障机制,适当提高上门服务人员的待遇水平。提供上门服务的机构要投保责任险、医疗意外险、人身意外险等,防范应对执业风险和人身安全风险。

4. 加强费用监管

厘清医疗卫生服务和养老服务的支付边界。基本医疗保险基金只能用于支付符合基本医疗保障范围的疾病诊治、医疗护理、医疗康复等医疗卫生服务费用,不得用于支付生活照护等养老服务费用。实行长期护理保险制度的地区,失能老年人长期护理费用由长期护理保险按规定支付。

（三）完善相关支持政策措施

1. 推进医养结合机构"放管服"改革

简化医养结合机构审批登记,优化医养结合机构审批流程和环境。鼓励社会力量举办医养结合机构。政府对社会办医养结合机构区域总量不作规划限制。支持社会力量通过市场化运作方式举办医养结合机构,并按规定享受税费、投融资、用地等有关优惠政策。各地还可采取公建民营、民办公助等方式支持社会力量为老年人提供多层次、多样化医养结合服务,支持社会办大型医养结合机构走集团化、连锁化发展道路。鼓励保险公司、信托投资公司等金融机构作为投资主体举办医养结合机构。

2. 减轻医养结合机构税费负担

落实各项税费优惠政策,经认定为非营利组织的社会办医养结合机构,对其符合条件的非营利性收入免征企业所得税,对其自用的房产、土地,按规定享受房产税、城镇土地使用税优惠政策。符合条件的医养结合机构享受小微企业等财税优惠政策。对在社区提供日间照料、康复护理等服务的机构,符合条件的按规定给予税费减免、资金支持、水电气热价格优惠等扶持。对医养结合机构按规定实行行政事业性收费优惠政策。

3. 加大保险支持力度

将符合条件的医养结合机构中的医疗机构按规定纳入城乡居民基本医疗保险定点范围,对符合规定的转诊住院患者可以连续计算医保起付线,积极推进按病种、按疾病诊断相关分组、按床日等多元复合的医保支付方式。鼓励有条件的地方按规定逐步增加纳入基本医疗保险支付范围的医疗康复项目。

4. 完善医务人员从事医养结合服务支持政策

实施医师执业地点区域注册制度,支持医务人员到医养结合机构执业。建立医养结合机构医务人员进修轮训机制,提高其服务能力和水平。鼓励退休医务人员到医养结合机构执业。引导职业院校护理及相关专业毕业生到医养结合机构执业。医养结合机构中的医务人员享有与其他医疗卫生机构同等的职称评定、专业技术人员继续教育等待遇。

具体而言,有如下措施:

（1）2018 年 11 月 28 日,国务院常务会议部署进一步发展养老产业、推进医养结合,提高老有所养质量。要求简化医养结合机构设立流程,实行"一个窗口"

办理,由相关部门集体办公、并联审批,不能再让市场主体跑来跑去。强化支持政策落实,促进现有医疗卫生和养老机构合作,发挥互补优势。将符合条件的养老机构内设医疗机构纳入医保定点范围。促进农村和社区医养结合,建立村医参与健康养老服务的激励机制。鼓励医护人员到医养结合机构执业,并在职称评定等方面享受同等待遇。

(2) 2019 年 2 月,国家发展改革委、民政部、国家卫生健康委联合印发《城企联动普惠养老专项行动实施方案》(发改社会〔2019〕1422 号),提出充分发挥中央预算内投资示范带动作用和地方政府引导作用,进一步激发社会资本参与养老服务积极性,促进养老产业高质量发展。围绕"政府支持、社会运营、合理定价",按约定承担公益,深入开展城企合作。国家通过中央预算内投资,支持和引导城市政府系统规划建设养老服务体系。城市政府通过提供土地、规划、融资、财税、医养结合、人才等全方位的政策支持包,企业提供普惠性养老服务包,向社会公开,接受监督。城市政府和企业双方签订合作协议,约定普惠性服务内容及随居民消费价格指数等因素动态调整价格机制,扩大养老服务有效供给,满足社会多层次、多样化需求。要加强医养结合服务合作机制建设。引导专业化医疗资源与养老服务的对接,强化老年疾病预防、诊治、康复和护理体系建设,建立稳定高效的转介机制和健康支持体系,为区域老年人提供优质医养结合服务。鼓励养老机构与医疗机构创新合作模式。

(3) 2019 年 5 月,国家卫生健康委、民政部、市场监管总局、国家中医药局联合印发《关于做好医养结合机构审批登记工作的通知》(国卫办老龄发〔2019〕17 号),提出深化医疗和养老服务"放管服"改革,优化医养结合机构审批流程和环境,进一步促进医养结合发展。该文件第一次明确定义了医养结合机构的性质,指出医养结合机构是指同时具备医疗卫生资质和养老服务能力的医疗卫生机构或养老机构。同时指出,要做好医养结合机构审批登记和政策宣讲及指导工作。各地卫生健康行政部门和民政部门应当及时将医疗机构审批备案、养老机构登记的相关法律法规和政策措施通过政务网站、办事服务窗口、新闻媒体等向社会公布。其中,养老机构申请内部设置诊所、卫生所(室)、医务室、护理站的,取消行政审批,实行备案管理;养老机构申请举办二级及以下医疗机构(不含急救中心、急救站、临床检验中心、中外合资合作医疗机构、港澳台独资医疗机构),设置审批与执业登记"两证合一",卫生健康行政部门不再核发《设置医疗机构批准书》,在受理医疗机构执业登记申请后,经公示、审核合格后发放《医疗机构执业许可证》；养老机构申请设立三级医疗机构的，卫生健康行政部门审核合格后，发放《医疗机构执业许可证》；养老机构设置医疗机构，属于社会办医范畴的，可按规定享受相关扶持政策，卫生健康及相关部门应当及时足额拨付补助，兑现有关政策；按照有关法律法规，营利性医疗机构应当到市场监管部门进行登记注册，社会力量举办非营利性医疗机构应当到民政部门进行社会服务机构登记；社会力量举办的营利性医疗机构申请内部设置养老机构的，应当依法向县级以上民政部门备案，应当依法向其登记的县级以上市场监管部门申请变更登记；公立医疗机构申请设立养老机构的，应当依法向县级以上民政部门备案，应当依法向各级编办提出主要职责调整和变更登记申请；医疗机构设立养老机构符合条件的，享受养老机构相关建设补贴、运营补贴和其他养老服务扶持政策措施，民政及相关部门应当及时足额拨付补助，兑现有关政策；对于申办人提出申请新举办医养结合机构的，即同时提出申请举办医疗机构和养老机构，需根据医疗卫生机构和养老机构的类型、性质、规模向卫生健康、民政或市场监督管理部门提交申请。

（4）2020年12月，国家卫健委印发《关于加强老年人居家医疗服务工作的通知》（国卫办医发〔2020〕24号），对居家医疗服务进行了定义。文件指出，居家医疗服务是指医疗机构医务人员按照有关要求为特定人群，重点是老年患者提供诊疗服务、医疗护理、康复治疗、药学服务、安宁疗护、中医服务等上门医疗服务。文件还定义了医疗机构、医务人员、服务对象、服务内容、服务方式、服务流程。指出，居家服务的医疗机构是指已执业登记取得《医疗机构执业许可证》，具有与所开展居家医疗服务相应的诊疗科目并已具备家庭病床、巡诊等服务方式的医疗机构，重点是二级及以下医院、基层医疗卫生机构等；居家服务的医务人员是指符合条件的医疗机构按照有关规定派出注册或执业在本机构的医师、护士、康复治疗专业技术人员及药学专业技术人员等医务人员上门提供居家医疗服务。医师应当具备与所提供居家医疗服务相符合的执业类别和执业范围，同时至少具备3年以上独立临床工作经验；护士应当至少具备5年以上临床护理工作经验和护师及以上技术职称；康复/治疗专业技术人员应当至少具备3年以上临床康复治疗工作经验和技师及以上技术职称；药学专业技术人员应当取得药师及以上技术职称。同时，医务人员应当经所在医疗机构同意方可提供居家医疗服务；居家服务的服务对象是有居家医疗服务需求且行动不便的高龄或失能老人，以及患有慢性病、处于疾病康复期或终末期、出院后仍需医疗服务的老年患者；居家医疗服务包括适宜居家提供的诊疗服务、医疗护理、康复治疗、药学服务、安宁疗护、中医服务等医疗服务。诊疗服务包括健康评估、体格检查、药物治疗、诊疗操作等。医疗护理服务包括基础护理、专项护理、康复护理、心理护理等。康复治疗服务包括康复评定、康复治疗、康复指导等。药学服务包括用药评估、用药指导等。安宁疗护服务包括症状控制、舒适照护、心理支持和人文关怀等。中医服务包括中医辨证论治、中医技术、健康指导等［该文件附有《居家医疗服务参考项目（试行）》供实际工作中参考］。居家服务方式是指医疗机构可以通过家庭病床、上门巡诊、家庭医生签约等方式提供居家医疗服务，也可以通过医联体、"互联网＋医疗健康"、远程医疗等方式将医疗机构内医疗服务延伸至居家服务。居家服务流程包括首诊、评估和医疗。医疗机构在提供居家医疗服务前对申请者进行首诊，结合本单位医疗服务能力，对其疾病情况、身心状况、健康需求等进行全面评估。经评估认为可以提供居家医疗服务的，可派出本机构具备相应资质和技术能力的医务人员提供相关医疗服务。为积极防控诊疗风险，该文件还提出，要对服务对象进行认真评估，对其身份信息、病历资料、家庭签约协议、健康档案等资料进行核验。提供居家医疗服务时，要有具备完全民事行为能力的患者家属或看护人员在场。对提供居家医疗服务的医务人员要按服务范围和项目内容开展服务。要对居家医疗服务项目的适宜性进行评估，严格项目范围；要为医务人员提供手机 APP 定位追踪系统，配置工作记录仪，配备一键报警、延时预警等装置，以保证其工作时信息畅通。要为医护人员购买医疗责任险、人身意外伤害险，切实保障医患双方安全。

（5）2022 年 3 月，国家卫生健康委、国家发展改革委、民政部、财政部、住房城乡建设部、应急部、国家医保局、国家中医药局、中国残联等九部门联合印发《关于开展社区医养结合能力提升行动的通知》（国卫老龄函〔2022〕53 号）。文件指出，社区医养结合能力提升行动是为了推动基层医疗卫生和养老服务有机衔接，切实满足辖区内老年人健康和养老服务需求。一是要提高社区医疗服务质量和水平。社区卫生服务机构、乡镇卫生院要加强老年人健康教育、健康管理、慢性病防控等服务，进一步做实老年人家庭医生签约服务，提高服务质量和水平，为符合条件的老年人提供慢性病长期处方服务和居家医疗服务。鼓励医疗卫生机构在社区养老机构、特困人员供养服务设施（敬老院）依法依规设立医疗服务站点。加强医养签约合作，社区卫生服务机构、乡镇卫生院要建立日常医疗卫生服务与社区养老机构、特困人员供养服务设施（敬老院）养老服务有机衔接融合工作机制和服务模式，为社区养老机构、特困人员供养服务设施（敬老院）

老年人提供基本公共卫生服务并按照协议提供疾病诊疗、医疗护理等医疗卫生服务。城区新建社区卫生服务机构可内部建设社区医养结合服务设施。新建和改扩建社区医养结合服务设施内的养老服务区应设置在独立建筑或建筑分区内，严格实行分区管理。二是要加强重点人群医疗服务。有条件的社区卫生服务机构、乡镇卫生院或社区养老机构、特困人员供养服务设施（敬老院）等可利用现有资源，内部改扩建社区（乡镇）医养结合服务设施，重点为失能、慢性病、高龄、残疾等老年人提供健康教育、预防保健、疾病诊治、康复护理、安宁疗护为主，兼顾日常生活照料的医养结合服务。三是加大社区医养结合支持。国家发展改革委安排中央预算内投资支持建设连锁化、标准化的社区居家养老服务网络，提供失能照护以及助餐助浴助洁助医助行等服务，支持医疗机构开展医养结合服务。财政部门安排资金支持地方实施老年人健康管理、老年健康与医养结合服务等基本公共卫生服务项目，培养老年医学、医养结合相关专业技术人员。通过政府购买服务等方式，统一开展老年人能力综合评估。

三、医养结合示范单位创建

通过几年的努力，我国医养结合取得重大进展，形成了医疗卫生机构与养老机构签约合作、医疗卫生机构开展养老服务、养老机构依法开展医疗卫生服务、医疗卫生服务延伸到社区和家庭这四种相对成熟的医养结合服务模式。截至2021年底，全国共有两证齐全的医养结合机构5 857家，比2017年年底增加了59.4%，医疗卫生机构与养老服务机构建立签约合作关系的有7.2万对，是2017年底的6.1倍。两证齐全的医养结合机构床位数达到158.5万张，超过90%的养老机构都能够以不同形式为入住的老年人提供医疗卫生服务。在医养结合过程中，我国不断完善医养结合标准规范，持续提升医养结合服务质量，出台了《医养结合机构服务指南》《医养结合机构管理指南》《医养签约合作服务指南》，制定了养老机构内设医务室、护理站和康复、护理、安宁疗护机构的基本标准，制定了《老年护理实践指南（试行）》和《居家医疗服务参考项目（试行）》，为老年人享受全流程、专业化的医养结合服务提供了标准、规范和保障。同时，落实基本公共卫生服务项目，为老年人提供健康管理、健康教育等服务，推进"互联网＋医疗健康""互联网＋护理服务"，将老年人作为重点人群优先提供家庭医生签约服务。开展慢性病长期处方服务，最多可开具12周的长期处方。

为了更进一步推进医养结合,巩固已有的医养结合实践成果,2022 年 4 月,国家卫生健康委印发《关于医养结合示范项目工作方案的通知》(国卫老龄发〔2022〕14 号),积极发挥试点示范作用。医养结合示范项目设置全国医养结合示范省(区、市)、全国医养结合示范县(市、区)、全国医养结合示范机构等 3 个项目,并将医养结合示范项目列入全国创建示范活动项目。通过创建全国医养结合示范省(区、市)、示范县(市、区)和示范机构,总结推广好的经验和做法,发挥辐射带动作用,引导鼓励各地深入推进医养结合工作,建立完善医养结合政策体系,吸引更多社会力量积极参与医养结合,不断提高医养结合服务能力和水平,更好满足老年人健康养老服务需求。

(一) 全国医养结合示范省(区、市) 和全国医养结合示范县(市、区) 创建

条件成熟、工作基础好的省份可根据实际,以省(区、市)人民政府名义向国家卫生健康委申请创建全国医养结合示范省(区、市)。示范省(区、市)创建活动无固定周期。

各地条件成熟、工作基础好的县、县级市、市辖区可按程序申报创建。活动每 2 年开展一次,每次创建示范县(市、区)约 100 个,2030 年完成创建工作。

全国医养结合示范省(区、市)和全国医养结合示范县(区、市)创建标准如下:

(1) 党政重视,部门协同。制定本级贯彻落实《国务院办公厅转发卫生计生委等部门关于推进医疗卫生与养老服务相结合指导意见的通知》和国家卫生健康委等部门《关于深入推进医养结合发展的若干意见》的实施意见或工作方案,将医养结合工作作为改善民生的重要内容纳入当地经济社会发展规划,纳入深化医药卫生体制改革和促进养老服务发展的总体部署。本级建立党委政府统筹、卫生健康部门牵头、相关部门配合、全社会参与的医养结合工作机制,各部门分工明确,责任到位。

(2) 政策支持,推动有力。制定、落实医养结合费用减免、投融资、用地、审批登记等有关政策措施。本级地方政府用于社会福利事业的彩票公益金适当支持开展医养结合服务。结合本地实际,完善医保管理措施,制定出台人员培养培训、信息化等相关支持性措施。鼓励社会力量兴办医养结合机构,通过特许经营、公建民营或民办公助等多种模式支持社会力量参与医养结合,为老年人提供多层次、多样化的健康养老服务。社会办医养结合机构能够承接当地公共卫生、

基本医疗和基本养老等服务。

（3）固本强基，优化提升。以医养签约合作、医疗机构开展养老服务、养老机构依法依规开展医疗卫生服务、医疗卫生服务延伸至社区和家庭等多种模式发展医养结合服务。落实国家基本公共卫生服务老年人健康管理、老年健康与医养结合服务项目及家庭医生签约服务、家庭病床服务等有关要求，推广中医药适宜技术产品和服务，增强社区中医药医养结合服务能力，充分发挥中医药在健康养老中的优势和作用。有条件的医疗卫生机构能够按照相关规范、标准为居家老年人提供上门医疗卫生服务。推进农村地区医养结合，有条件的地区实现乡镇卫生院与敬老院、村卫生室与农村幸福院统筹规划、毗邻建设，基本满足农村老年人健康养老服务需求。二级及以上综合性医院开设老年医学科的比例超过全国平均水平，本地区所有养老机构能够以不同形式为入住老年人提供医疗卫生服务，医疗卫生机构普遍建立老年人挂号、就医绿色通道。

（4）注重管理，强化监督。制定、落实医养结合相关规范性文件及标准等。定期对医养结合机构服务质量进行检查评估，指导医养结合机构严格执行相关规章制度、诊疗规范和技术规程，对于发现的问题及时跟踪、督促整改。医养结合数据准确并能有效指导实际工作。

（5）完善支撑，加强保障。实施、落实医师区域注册制度，医养结合机构的医务人员与其他医疗卫生机构同等参加职称评定及继续教育。出台具体政策，鼓励医务人员到医养结合机构执业，建立医养结合机构医务人员进修轮训机制。运用互联网等技术开展医疗、养老服务，能够为老年人提供针对性、便捷性的医养结合服务。培育和支持助老志愿服务，开展面向医养结合机构的志愿服务。

（6）群众认可，评价良好。医养结合服务得到当地老年人的普遍认可，5年内无医疗质量安全和涉老等重大负面事件。医养结合工作得到上级主管部门和相关部门的肯定，媒体正面评价较多。

（二）全国医养结合示范机构创建

具备医疗卫生机构资质，并已进行养老机构备案的医疗机构或养老机构可申请示范机构创建项目。示范机构创建活动每2年开展一次，每次创建示范机构约100个（含中医药特色的医养结合示范机构），2030年完成创建工作。

全国医养结合示范机构创建标准为：

运营满5年及以上，近2年入住率达到实际运营床位的60%及以上，能为入住老年人提供适宜的预防期保健、患病期治疗、康复期护理、稳定期生活照料以及临终期安宁疗护一体化的医养结合服务,入住失能、失智老年人占比超过50%的医养结合机构。在满足以上条件的基础上,优先推荐以下机构:对老年人开展健康和需求综合评估,建立老年人电子健康档案,医疗和养老服务提供者共享评估结果。针对老年人可能出现的身体机能下降(如体力下降、认知障碍、抑郁症状等)、老年综合征(如尿失禁、跌倒风险等)开展积极干预,预防或减缓失能失智。为居家养老的老年人家庭成员等非正式照护者提供心理干预、培训和支持。注重发挥中医药特色和优势,为老年人提供中医体质辨识、养生保健等健康养老服务。利用信息化手段提升医养结合服务质量和效率。

与此同时,还应具备以下条件:

(1) 环境设施好。按照机构类别,服务场地的建筑设计符合相关医疗机构建筑设计规范及《老年人照料设施建筑设计标准》《建筑设计防火规范》《无障碍设计规范》等国家相关标准要求。配备满足服务需求的医疗和养老设施设备,定期进行维护和保养,确保设备安全使用。

(2) 人员队伍好。按照机构类别、规模和服务需求等配备相应的管理、专业技术、服务和后勤人员,人员配备数量应当符合国家有关要求,所有人员均须按照国家相关法律法规持证上岗或经相关专业培训合格后方可上岗并组织定期考核。管理人员应当具备相关管理经验。各类专业技术人员应当建立专业技术档案。

(3) 内部管理好。遵循《医疗机构管理条例》《养老机构服务质量基本规范》等相关制度,建立与医养结合服务相配套的管理体系,加强服务管理、人员管理、财务管理、环境及设施设备管理、安全生产管理和后勤管理等;医疗机构还需加强医疗管理、护理管理、药事管理、院感管理、医疗文书管理等。

(4) 服务质量好。了解老年人健康状况,为老年人制定有针对性的个人服务计划,提供专业、安全、规范的医疗卫生服务和养老服务,根据机构职责和服务需求,提供健康教育、健康管理、疾病诊治、康复护理、生活照料、膳食服务、清洁卫生服务、洗涤服务、文化娱乐、心理精神支持、安宁疗护等服务,做到慢病有管理、急病早发现、小病能处理、大病易转诊。公开服务项目和收费标准,建立投诉反馈机制,及时改进服务质量。

(5) 服务效果好。遵守国家相关法律法规和政策,5年内未发生重大安全生产事故、重大医疗事故和违法违纪案件。机构运营现状良好,具有可持续发展的潜力。建立服务质量外部监督评价制度，产生良好社会效益，并能够对其他医养结合服务机构起到辐射和带动效应。开展第三方社会化满意度评价，入住老年人及家属满意度调查结果在 95% 及以上。

创建期满后，国家卫生健康委将对申报单位组织开展评估验收。根据评估验收情况，分别确定"全国医养结合示范省（区、市）""全国医养结合示范县（市、区）"和"全国医养结合示范机构"。同时，加强动态管理。正在创建和已命名示范的单位若发生重大不良社会影响事件、违法案件或医养结合相关政策执行不力、服务水平明显下降、老年人权益受到侵害等工作服务严重滑坡的情况，按程序及时终止其创建工作或取消示范命名，且 3 年内不得再次申请创建。

四、失能失智老人医养结合

自我国医养结合实践开展以来，失能失智老人医疗服务地位在不断增强。在医养结合探索初期，我国在关注老年人口医养结合服务的同时，开始重点关注失能失智老人的医养结合问题。

一是关注了失能失智老人长期护理问题。2013 年 9 月 28 日，国务院发布《关于促进健康服务业发展的若干意见》（国发〔2013〕40 号），提出要"鼓励地方结合实际探索对经济困难的高龄、独居、失能老年人补贴等直接补助群众健康消费的具体形式"。2016 年 12 月 7 日，国务院发布《关于全面放开养老服务市场提升养老服务质量的若干意见》（国办发〔2016〕91 号），提出"探索建立长期护理保险制度，形成多元化的保险筹资模式，推动解决失能人员基本生活照料和相关医疗护理等所需费用问题"。2017 年 2 月 28 日，国务院发布《"十三五"国家老龄事业发展和养老体系建设规划》（国发〔2017〕13 号）提出，"开展长期护理保险试点的地区要统筹施策，做好长期护理保险与重度残疾人护理补贴、经济困难失能老年人护理补贴等福利性护理补贴项目的整合衔接，提高资源配置效率效益。鼓励商业保险公司开发适销对路的长期护理保险产品和服务，满足老年人多样化、多层次长期护理保障需求"。

二是关注了失能失智老人健康管理问题。2015 年 11 月 20 日，国务院办公厅转发国家卫生计生委、民政部、发展改革委、财政部、人力资源社会保障部、国土资源部、住房城乡建设部、全国老龄办、中医药局等九部门《关于推进医疗卫生与养老服务相结合的指导意见》（国办发〔2015〕84 号），提出"鼓励为社区高龄、重病、失能、部分失能以及计划生育特殊家庭等行动不便或确有困难的老年人，提供定期体检、上门巡诊、家庭病床、社区护理、健康管理等基本服务"。

三是关注了失能失智老人方便就医问题。2015年11月20日，国务院办公厅转发国家卫生计生委、民政部、发展改革委、财政部、人力资源社会保障部、国土资源部、住房城乡建设部、全国老龄办、中医药局等九部门《关于推进医疗卫生与养老服务相结合的指导意见》（国办发〔2015〕84号），提出"全面落实老年医疗服务优待政策，医疗卫生机构要为老年人特别是高龄、重病、失能及部分失能老年人提供挂号、就诊、转诊、取药、收费、综合诊疗等就医便利服务"。2017年2月28日，国务院发布《"十三五"国家老龄事业发展和养老体系建设规划》（国发〔2017〕13号）提出，"落实老年人医疗服务优待政策，为老年人特别是高龄、重病、残疾、失能老年人就医提供便利服务。鼓励各级医疗卫生机构和医务工作志愿者为老年人开展义诊。加强康复医师、康复治疗师、康复辅助器具配置人才培养，广泛开展偏瘫肢体综合训练、认知知觉功能康复训练等老年康复护理服务"。

四是关注了失能失智老人养老资源配置和适老化改变问题。2016年12月7日，国务院发布《关于全面放开养老服务市场提升养老服务质量的若干意见》（国办发〔2016〕91号），提出"改善结构，突出重点。补齐短板，将养老资源向居家社区服务倾斜，向农村倾斜，向失能、半失能老年人倾斜""通过政府补贴、产业引导和业主众筹等方式，加快推进老旧居住小区和老年人家庭的无障碍改造，重点做好居住区缘石坡道、轮椅坡道、公共出入口、走道、楼梯、电梯候梯厅及轿厢等设施和部位的无障碍改造，优先安排贫困、高龄、失能等老年人家庭设施改造，组织开展多层老旧住宅电梯加装"。

随着我国医养结合政策体系不断完善，医养结合能力不断提升，我国失能失智老人医养结合问题得到了高度重视。我们清楚地认识到，我国失能失智老人长期照护体系尚未建立。高龄、失能老年人上门健康服务严重不足。因此，在全面提升我国医养结合能力阶段，我国重点加强失能失智老人医养结合服务，着力建设失能失智老人长期照护服务体系。

一是重点加强失能失智老人医养结合服务。2019年10月23日，国家卫生健康委、民政部、国家发展改革委、教育部、财政部、人力资源社会保障部、自然资源部、住房城乡建设部、市场监管总局、国家医保局、国家中医药局和全国老龄办等十二部门联合印发《关于深入推进医养结合发展的若干意见》（国卫老龄发〔2019〕60号），提出"实施社区医养结合能力提升工程，加大社区医养结合机构建设力度。社区卫生服务机构、乡镇卫生院或社区养老机构、敬老院可利用现有资源,内部改扩建一批社区(乡镇)医养结合服务设施,重点为社区/乡镇失能失智老人提供集中或居家医养结合服务",“加强医疗服务与养老服务衔接。有条件的地方可积极开展医疗服务和养老服务的衔接,完善硬件设施,充实人员队伍,重点为失能的特困老年人提供医养结合服务"。2020 年 12 月,国家卫健委印发《关于加强老年人居家医疗服务工作的通知》(国卫办医发〔2020〕24 号)指出,居家服务的服务对象是"有居家医疗服务需求且行动不便的高龄或失能老年人、慢性病、疾病康复期或终末期、出院后仍需医疗服务的老年患者"。2022 年 3月,国家卫生健康委、国家发展改革委、民政部、财政部、住房城乡建设部、应急部、国家医保局、国家中医药局、中国残联等九部门联合印发《关于开展社区医养结合能力提升行动的通知》(国卫老龄函〔2022〕53 号)提出,“有条件的社区卫生服务机构、乡镇卫生院或社区养老机构、特困人员供养服务设施(敬老院)等可利用现有资源,内部改扩建社区(乡镇)医养结合服务设施,重点为失能、慢性病、高龄、残疾等老年人提供健康教育、预防保健、疾病诊治、康复护理、安宁疗护为主,兼顾日常生活照料的医养结合服务"。

二是建立失能失智老人长期照护体系。在失能失智老人长期护理费用方面,2019 年 10 月 23 日,国家卫生健康委、民政部、国家发展改革委、教育部、财政部、人力资源社会保障部、自然资源部、住房城乡建设部、市场监管总局、国家医保局、国家中医药局和全国老龄办等十二部门联合印发《关于深入推进医养结合发展的若干意见》(国卫老龄发〔2019〕60 号),提出"实行长期护理保险制度的地区,失能老年人长期护理费用由长期护理保险按规定支付"。在失能失智老人养老服务网络建设方面,2022 年 3 月,国家卫生健康委、国家发展改革委、民政部、财政部、住房城乡建设部、应急部、国家医保局、国家中医药局、中国残联等九部门联合印发《关于开展社区医养结合能力提升行动的通知》(国卫老龄函〔2022〕53 号),提出"国家发展改革委安排中央预算内投资支持建设连锁化、标准化的社区居家养老服务网络,提供失能照护以及助餐助浴助洁助医助行等服务,支持医疗机构开展医养结合服务"。在医养结合示范机构创建方面,2022 年4 月,国家卫生健康委印发《关于医养结合示范项目工作方案的通知》(国卫老龄发〔2022〕14 号),指出全国医养结合示范机构创建标准:运营满 5 年及以上,近2 年入住率达到实际运营床位的 60% 及以上,能为入住老年人提供适宜的预防期保健、患病期治疗、康复期护理、稳定期生活照料以及临终期安宁疗护一体化的医养结合服务，入住失能、失智老年人占比超过 50% 的医养结合机构。在满足以上条件的基础上，优先推荐以下机构：对老年人开展健康和需求综合评估，建立老年人电子健康档案，医疗和养老服务提供者共享评估结果。针对老年人可能出现的身体机能下降（如体力下降、认知障碍、抑郁症状等）、老年综合征（如尿失禁、跌倒风险等）开展积极干预，预防或减缓失能失智。

与医养结合探索初期相比，我国医养结合的第二阶段已经呈现出新的特点，它不再是在建立健全老年医疗服务和养老服务体系中，表示出对失能失智老人医疗和养老服务需求的关注，而是在保障全体老年人基本健康需求得到满足的基础上，重点加强对有需求的失能失智老人的医疗和养老服务供给，确保失能失智老人能与其他老人一样享有健康养老服务的权利，真正实现以人民健康为中心的中国特色社会主义核心价值观。

第十四章

失能失智预防

　　失能失智预防是从源头上减少失能失智老人规模的重要方法。2021 年 12 月 31 日,国家卫生健康委、全国老龄办、国家中医药局印发《关于全面加强老年健康服务工作的通知》(国卫老龄发〔2021〕45 号),指出要"提升医疗卫生服务体系的适老化水平,建立完善老年健康服务体系,推进老年健康预防关口前移,持续扩大优质老年健康服务的覆盖面,向内在能力不同的老年人提供精准健康服务,促进'以疾病为中心'向'以健康为中心'转变"。

　　同时还指出,失能失智预防是医疗服务的重要内容。要"加强老年人健康教育。在城乡社区加强老年健康知识宣传和教育,利用多种方式和媒体媒介,面向老年人及其照护者广泛传播营养膳食、运动健身、心理健康、伤害预防、疾病预防、合理用药、康复护理、生命教育、消防安全和中医养生保健等科普知识。组织实施老年人健康素养促进项目,有针对性地加强健康教育,提升老年人健康素养。利用老年健康宣传周、敬老月、重阳节、世界阿尔茨海默病日等契机,积极宣传《老年健康核心信息》《预防老年跌倒核心信息》《失能预防核心信息》《阿尔茨海默病预防与干预核心信息》等老年健康科学知识和老年健康服务政策。将老年健康教育融入临床诊疗工作,鼓励各地将其纳入医疗机构绩效考核内容"。

　　一般而言,失能失智预防分为三方面内容:一是失能失智预防健康教育;二是失能失智干预;三是全人群健康管理,特别是失能失智老人健康管理。

一、失能失智预防健康教育

　　失能失智预防健康教育是全人群教育。研究表明,慢性疾病、老年综合征和老年认知症等疾病,不良生活方式、营养不良和意外等多种风险因素均能引起失能失智。这些风险因素对人群的影响是长期的、累积性的,它们几乎存在于不同人群、不同年龄段中,因此,预防失能失智必须从全人群抓起,而不仅仅是从老年人抓起。在老年期,许多人已经患有多种慢性疾病,或是患有老年综合征和老年认知症等疾病,失能失智预防健康教育效果要大打折扣。

一般而言,失能失智预防健康教育有四种模式。一是普通人群(普通人群指除老年人群之外的其他人群)模式。通过普通人群失能失智预防健康教育,着重强化健康生活理念,塑造健康生活方式,着力规避慢性疾病、老年综合征和老年认知症等疾病患病风险。二是普通老年人群(普通老年人群指除失能失智老人之外的其他老年人群)模式。通过普通老年人群失能失智预防健康教育,加强失能失智风险意识,改变不良生活方式,加强健康管理,控制脑卒中、糖尿病等易引发失能失智的疾病进展。三是失能失智老人模式。通过失能失智老人失能失智预防健康教育,增加失能失智老人医疗依从性,加强健康管理,合理用药,加强医疗护理,完善日常照护,控制失能失智进展,维持一定的生活质量。四是失能失智老人照护者(包括养老机构照护者和家庭照护者)模式。通过照护者的失能失智预防健康教育,帮助照护者了解失能失智风险因素,加强失能失智老人健康管理,规范照护失能失智老人,帮助老人及时就诊,合理用药,维持一定的生活质量。

由于失能失智预防健康教育涉及全人群的不同需求和不同预防目的,因此,失能失智预防健康教育的范畴是广泛的。它主要包括:营养膳食、运动健身、心理健康、伤害预防、疾病预防、合理用药、康复护理、生命教育、消防安全和中医养生保健等范畴。但是,2014 年 10 月国家卫生健康委发布的《老年健康核心信息》,2019 年 8 月国家卫生健康委发布的《失能预防核心信息》,2021 年 10 月国家卫生健康委员会疾病预防控制局、中国疾病预防控制中心慢性非传染性疾病预防控制中心发布的《预防老年人跌倒健康教育核心信息》,2019 年 9 月国家卫生健康委发布的《阿尔茨海默病预防与干预核心信息》,2022 年 5 月中华医学会老年医学分会发布的《老年人衰弱预防中国专家共识(2022)》等应当是失能失智预防健康教育的核心内容。无论是防失能、防跌倒、防失智,还是防衰弱,在失能失智预防健康教育过程中,要始终把握好健康状态维护、危险因素干预和友好环境建设等三个关键点,使受教育者不仅建立健康知识体系,树立健康信念,还要付诸健康行动,有效控制失能失智风险。

（一）《老年健康核心信息》

《老年健康核心信息》是预防失能失智的总体要求，共 20 条，它也由此被称为"老年健康 20 条"，包括如下内容：

（1）积极认识老龄化和衰老。老年人要不断强化自我保健意识，学习自我监护知识，掌握自我管理技能，早期发现和规范治疗疾病，对于中晚期疾病以维持功能为主。

（2）合理膳食，均衡营养。老年人饮食要定时、定量，每日食物品种应包含粮谷类、杂豆类及薯类（粗细搭配），动物性食物，蔬菜、水果，奶类及奶制品，以及坚果类等，控制烹调油和食盐摄入量。

（3）适度运动，循序渐进。根据自身情况和爱好，老年人选择轻中度运动项目，如快走、慢跑、游泳、舞蹈、太极拳等。每次运动时间 30—60 分钟为宜。

（4）戒烟，控制饮酒量，避免饮用 45 度以上烈性酒，切忌酗酒。

（5）保持良好睡眠。如果长期入睡困难或有严重的打鼾并呼吸暂停者，应当及时就医。如使用安眠药，请遵医嘱。每天最好午休 1 小时左右。

（6）定期监测血压。高血压患者每天至少测量血压 3 次，早、中、晚各 1 次。警惕血压晨峰现象，防止心肌梗死和脑卒中。避免血压过低，特别是由于用药不当所致的低血压。

（7）定期监测血糖。糖尿病患者血糖稳定时，每周至少监测 1—2 次血糖。老年糖尿病患者血糖控制在空腹血糖＜7.8 mmol/L，餐后 2 小时血糖＜11.1 mmol/L，或糖化血红蛋白水平控制在 7.0％～7.5％。

（8）预防心脑血管疾病。保持健康生活方式，控制心脑血管疾病危险因素。控制油脂、盐分的过量摄入，适度运动，保持良好睡眠，定期体检，及早发现冠心病和脑卒中的早期症状，及时治疗。

（9）关注脑卒中早期症状，及早送医。一旦发觉老年人突然出现一侧面部或肢体无力或麻木，偏盲，语言不利，眩晕伴恶心、呕吐，复视等症状，应紧急送医院救治。

（10）重视视听功能保护。避免随便挖耳，少喝浓茶、咖啡，保持安静的生活环境。当听力下降严重时，要及时到医疗机构检查，必要时佩戴助听器。定期检查视力，发现视力下降及时就诊。

（11）重视口腔保健，保护咀嚼功能。坚持饭后漱口、早晚刷牙，合理使用牙线或牙签。每隔半年进行 1 次口腔检查,及时修补龋齿孔洞;及时镶补缺失牙齿,尽早恢复咀嚼功能。

(12)预防跌倒。保持适度运动,佩戴适当的眼镜以改善视力,避免单独外出和拥挤环境,室内物品摆放规整,保持正常的室内照明,保持地面干燥及平整,防止跌倒,防止骨折。

(13)预防骨关节疾病和骨质疏松症。注意膝关节保暖,避免过量体育锻炼,尽量少下楼梯。控制体重以减轻下肢关节压力。增加日晒时间。提倡富含钙、低盐和适量蛋白质的均衡饮食。适量步行或跑步,提高骨强度。

(14)预防压力性尿失禁。注意改变使腹压增高的行为方式和生活习惯,如长期站立、蹲位、负重、长期慢性咳嗽、便秘等。

(15)保持良好心态,学会自我疏导。一旦发觉老年人出现失眠、头痛、眼花、耳鸣等症状,并且心情压抑、郁闷、坐卧不安,提不起精神,为一点儿小事提心吊胆、紧张恐惧,对日常活动缺乏兴趣,常常自卑、自责、内疚,处处表现被动和过分依赖,感到生活没有意义等或心情烦躁、疲乏无力、胸闷、睡眠障碍、体重下降、头晕头痛等抑郁症早期症状,要及时就诊,请专科医生进行必要的心理辅导和药物治疗。

(16)预防阿尔茨海默病。老年人一旦出现记忆力明显下降、近事遗忘突出等早期症状,要及早就诊,预防或延缓阿尔茨海默病的发生发展。如出现持续进行性的记忆障碍、语言障碍、视空间障碍及人格改变等症状,要加强照护,加强药物干预和非药物干预。

(17)合理用药。严格遵医嘱用药,掌握适应证、禁忌证,避免重复用药、多重用药。不滥用抗生素、镇静睡眠药、麻醉药、消炎止痛药、抗心律失常药、强心药。用药期间如出现不良反应,应及时就诊。

(18)定期体检。老年人每年至少做 1 次体检,高度重视异常肿块、肠腔出血、体重减轻等癌症早期危险信号,一旦发现异常应及时去肿瘤专科医院就诊。积极参加疾病筛查,早发现、早干预慢性疾病。

(19)外出随身携带健康应急卡。卡上注明姓名、家庭住址、工作单位、家属联系方式、患有疾病情况,可能会发生何种情况及就地进行简单急救要点,必要时注明请求联系车辆、护送医院等事项。

(20)积极进行社会参与。结合自身情况,参加有益身心健康的体育健身、文化娱乐等活动,提倡科学文明健康的生活方式,实现老有所为、老有所学、老有所乐。

（二）《失能预防核心信息》

《失能预防核心信息》是聚焦失能预防的重要指南。失能是老年人体力与脑力的下降和外在环境综合作用的结果。引起老年人失能的危险因素包括慢性疾病、老年综合征（包括衰弱、肌少症、营养不良、视力下降、听力下降等），以及失智。同时，不适合老年人的环境和照护等也会引起和加重老年人失能。围绕着引起失能的风险因素，《失能预防核心信息》指出了老年人预防失能的 16 条事项。

（1）提高老年人健康素养。正确认识衰老，树立积极的老龄观，通过科学、权威的渠道获取健康知识和技能，慎重选用保健品和家用医疗器械。

（2）改善营养状况。合理膳食、均衡营养，定期参加营养状况筛查与评估，接受专业营养指导，营养不良的老年人应当遵医嘱使用营养补充剂。

（3）改善骨骼肌肉功能。鼓励户外活动，适当体育锻炼，增强身体的平衡力、耐力、灵活性和肌肉强度。

（4）预防接种。建议定期注射肺炎球菌疫苗和带状疱疹疫苗。在医生的指导下，接种流感疫苗。

（5）预防跌倒。增强防跌倒意识，加强跌倒风险评估，积极干预风险因素。

（6）关注心理健康。保持良好心态，学会自我调适，识别焦虑、抑郁等不良情绪和痴呆早期表现，有困难时积极寻求帮助。

（7）维护社会功能。多参加社交活动，丰富老年生活，避免社会隔离。

（8）加强健康管理。定期体检、测血压、血糖和血脂等指标，及早发现心脑血管病、骨关节病、慢阻肺等老年常见疾病和老年综合征，加强疾病风险因素干预和疾病治疗。

（9）科学合理用药。遵医嘱用药，了解适应证、禁忌证，避免多重用药，用药期间出现不良反应及时就诊。

（10）适量运动。坚持进行力所能及的体力活动，避免长期卧床、受伤和术后的绝对静养造成的"废用综合征"。

（11）加强功能康复。加强康复治疗与训练，合理配置和使用辅具，改善生活质量。

（12）加强失能早期筛查和评估。高龄、新近出院或功能下降的老年人应当接受老年综合能力评估服务，有明显认知功能障碍和运动功能减退的老年人应尽早就诊。

(13) 尊重老年人的养老意愿。尽量居住在熟悉的环境里,根据自己的意愿选择居住场所和照护人员。

(14) 加强生活环境安全。加强社区、家庭适老化改造。注意用水、用电和用气安全,安装和维护报警装置。

(15) 增强照护能力。加强照护人员专业照护培训、心理健康培训和心理健康干预。

(16) 营造老年友好氛围。传承尊老爱老敬老的传统美德,关注老年人健康,建设老年友好的社会环境。

(三)《预防老年人跌倒健康教育核心信息》

《预防老年人跌倒健康教育核心信息》是专门针对老年人常见的跌倒问题提出的注意事项,它包括 15 个方面内容。

(1) 跌倒是引发老年人失能的重要因素。跌倒在老年人群中发生率较高,是老年人最常见的伤害。跌倒是我国 65 岁及以上老年人因伤害死亡的首位原因,是导致老年人创伤性骨折的第一位原因。随着老年人年龄增长,跌倒的发生、因跌倒受伤和死亡的风险均有所增加,年龄越大的老年人跌倒的风险越大。

(2) 跌倒的发生通常不是单一因素作用的结果,与老年人身体机能、健康状况、行为习惯、药物使用、穿着、周围环境等多方面因素有关。衰老是老年人跌倒的生理性因素。衰老可导致身体平衡能力下降、肌肉力量变弱等机能改变,跌倒风险增大。神经系统疾病、心血管疾病、眼部疾病、骨骼关节疾病、足部疾患、认知障碍等疾患,以及作用于中枢神经系统、心血管系统等系统的药物,或同时服用多种药物均会增加老年人跌倒风险。穿鞋底不防滑、鞋跟较高的鞋,穿不合身的衣裤,行为动作过快,进行不适合身体条件的运动等行为也会增加跌倒风险。地面湿滑、不平、有障碍物,照明不足,起身时缺乏支撑物,家具过高、过低或摆放不合适等,均会导致老年人跌倒。

(3) 跌倒可以预防。提高预防老年人跌倒的意识,主动学习预防跌倒知识,掌握基本的防跌倒技能,养成防跌倒行为习惯。有过跌倒经历的老年人再次跌倒的风险较大,应更加重点预防。

(4) 正确认识和适应衰老。根据身体情况主动调整行为习惯,在日常生活中放慢速度,不要着急转身、站起、开房门、接电话、去卫生间等。行动能力下降的老人应主动使用辅助器具。不站立穿裤,不登高取物,不进行剧烈的运动。

(5)加强平衡能力、肌肉力量、耐力锻炼。衰老表现为老年人的肌肉力量下降、柔韧度下降、反应时间过长、反应能力减退,这些都可能是导致跌倒的原因。运动锻炼能够保持老年人的肌肉力量,降低因衰老导致的关节僵硬,保持或改善平衡能力和耐力,从而降低和减少老年人跌倒或者跌倒导致骨折的风险。加强太极拳、八段锦、五禽戏、瑜伽、健身舞等运动,做单脚站立、身体摆动"不倒翁"练习,足跟对足尖"一字走"、侧向行走、跨步练习、平衡锻炼操等运动。加强提踵、直腿后抬运动,加强下肢肌肉力量锻炼。加强健步走、健身舞等有氧运动,提高身体耐力。不要因为过度害怕跌倒而停止运动。停止运动可使本就处于衰老阶段的身体功能加速衰退,进一步增加跌倒风险。老年人参加运动锻炼要遵循安全适度的原则,避免危险性的运动项目,注意环境安全,雨水天气、寒冷天气尽量减少室外活动。老年人要根据自己的生理特点和健康状况选择适度的运动强度、运动时长、运动频率,量力而为,养成习惯。运动强度以轻微出汗感到舒适为度,锻炼要循序渐进,不要急于求成。

(6)科学着装。穿合身的衣裤,不穿过长、过紧或过宽松的、影响行走或活动的衣裤。运动时,穿适合运动的衣裤和鞋。穿低跟、防滑、合脚的鞋,鞋底要纹路清晰、防滑,有一定厚度,硬度适中,能起到一定支撑作用。鞋跟不宜太高。鞋面的材质应柔软,有较好的保暖性和透气性。鞋的固定以搭扣式为好,如为系带式,应注意系好,使其不易松开。鞋的足弓部位略微增厚,可在走路时起到一定支撑和缓冲作用。鞋的大小应合适,以脚趾与鞋头间略有空隙为宜。

(7)科学选择和使用适老辅助器具。主动使用手杖。手杖可发挥辅助支撑行走的作用,是简便有效的防跌倒工具。常用适老辅助器具包括:手杖、助行器、轮椅、扶手、适老坐便器、适老洗浴椅、适老功能护理床、视力补偿设施和助听器等。

(8)养成安全出行习惯。外出时,注意观察室外环境、公共场所环境,尽量选择无障碍、不湿滑、光线好的行走路线。上下台阶、起身、乘坐交通工具、自动扶梯时站稳扶好,放慢速度,避免"忙中出错"。在运动、出行过程中,根据身体条件,主动休息,避免因体力下降增加跌倒风险。遇雨雪、大风等恶劣天气时减少外出活动。外出时随身携带应急联系卡片、手机。夜晚尽量减少出行,如出行要携带照明工具。

(9)加强家居适老化改造。保持地面干燥,卫生间、厨房等易湿滑的区域使用防滑垫;去除门槛、家具滑轨等室内地面高度差。室内照度合适,过暗或过亮均不利于预防跌倒。不使用裸露灯泡或灯管,采用多光源照明。避免大面积使用反光材料,减少眩光。灯具开关位置应方便使用,避免因灯具开关位置不合理导致跌倒,可使用遥控开关、感应开关。摆放座凳,方便老年人换鞋和穿衣。床旁设置床头柜,减少老年人起床取物次数。常用物品放于老年人伸手可及之处,以避免借助凳子或梯子取物。床、坐具不要过软,高度合适。家具摆放和空间布局合理,保持室内通道便捷、畅通无障碍。淋浴间、坐便器、楼梯、床、椅等位置安装扶手。

(10)防治骨质疏松,降低跌倒后骨折风险。均衡饮食,选择含适量蛋白质、钙、低盐的食物,如奶制品、豆制品、坚果、蛋类、瘦肉等;避免吸烟、酗酒,慎用影响骨代谢的药物。天气条件允许时,每天至少20分钟日照。提倡中速步行、慢跑等户外运动形式,适当负重运动,定期进行骨质疏松风险评估、骨密度检测。骨质疏松的老人,应在医务人员指导下规范、积极治疗,重点预防跌倒。

(11)合理用药。服用影响神智、精神、视觉、步态、平衡等功能的药物时,以及同时服用多种药物时,均要注意预防老年人跌倒风险。遵医嘱用药,不要随意增减药物;避免重复用药;了解药物的副作用;使用治疗中枢神经系统、心血管系统疾病的药物后,动作宜缓慢,预防跌倒。

(12)跌倒后积极自救。老年人跌倒,首先要保持冷静,不要慌张,不要着急起身,先自行判断有无受伤,受伤部位、程度,能否自行站起等。经尝试后,如自己无法起身,不要强行站起;可以通过大声呼喊,打电话,敲打房门、地板、管道等物品发出声音求助,但要注意保持体力。在等待救助期间,可用垫子、衣物、床单等保暖。如伤势不重,自我判断可以自己站起,首先应先将身体变为俯卧位,利用身边的支撑物慢慢起身,不要盲目突然站起,以免加重伤情。起身后先休息片刻,部分恢复体力后再寻求救援或治疗。无论跌倒后受伤与否,都应告知家人和医务人员,并根据情况进行进一步检查。

(13)科学救助。发现老年人跌倒时,在确保老年人和救助者安全的前提下进行救助。救助时首先判断老年人的意识、呼吸,察看有无骨折、大出血等伤情,避免因盲目扶起伤者而加重损伤。不能猛烈晃动伤者,注意给老年人保暖。受伤的老年人如意识不清、伤情严重,请立即帮助拨打急救电话;如老年人意识清醒,可给予安抚、宽慰等心理支持。

如果施救者具备一定的急救技能,可以对受伤老年人进行初步救治。如果不具备急救技能,可寻求他人救助,提供力所能及的帮助。

(14) 加强照护者培训。老年人的家人、照护者应主动学习预防跌倒的知识技能,并积极与老年人分享,帮助老年人养成防跌倒行为习惯。对有跌倒史、行动能力下降、患有跌倒相关疾患等跌倒高风险的老年人,加强防跌倒的照护。加强家庭环境适老化改造,为老年人打造安全居家环境。

(15) 全社会共同参与老年人跌倒预防。形成关爱老年人的社会环境,从政策措施、城市建设和乡村建设等各个方面着力打造老年友好社会和友好环境,关注老年人健康。

(四)《阿尔茨海默病预防与干预核心信息》

《阿尔茨海默病预防与干预核心信息》是预防老年人失智的重要教育资料。它提出了预防与干预阿尔茨海默病的九个方面内容。阿尔茨海默病是老年期痴呆最主要的类型,表现为记忆减退、词不达意、思维混乱、判断力下降等脑功能异常和性格行为改变等,严重影响日常生活。年龄越大,患病风险越大。积极的预防和干预能够有效延缓疾病的发生和发展,提升老年人生活质量,减轻家庭和社会的负担。

(1) 形成健康生活方式。培养运动习惯和兴趣爱好,健康饮食,戒烟限酒,多学习,多用脑,多参加社交活动,保持乐观的心态,避免与社会隔离。

(2) 降低患病风险。中年肥胖、高血压、糖尿病、卒中、抑郁症、听力损失、有痴呆症家族史者,应当控制体重,矫正听力,保持健康血压、胆固醇和血糖水平。

(3) 知晓阿尔茨海默病早期迹象。包括:很快忘掉刚刚发生的事情;完成原本熟悉的事务变得困难;对所处的时间、地点判断混乱;说话、书写困难;变得不爱社交,对原来的爱好失去兴趣;性格或行为出现变化,等等。

(4) 及时就医。老年人若出现阿尔茨海默病早期迹象,家人应当及时陪同到综合医院的老年病科、神经内科、精神/心理科、记忆门诊或精神卫生专科医院就诊。

(5) 积极治疗。药物治疗和非药物治疗可以帮助患者改善认知功能,减少并发症,提高生活质量,减轻照护人员负担。可在专业人员指导下,开展感官刺激、身体和智能锻炼、音乐疗法、环境疗法等非药物治疗。

(6) 做好家庭照护。家人掌握沟通技巧、照护技能以及不良情绪的调适方法,在日常生活中协助而不包办,有助于维持患者现有功能。应当为患者提供安全的生活环境,佩戴防走失设备,预防伤害,防止走失。

(7)维护患者的尊严与基本权利。注重情感支持,不伤其自尊心,沟通时态度和蔼,不轻易否定其要求。尊重患者,在保障安全的前提下,尽可能给予患者自主自由。

(8)关爱照护人员。患者的照护人员身心压力大,要向照护人员提供专业照护培训和支持服务,维护照护人员身心健康。

(9)营造友善的社会氛围。加强社会宣传,减少对患者的歧视,关爱患者及其家庭,建设友好的社会环境。

(五)《老年患者衰弱评估与干预中国专家共识》

衰弱是指老年人生理储备下降导致机体易损性增加、抗应激能力减退的非特异性状态。衰弱老人经历外界较小刺激即可导致一系列临床负性事件的发生。衰弱涉及多系统病理、生理变化,包括神经肌肉、代谢及免疫系统等。衰弱、失能和多病共存是不同的概念,但三者关系密切,且相互影响,并伴有一定的重叠。衰弱和多病共存可预测失能,失能可作为衰弱和多病共存的危险因素,多病共存又可促使衰弱和失能进展。衰弱不仅可使老人面对应激时的脆性增加,发生失能或功能下降,住院和死亡的风险增加,还可导致老年人对长期照护的需求和医疗费用增加。早期识别衰弱并给予相应的处理,可减少失能,衰弱前期可被逆转至健康状态,一些衰弱状态也可被逆转至衰弱前期。

衰弱的患病率随增龄而增加,且女性高于男性。遗传因素、生活方式、疾病、营养不良、精神心理因素、药物均为衰弱的风险因素。

衰弱的一般表现是:疲劳、无法解释的体重下降和反复感染,以及跌倒、谵妄和波动性失能。

衰弱需通过评估工具评估后进行分级。衰弱的评估工具有:Fried 衰弱综合征标准、衰弱指数(frailty index, FI)和 FRAIL 量表等。根据评估标准衰弱可分为不同等级。Fried 衰弱综合征标准将老年人分为健康期、衰弱前期和衰弱期。衰弱指数可将老年衰弱分为 9 个等级。衰弱评估非常重要。所有 70 岁及以上人群或最近 1 年内非刻意节食情况下出现体重下降的人群应进行衰弱筛查和评估。

如何预防老年衰弱发生?轻、中度衰弱的老年人对干预反应良好,而重度衰弱患者对干预效果不佳。对衰弱的治疗和预防药物尚处于初步探索阶段,特异性的干预衰弱的临床实验较少。

衰弱可以采取运动、营养、共病和多重用药管理、多学科团队合作的医疗护理、减少医疗伤害和药物治疗等方法进行干预。

(1) 运动干预。阻抗运动与有氧耐力运动是预防及治疗衰弱状态的有效措施。即使是最衰弱的老年人也可以从可耐受的体力活动中获益。锻炼获益包括增加活动灵活性和日常生活能力、改善步态、减少跌倒、增加骨密度及改善一般健康状况。

(2) 营养干预。营养干预能改善衰弱老人的体重下降和营养不良,补充蛋白质特别是补充富含亮氨酸等必需氨基酸混合物,可以增加肌容量进而改善衰弱状态。老年人日常所需要的蛋白质及氨基酸要略高于年轻人。健康成人需要蛋白质 $0.83\,g \cdot kg^{-1} \cdot d^{-1}$,老年人需要 $0.89\,g \cdot kg^{-1} \cdot d^{-1}$,衰弱患者合并肌少症时则需要 $1.20\,g \cdot kg^{-1} \cdot d^{-1}$,应激状态时需要 $1.30\,g \cdot kg^{-1} \cdot d^{-1}$。另外还需补充维生素 D(常联合钙剂)。当血清 25 -羟维生素 D 水平<100 nmol/L 时可考虑每天补充 800 U 维生素 D,以改善下肢力量和功能,预防跌倒、骨折和改善平衡功能。

(3) 药物干预。血管紧张素转化酶抑制剂类药物可以改善骨骼肌功能及结构,并能阻止或者延缓老年人肌容量减少,从而提高运动耐量和生活质量,提高行走速度。

(4) 共病和多重用药管理。老年人常存在的共病是衰弱的潜在因素。如抑郁、心力衰竭、肾衰竭、认知功能受损、糖尿病、视力及听力问题等均可促进衰弱的发生与发展。衰弱的预防和治疗应包括积极管理老年人现患共病,要评估老年人的多重用药,避免药物不良反应对老年人造成的损害。尤其重视处理可逆转疾病。评估衰弱老人用药合理性并及时纠正不恰当用药,建议临床根据Beers、STOPP 及 START 标准评估衰弱老人的用药情况,减少不合理用药。

(5) 多学科团队合作的医疗护理。衰弱护理应以患者为中心,强调多学科团队合作。多学科团队应包括老年科医生、护理人员、临床药师、康复治疗师、营养师、专科医师和社会工作者。老年长期照护和老年住院患者的急性照护均应以提高功能为目标,同时尊重老年人意愿。

(6) 减少医疗伤害。许多有创检查和治疗常常导致并发症,有时会增加老年患者负担,损害其生活质量。对中、重度衰弱老人应该仔细评估患者情况,避免过度医疗行为。

二、失能失智干预

与失能失智预防健康教育相对应，失能失智干预也分为四种模式。

一是普通人群（普通人群指除老年人群之外的其他人群）干预模式。这一模式针对失能失智预防健康教育结果，着重对普通人群进行生活方式干预，减少慢性疾病、老年综合征和老年认知症等疾病的患病风险。二是普通老年人群（普通老年人群指除失能失智老人之外的其他老年人群）干预模式。在对普通老年人群进行失能失智预防健康教育基础上，加强日常健康管理干预，帮助老年人形成自觉测血压、血糖，科学膳食，控制好脑卒中、糖尿病等易引发失能失智的疾病。三是失能失智老人干预模式。这一干预模式的目的在于维护失能失智老人的身体功能，以免其失能失智程度恶化。四是失能失智老人照护者（包括养老机构照护者和家庭照护者）干预模式。照护者干预主要是对照护者的不规范和不专业的照护行为进行干预，帮助照护者提高照护水平。

目前，我国已开展了失能失智预防干预试点工作。2021年4月，国家卫生健康委印发《关于开展老年人失能（失智）预防干预试点工作的通知》，确定在北京、山西、辽宁、福建、山东、河南、湖南、广西、四川、贵州、云南、陕西、甘肃等13省（自治区、直辖市）组织开展老年人失能（失智）预防干预试点工作。国家试点工作办公室组建了老年医学、慢性病防控、膳食营养、体育健身、心理健康等多领域专家团队，编制了《老年人失能（失智）预防干预试点技术方案》，开发了老年人失能（失智）预防干预工具包，举办了老年人失能（失智）预防干预试点工作培训班。目前，老年人失能（失智）预防干预试点项目已在全国15个省（自治区、直辖市）的15个干预县（市、区）全面实施。项目将对所有干预县（市、区）进行包括慢性病自我健康管理、膳食营养、适宜运动等老年人失能失智防控健康教育。对失能失智高风险的老年人进行心脑血管疾病及危险因素管理、膳食管理、体重管理、放松训练、抗阻训练、八段锦运动锻炼等综合干预。

2021年4月，深圳市率先启动老年人失能（失智）预防干预项目。深圳市宝安区、龙华区为项目试点区，项目涵盖宝安区中医院、松岗人民医院、龙华区人民医院等所辖的社区健康服务机构。该项目由深圳市慢性病防治中心负责技术支持和实施指导。项目采取以健康教育推动干预的形式。一是科普先行。开展普通居民失能失智预防健康教育。设计并制作一批贴合居民生活的高质量健康科普视频、公众号推文及健康科普折页、海报，定期开展老年人失能（失智）预防主题互动、视频宣传、健康讲座等活动，并张贴老年健康促进海报，发放宣传折页，向居民传达慢性病自我管理、健康生活方式、膳食营养、适宜运动、认知障碍预防和失能预防等方面核心知识，提升居民健康素养，强化居民加强失能失智早期筛查、开展失能失智早期干预的意识。二是开展高危人群（躯体功能轻度受损和认知功能轻度受损的老人）失能失智早期干预。帮助干预对象学习掌握一些简单、易学且收效良好的干预技巧。如，八段锦运动锻炼、抗阻（爆发力）训练、体重管理、MIND 膳食模式和放松训练等。以小组工作方式开展干预。定期组织干预对象参加集体训练、经验分享和问题讨论，并督促其保持自行练习频率。在项目运作过程中，深圳市失能失智干预项目非常重视项目评估。将项目质量控制贯穿项目全过程。开展早期依从性评估、中期指标评估及终期效果评估，以确保项目取得良好的效果。

2022 年 4 月，北京市卫生健康委员会推出了《失能失智老年人管理项目》。该项目包括摸清失能失智老年人底数、提升老年人医养结合和健康服务水平、探索建立老年人失能失智危险因素干预模式等三方面内容。其中"探索建立老年人失能失智危险因素干预模式"部分开展了老年人失能失智危险因素干预。

该项目对象是辖区内接受 2021 年度老年人城乡社区规范健康管理基本公共卫生服务，经生活自理能力评估，评分大于等于 4 分的 65 岁及以上老年人全部纳入管理，评分 0～3 分的 65 岁及以上老年人纳入管理人数不低于 10％。项目单位是北京市各社区卫生服务机构。

在老年人失能失智预防干预中，北京市开展两项工作：一是开展了失能失智预防健康教育。对全人群及能力正常老年人开展失能失智预防健康教育，包括《老年健康核心信息》（国卫办家庭函〔2014〕885 号）、《老年失能预防核心信息》（国卫办老龄函〔2019〕689 号），以及老年人慢性病自我健康管理、认知障碍预防、跌倒预防、健康生活方式、科学健身养生、营养膳食等内容。教育方式包括主题活动（每年大于等于 1 次）、健康讲座（每 3 个月 1 次）、视频滚动播出（每周大于等于 3 次）以及其他方式（折页、海报、微信推送等）。二是开展了高危老年人失能失智综合干预。开展了躯体功能和认知功能干预。包括心脑血管疾病危险因素管理、八段锦运动、抗阻训练、放松训练、体重管理、合理营养膳食指导等内容。干预方式是：心脑血管疾病危险因素管理（血压血糖监测每月 1 次）、血脂监测（每 3 月 1 次）、八段锦运动（集体或自行练习）、抗阻训练（集体或自行练习）、放松训练（集体或自行练习）、体重管理（明确干预对象健康体重范围，识别体重轻或肥胖的相关因素，指导干预及体重和腰围监测）、合理营养膳食指导（指导老年人每天坚持 MIND 膳食模式）等。

除此之外，我国一些养老机构和医疗机构也开展了大量的失能失智干预项目。在养老机构，主要开展了预防老年认知症的非药物干预项目。其干预方式主要包括认知训练、音乐疗法、怀旧疗法等。在医疗机构，主要在医疗护理层面开展了防衰弱、防跌倒和防失能等干预项目，取得了一些有效成果。

失能失智干预讲究有目的的干预，因此在干预之前进行干预对象的健康评估非常重要。特别是针对失能失智老人的干预必须进行老年日常生活自理能力和认知状况的综合评估，干预工作才能做到有的放矢。然而，在我国，老年人能力评估刚刚起步，《老年人能力评估规范》国家标准于 2022 年颁发，全国各地老年人能力评估进展不一，老年人能力评估知晓率低、参加评估低等"两低"现象比较突出。因此，在全国各地开展老年人失能失智干预的同时，还必须花大力气开展老年人能力评估工作，建立老年人能力评估信息库。

北京市《失能失智老年人管理项目》非常重视老年能力评估。在开展老年人失能失智干预之前，项目开展了老年人失能失智评估，建设了老年人失能失智信息库。北京市要求项目对象每年至少参加 1 次失能失智评估。北京市失能失智评估使用老年人日常生活活动能力评分表、精神状态与社会参与能力评分表、感知觉与沟通能力评估表，以及老年综合征罹患情况（试行）等评估工具，评估结束后确定老人失能等级。评估结果及时录入"失能老年人评估服务应用子系统"。"失能老年人评估服务应用子系统"是北京市老年人失能失智评估和健康服务信息化管理平台。这个平台实时采集老年人接受失能失智评估和健康服务的信息数据，进行汇总、整合和分析，动态把握老年人失能失智评估和健康服务工作开展情况。

三、老年人健康管理

失能失智干预对失能失智预防有很好的效果。但是，失能失智预防并不能单纯依靠失能失智干预，还必须同时依靠长期不懈的失能失智预防健康教育和健康管理。

老年人健康管理包括四个方面：

一是做实老年人基本公共卫生服务。落实国家基本公共卫生服务老年人健康管理项目，提供生活方式和健康状况评估、体格检查、辅助检查和健康指导服务，到 2025 年，65 岁及以上老年人城乡社区规范健康管理服务率达到 65％以上，65 岁及以上老年人中医药健康管理率达到 75％以上。利用多种渠道动态更新和完善老年人健康档案内容，包括个人基本信息、健康体检信息、重点人群健康管理记录和其他医疗卫生服务记录，推动健康档案的务实应用。各地结合实际开展老年健康与医养结合服务项目，重点为失能老年人提供健康评估和健康服务，为居家老年人提供医养结合服务，有条件的地方要逐步扩大服务覆盖范围。

二是加强老年人群重点慢性病的早期筛查、干预及分类指导。积极开展阿尔茨海默病、帕金森病等神经退行性疾病的早期筛查和健康指导，提高公众对老年痴呆防治知识的知晓率。鼓励有条件的地方开展老年人认知功能筛查，及早识别轻度认知障碍，预防和减少老年痴呆发生。组织开展老年人失能（失智）预防与干预试点工作，鼓励有条件的省（自治区、直辖市）组织开展省级试点工作，减少老年人失能（失智）发生。加强老年人伤害预防，减少伤害事件发生。鼓励有条件的地方开展老年人视、听等感觉能力评估筛查，维护老年人内在功能。组织开展老年口腔健康行动，将普及口腔健康知识和防治口腔疾病相结合，降低老年人口腔疾病发生率。组织实施老年营养改善行动，改善老年人营养状况。

三是加强居家老年认知障碍人群慢性疾病和老年综合征预防和日常管理。对社区高龄、重病、失能失智等行动不便或就医确有困难的老年人，提供定期体检、上门巡诊、家庭病床、社区护理、健康管理等基本服务。推进基层医疗卫生机构和医务人员与社区、居家养老结合，与老年认知障碍人群家庭建立签约服务关系，为老年认知障碍人群提供连续性的健康管理和医疗服务。提高基层医疗卫生机构为居家老年认知障碍人群提供上门服务的能力，规范为居家老年认知障碍人群提供的医疗和护理服务项目，将符合规定的医疗费用纳入医保支付范围。探索提供差异性服务、分类签约、有偿签约等多种签约服务形式，满足老年认知障碍人群多层次需求。

四是加强养老机构医疗团队对老年认知障碍人群慢性疾病和老年综合征日常管理和治疗服务。加强养老机构与医疗服务机构之间的签约服务，方便老年认知障碍人群慢性疾病和老年综合征日常管理和转诊。加强养老机构护理员对老年认知障碍人群慢性疾病和老年综合征日常护理培训，强化老年认知障碍人群慢性疾病和老年综合征日常病情观察和管理。

在开展健康管理过程中,不能只关注老年人血压、血糖和血脂等生化指标管理,还必须重视老年人心理状况管理。失能失智的重要症状之一就是老年人认知障碍、精神障碍和心理行为问题。因此,在健康管理过程中要逐步将老年抑郁、焦虑、精神行为改变等常见精神障碍和心理行为问题作为健康管理的重要内容。在健康管理中,要做好老年人心理健康状况评估和随访管理,完善精神障碍类疾病早期预防及干预机制,扩大老年人心理关爱行动覆盖范围,针对抑郁、焦虑等老年人常见精神障碍和心理行为问题,开展心理健康状况评估、早期识别和随访管理,为老年人特别是有特殊困难的老年人提供心理辅导、情绪纾解、悲伤抚慰等心理关怀服务。鼓励设置心理学相关学科专业的院校、心理咨询机构等开通老年人心理援助热线,为老年人提供心理健康服务。目前,绝大多数老年人对自己的心理问题缺乏基本的认知。许多老年人甚至其家人也把老年人认知障碍造成的性格改变、与人交流和沟通不利等精神症状认为是"老了","就是这样了",不积极寻求问题的解决办法,使老年人和家人都遭受了极大的痛苦。因此,通过健康管理,让老年人主动地、有意识地提高自我健康管理的能力,提高基本健康素养和心理健康认知能力,对自己负责。通过健康管理,也让家人认识到老年人精神和心理行为问题产生的原因,加强老年人心理健康管理意识,积极开展老年人心理健康干预,提高老年人生活质量。

心理健康管理方法主要有三个方面:一是加强老年人社会交往。通过面对面的情感交流和社交,缓解老年人常见的"孤独感"与"抑郁"情绪。二是加强益智活动。通过益智活动或游戏,如,中国象棋、围棋、麻将、魔方、跳绳、书法、绘画等,活跃老年人大脑细胞,延缓大脑衰老速度。三是加强老年人运动。如,开展老年人健身操舞、广场舞等。通过音乐节奏,加强身体协调运动,让老年人的心血管、呼吸系统和心肺功能都能得到锻炼,同时消除大脑疲劳、精神紧张,避免老年痴呆,延缓身体功能衰退。同时,通过跳舞这一社交活动,加强老年人社会交往。

2022 年 6 月,国家卫生健康委办公厅发布了《关于开展老年心理关爱行动的通知》(国卫办老龄函〔2022〕204 号),决定 2022—2025 年在全国广泛开展老年心理关爱行动(以下简称关爱行动)。

主要目标是:了解掌握老年人心理健康状况与需求,增强老年人心理健康意识,改善老年人心理健康状况,提升基层工作人员的心理健康服务水平。《通知》提出，2022—2025 年在全国范围内选取 1 000 个城市社区、1 000 个农村行政村开展老年心理关爱行动，到"十四五"期末原则上全国每个县(市、区)至少有一个社区或村设老年心理关爱点。各地按要求对老年心理关爱点常住 65 岁及以上老年人，以集中或入户的形式开展心理健康评估，了解老年人常见心理问题，广泛开展老年人心理健康科普宣传，重点面向经济困难、空巢(独居)、留守、失能(失智)、计划生育特殊家庭老年人。对评估结果正常的老年人，鼓励其继续保持乐观、向上的生活态度，并积极带动身边老年人共同参与社会活动；对评估结果为轻度焦虑、抑郁的老年人，可实施心理咨询、心理治疗等心理干预，改善其心理健康状况，并定期随访；对评估结果为疑似存在认知异常或中度及以上心理健康问题的老年人，建议其到医疗卫生机构心理健康门诊就医。

第十五章

加强失能失智老人医疗服务

为了及时观察与监测失能失智老人的健康状况,维持其身体功能和生活质量,充分满足失能失智老人的医疗需求,可以从如下几方面着手,加强失能失智老人医疗服务:一是加强家庭医生签约服务,二是加强居家医疗服务,三是加强养老机构医疗服务,四是加强多病共治服务,五是加强老年友善医院建设。

一、加强失能失智老人家庭医生签约服务

家庭医生是居家失能失智老人最直接的医疗服务者。做好老年人家庭医生签约服务,可以解决失能失智老人基本医疗卫生、健康管理、健康教育与咨询、预约和转诊、用药指导、中医"治未病"等问题。2022年2月国家卫生健康委等十五部门发布的《关于印发"十四五"健康老龄化规划的通知》(国卫老龄发〔2022〕4号)指出,将失能、高龄、残疾、计划生育特殊家庭等老年人作为家庭医生签约服务重点人群,拓展签约服务内涵,提高服务质量。加强家庭医生签约服务宣传推广,提高失能、高龄、残疾等特殊困难老年人家庭医生签约覆盖率,到2025年不低于80%。同时,还要进一步强化家庭医生服务履约率,采取更加灵活的签约周期,方便老年人接受签约服务。加强家庭医生签约服务的主动性。家庭医生要定期主动联系签约老年人了解健康状况,提供针对性的健康指导,切实提高签约老年人的获得感和满意度。

自2016年家庭医生签约服务在全国开展以来,家庭医生签约服务得到群众的认可和欢迎。2020年基本实现了家庭医生签约制度的全覆盖。但是,还存在一些因素制约了家庭医生签约服务的发展。主要包括签约服务筹资机制尚不健全、签约服务供给能力不足、签约方式有待优化、家庭医生开展签约服务的激励不足等问题。当前,我国已进入全面提升医养结合服务能力的阶段。在这一阶段,

要注重家庭医生签约服务高质量发展。2022年3月,国家卫生健康委、财政部、人力资源社会保障部、国家医保局、国家中医药局和国家疾控局等联合发布《关于推进家庭医生签约服务高质量发展的指导意见》(国卫基层发〔2022〕10号)提出,积极增加家庭医生签约服务供给,扩大签约服务覆盖面;强化签约服务内涵,突出全方位全周期健康管理服务,推进有效签约、规范履约;健全签约服务激励和保障机制,强化政策协同性,夯实签约服务政策效力,推进家庭医生签约服务高质量发展。

(一)扩大家庭医生签约服务供给

首先,扩大签约服务覆盖率。在确保服务质量和签约居民获得感、满意度和质量的前提下,循序渐进积极扩大签约服务覆盖率,逐步建成以家庭医生为健康守门人的家庭医生制度。从2022年开始,各地在现有服务水平基础上,全人群和重点人群签约服务覆盖率每年提升1~3个百分点,到2035年,签约服务覆盖率达到75%以上,基本实现家庭全覆盖,重点人群签约服务覆盖率达到85%以上,满意度达到85%左右。

其次,有序扩大家庭医生队伍来源。家庭医生既可以是全科医生,又可以是在医疗卫生机构执业的其他类别临床医师(含中医类别)、乡村医生及退休临床医师。鼓励各类医生到基层医疗卫生机构提供不同形式的签约服务,积极引导符合条件的二、三级医院医师加入家庭医生队伍,以基层医疗卫生机构为平台开展签约服务。家庭医生既可以个人为签约主体,也可组建团队提供签约服务。

最后,支持社会力量开展签约服务。鼓励各地结合实际,在签约服务费、医保报销、服务项目、转诊绿色通道等方面做好政策引导支持,满足居民个性化、多元化健康需求。

(二)提高家庭医生签约服务质量

第一,提升医疗服务能力。进一步改善基层医疗卫生机构基础设施和装备条件,强化基层医疗卫生机构基本医疗服务功能,提升家庭医生开展常见病、多发病诊疗及慢性病管理能力,鼓励乡镇卫生院和社区卫生服务中心根据服务能力和群众需求,按照相关诊疗规范开展符合相应资质要求的服务项目,拓展康复、医养结合、安宁疗护、智能辅助诊疗等服务功能。

第二,提高医疗服务质量。积极提供预防保健等公共卫生服务,对签约居民落实基本公共卫生服务项目和其他公共卫生服务,加强对慢性病的预防指导。

根据签约居民健康状况和服务需求，通过面对面、电话、社交软件、家庭医生服务和管理信息系统等多种形式，为签约居民提供针对性健康咨询服务，包括健康评估、健康指导、健康宣教、疾病预防、就诊指导、心理疏导等。

第三，保障合理用药。落实基本药物目录管理等政策，加强基层医疗卫生机构与二级以上医院用药目录衔接统一，进一步适应签约居民基本用药需求。按照长期处方管理有关规定，为符合条件的签约慢性病患者优先提供长期处方服务，原则上可开具4～12周长期处方。到2025年，全部乡镇卫生院和社区卫生服务中心均应提供长期处方服务。

（三）优化家庭医生签约服务方式

一是开展上门服务。对行动不便、失能失智的老年人、残疾人等确有需求的人群，要结合实际提供上门治疗、随访管理、康复、护理、安宁疗护、健康指导及家庭病床等服务。

二是优化转诊服务。统筹区域优质卫生资源，城市医疗集团、县域医共体牵头医院应将一定比例的专家号源、预约设备检查等医疗资源交由家庭医生管理支配，可给予家庭医生部分预留床位，方便经家庭医生转诊的患者优先就诊、检查、住院。专科医生可直接参与签约服务，家庭医生也可经绿色通道优先转诊专科医生，为签约居民提供"一站式"全专结合服务，增强签约服务的连续性、协同性和综合性。

三是推进"互联网＋签约服务"。搭建或完善家庭医生服务和管理信息系统，在线上为居民提供健康咨询、慢病随访、双向转诊等服务。

（四）健全家庭医生激励机制

签约服务费是家庭医生（团队）与居民建立契约服务关系、履行相应健康服务责任，打包提供医疗服务、健康服务以及其他必要便民服务的费用。签约服务费由医保基金支付、基本公共卫生服务经费和签约居民付费等分担。要科学合理测算家庭医生签约服务费结算标准，明确家庭医生签约服务中基本服务包和个性化服务包的内涵，原则上将不低于70%的签约服务费用于参与家庭医生签约服务人员的薪酬分配。

（五）发挥基本医保引导作用

在医疗服务价格动态调整中，优先考虑体现分级诊疗、技术劳务价值高的医疗服务项目,促进就近就医。推进基层医疗卫生机构门诊就医按人头付费,引导群众主动在基层就诊,促进签约居民更多利用基层医疗卫生服务。有条件的地区可探索将签约居民的门诊基金按人头支付给基层医疗卫生机构或家庭医生(团队),对经分级诊疗转诊的患者,由基层医疗卫生机构或家庭医生(团队)支付一定的转诊费用。

二、加强失能失智老人居家医疗服务

按照"9073"养老模式,我国 90% 的老年人居家养老,7% 的老年人在社区养老,3% 的老年人在养老机构养老。居家养老的失能失智老人年龄略轻,身体状况略好于机构养老的失能失智老人。居家养老的失能失智老人主要为轻、中度失能失智老人,而机构养老的失能失智老人主要为中、重度失能失智老人(其中,居家养老的失能失智老人中,轻度失能失智占 29.9%、中度失能失智占 42.1%、重度失能失智占 28%。而机构养老的失能失智老人中,轻度失能失智占27.1%、中度失能失智占 35.7%,重度失能失智占 37.2%)。机构养老的失能失智老人的医疗服务需求普遍比居家养老的失能失智老人的医疗服务需求强烈,机构养老的失能失智老人各项医疗服务需求得分均高于居家养老的失能失智老人。但两者的医疗服务需求的顺序是不同的。在治疗服务需求方面,居家养老的失能失智老人治疗服务需求顺序是：慢病治疗、术后卒中后治疗、情绪和精神治疗。机构养老的失能失智老人的治疗服务需求顺序是：情绪和精神治疗、术后卒中后治疗和慢病治疗。在医疗护理服务需求方面,居家养老的失能失智老人的医疗护理需求排序是治疗护理、用药诊察护理、情绪和精神护理、创面护理。机构养老的失能失智老人的医疗护理需求排序是：创面护理、情绪和精神护理、用药诊察护理和治疗护理。因此,在居家养老的失能失智老人医疗服务方面,要重点做好慢性病治疗、术后卒中后治疗、健康管理,以及与治疗和健康管理相适应的治疗护理、用药诊察护理、情绪和精神护理等医疗护理工作。在机构养老的失能失智老人医疗服务方面,应当重点做好失能失智(特别是老年认知症患者)的情绪和精神治疗、术后卒中后治疗和慢病管理,以及创面护理、情绪和精神护理、用药诊察护理和治疗护理等医疗护理工作。

2020 年 12 月,国家卫生健康委、国家中医药管理局发布《关于加强老年人居家医疗服务工作的通知》(国卫办医发〔2020〕24 号),站在老年人居家医疗服务高质量发展的高度,第一次对老年人居家医疗服务的服务主体、服务对象、服务内容、服务方式、服务行为和服务管理等各个方面进行了规范,形成了老年人居家医疗服务管理的规范性文件,使老年人居家医疗服务有章可循,有规可依。

一是突出了增加居家医疗卫生服务供给。已执业登记取得《医疗机构执业许可证》,具有与所开展居家医疗服务相应的诊疗科目并已具备家庭病床、巡诊等服务方式的医疗机构,重点是二级及以下医院、基层医疗卫生机构等均可从事老年人居家医疗服务。符合条件的医疗机构按照有关规定派出注册或执业在本机构的医师、护士、康复治疗专业技术人员及药学专业技术人员经所在医疗机构同意可上门从事居家医疗服务的医务人员可在社区提供上门居家医疗服务。

二是突出了对医务人员资质要求。提供上门居家医疗服务的医师应当具备与所提供居家医疗服务相符合的执业类别和执业范围,同时至少具备3年以上独立临床工作经验;护士应当至少具备5年以上临床护理工作经验和护师及以上技术职称;康复治疗专业技术人员应当至少具备3年以上临床康复治疗工作经验和技师及以上技术职称;药学专业技术人员应当取得药师及以上技术职称。

三是突出了对失能失智老人提供居家医疗服务的要求。鼓励重点对有居家医疗服务需求且行动不便的高龄或失能老年人,患有慢性病、处于疾病康复期或终末期、出院后仍需医疗服务的老年患者等提供相关医疗服务。

四是第一次确定了老年人居家医疗服务内容。居家医疗服务主要包括适宜居家提供的诊疗服务、医疗护理、康复治疗、药学服务、安宁疗护、中医服务等医疗服务。诊疗服务包括健康评估、体格检查、药物治疗、诊疗操作等。医疗护理服务包括基础护理、专项护理、康复护理、心理护理等。康复治疗服务包括康复评定、康复治疗、康复指导等。药学服务包括用药评估、用药指导等。安宁疗护服务包括症状控制、舒适照护、心理支持和人文关怀等。中医服务包括中医辨证论治、中医技术、健康指导等。

五是严格规定了每项服务内容,具体如下:

(1)诊疗服务类,包括健康评估、体格检查、药物治疗、诊疗操作等。健康评估指常规评估、认知功能评估、脑卒中评估、心血管风险评估、心肺功能评估、肌力评估、跌倒风险评估、营养评估、心理评估、疼痛评估等。体格检查指一般查体、常规B超、心电图、血糖测定等。药物治疗指开具常见病的用药处方、调整慢性病的用药处方等。诊疗操作指术后拆线、换药(小)等。

(2)医疗护理类,包括基础护理、专项护理、康复护理、心理护理等。基础护理指清洁与舒适护理、皮肤护理、生命体征监测、物理降温、氧气吸入、雾化吸入、吸痰、气管切开护理、管饲、更换胃管、皮下注射（需要皮试的针剂除外）、肌肉注射（需要皮试的针剂除外）、外周静脉留置针维护、血糖监测、静脉采血、标本采集、更换尿管、膀胱冲洗、灌肠、肛管排气、直肠给药、引流管护理等。专项护理指腹膜透析护理、伤口护理、造口护理等。康复护理指协助选择、使用辅助器具指导、翻身训练指导、坐起训练指导、站立训练指导、行走训练指导、平衡训练指导、肢体训练指导、呼吸功能训练指导、吞咽功能训练指导、失禁功能训练指导、认知训练指导、言语训练指导等。心理护理指心理评估、心理支持、心理沟通和疏导等。

（3）康复治疗类，包括康复评定、康复治疗、康复指导等。康复评定指日常生活活动能力评定、肌力和肌张力评定、关节活动度评定、徒手平衡功能评定、协调功能评定、步态分析与步行功能评定、感知认知评定、感觉功能评定、构音障碍评定、吞咽功能障碍评定、失语症评定、脊髓损伤评定、心肺功能评定等。康复治疗指运动疗法（神经发育疗法、运动再学习疗法、强制性运动疗法、运动想象疗法、平衡与协调功能训练、关节松动训练、关节活动度训练、步行训练、肌力与耐力训练、牵伸技术训练、有氧运动训练、呼吸训练、轮椅操作训练等）、作业疗法（日常生活活动能力训练；感知、认知功能训练、手功能训练等）、物理因子治疗（低频电疗法、中频电疗法、超声波疗法、冷疗法、温热疗法、紫外线疗法等）、言语疗法（失语症训练、构音障碍训练、吞咽功能障碍训练等）。康复指导指日常生活活动能力指导、康复辅助器具（轮椅、助行器、拐杖、手杖等）使用指导、康复知识宣教等。

（4）药学服务类，包括用药评估、用药指导等。用药评估指评估患者疾病、用药种类和服药情况；评估患者药物/食物过敏情况；用药后血压、血糖、肝肾功能指标异常情况是否与用药有关；用药后有无皮炎、水肿和心悸等不适情况；使用多种药物对疾病和身体的影响；停药或减量后，不良反应是否消失或减轻；使用/调整药物后的有效性。用药指导指指导患者合理、正确用药，告知药品用法、用量、注意事项等；指导药品正确储存方法和药品效期管理；指导患有多种疾病、使用多种药品的患者合理使用药物；定期监测血压、血糖、肝肾功能等指标，如有异常及时就医；指导监测多重用药、长期用药对身体健康的影响。

（5）安宁疗护类，包括症状控制、舒适照护、心理支持和人文关怀等。症状控制指控制疼痛、咳嗽、咳痰、恶心、呕吐、便血、腹胀、水肿、发热、厌食/恶病质、口干、睡眠/觉醒障碍（失眠）、谵妄等症状。舒适照护指居家环境管理、床单位管理、口腔护理、饮食与营养护理、管道护理、皮肤及会阴护理、协助沐浴和床上擦浴、床上洗头、排尿异常的护理、排便异常的护理、体位护理、轮椅与平车使用、遗体护理等。心理支持和人文关怀指心理社会评估、医患沟通、帮助患者应对情绪反应、患者和家属心理疏导、死亡教育、患者转介安排与指导、丧葬准备与指导、哀伤辅导等。

（6）中医服务类，包括中医辨证论治、中医技术、中医健康指导等。中医辨证论治指体质辨识、开具中药处方、调整中药处方等。中医技术指刮痧、拔罐（包括留罐、闪罐、走罐、药罐）、艾灸、针刺技术、经穴推拿、穴位贴敷、中药外敷技术、中药熏蒸技术、中药泡洗技术、耳穴贴压技术、中药灌肠等技术。中医健康指导指中药给药指导、中医情志指导、中医饮食指导、运动指导（包括太极拳、八段锦、五禽戏等）。

六是突出了老年人居家医疗服务的方式多样性。医疗机构可以通过家庭病床、上门巡诊、家庭医生签约等方式提供居家医疗服务，也可通过医联体、"互联网＋医疗健康"、远程医疗等将医疗机构内医疗服务延伸至家庭。

七是规定了老年人居家医疗服务流程。强调医疗机构在提供居家医疗服务前，应当对申请者进行首诊，结合本单位医疗服务能力，对其疾病情况、身心状况、健康需求等进行全面评估。经评估认为可以提供居家医疗服务的，才派出本机构具备相应资质和技术能力的医务人员提供相关医疗服务。

八是突出了服务主体的责任风险管理。要求医务人员在提供居家医疗服务的过程中，应当严格遵守有关法律法规、部门规章、职业道德、服务规范指南和技术操作标准，规范服务行为，切实保障医疗质量和安全。服务过程中产生的数据资料应当留痕，可查询、可追溯，满足行业监管需求。要求开展居家医疗服务的医疗机构制定并落实诊疗服务管理制度、护理管理制度、医疗质量安全管理制度、医疗风险防范制度、医学文书书写管理制度、医疗废物处置制度、医疗纠纷和风险防范制度、突发应急处置预案等居家医疗服务的各项管理制度。要求开展居家医疗服务的医疗机构采取有效措施积极防控和有效应对风险。对服务对象进行认真评估，对其身份信息、病历资料、家庭签约协议、健康档案等资料进行核验；提供居家医疗服务时，要求应有具备完全民事行为能力的患者家属或看护人员在场。对提供居家医疗服务的医务人员加强培训，并对其资质、服务范围和项目内容提出要求；对居家医疗服务项目的适宜性进行评估，严格项目范围；为医务人员提供手机 APP 定位追踪系统，配置工作记录仪，配备一键报警、延时预警等装置；购买医疗责任险、人身意外伤害险等，切实保障医患双方安全。同时，开展居家医疗服务的医疗机构要与服务对象签订协议，在协议中告知患者服务内容、形式、流程、双方责任和权利以及可能出现的风险等，签订知情同意书。发生医疗纠纷时，按照有关法律法规处理。

九是突出了老年人居家医疗服务质量监管。按照属地化管理原则加强居家医疗服务质量和医务人员行为监管。将居家医疗服务纳入医疗服务质量监管体系中，加大对居家医疗服务的检查指导力度，健全专项检查和第三方评估等工作机制。畅通投诉、评议渠道，接受社会监督，维护群众健康权益。按照法律法规有关规定公开区域内提供居家医疗服务相关医疗机构、人员处罚等信息，并纳入全国信用信息共享平台。

除诊疗服务和医疗护理服务之外，居家养老的失能失智老人医疗服务中还存在另一个重要问题：用药问题。慢性疾病、老年综合征和老年认知症患者均需长期用药，居家养老的失能失智老人及家庭在获得日常用药、关注日常用药适应症并发症上花的精力非常多。从本研究调查结果来看，大多数失能失智老人去医院看病的主要目的是开药、取药、调整用药，失能失智老人的家人也要定期到医院或药店帮老人开药、买药。因此，失能失智老人的日常用药保障非常重要。在完善居家医疗服务的同时，我们还必须完善失能失智老人用药保障制度。首先，应完善社区用药相关制度。大多数老年人习惯到社区卫生服务中心配药，社区卫生服务中心应保障老年慢性病、常见病药品配备，方便失能失智老人或家人就近取药，提高老年人常见病用药可及性。其次，要鼓励医疗机构开设药学门诊，发展居家社区药学服务和"互联网＋药学服务"，为长期用药的失能失智老人提供用药信息和药学咨询服务，开展个性化的合理用药宣教指导。再次，要落实慢性病长期处方制度的有关要求，为患有多种疾病的失能失智老人提供"一站式"长期处方服务，减少行动不便的失能失智老人往返医院的次数，解决多科室就医取药问题。最后，鼓励医疗机构开展老年人用药监测，并将结果运用到失能失智老人日常健康管理之中，提高老年人安全用药、合理用药水平。

在失能失智老人居家医疗服务中，还要加强中医药健康服务。鼓励二级及以上中医医院设置"治未病"科室，开设老年医学科，增加老年病床数量，开展老年常见病、慢性病防治和康复护理。提高康复、护理、安宁疗护等医疗机构的中医药服务能力，推广使用中医药综合治疗。积极发挥社区基层医疗卫生机构为老年人提供优质规范中医药服务的作用,推进社区和居家中医药健康服务,促进优质中医药资源向社区、家庭延伸。鼓励中医医师加入老年医学科工作团队和家庭医生签约团队,推动中医药服务参与老年人居家医疗服务。

三、加强失能失智老人养老机构医疗服务

机构养老的失能失智老人主要为中、重度失能失智老人,其医疗服务需求强烈,需要情绪和精神治疗、术后卒中后治疗和慢病治疗等治疗服务,同时需要创面护理、情绪和精神护理、用药诊察护理和治疗护理等医疗护理服务。因此,与以慢性疾病治疗和护理为主的居家医疗服务不同,养老机构的医疗服务重点是失能失智老人的情绪和精神治疗、术后卒中后治疗、慢病管理,以及创面护理、情绪和精神护理、用药诊察护理和治疗护理等医疗护理。养老机构医疗服务的专业性强,医疗护理任务重。

目前养老机构的医疗服务设置主要分为三种类型。一是养老机构自设医务室、护理站、康复中心、小型医院;二是养老机构与医疗机构签约,医疗机构在养老机构设立医务室、护理站、康复中心、小型医院;三是养老机构与医疗机构签约,由医疗机构负责签约养老机构的医疗服务,老人如需要就诊,则由养老机构送往签约医疗机构就诊。这种情况一般为医疗机构与养老机构相邻的情况,方便老人就诊和转运。

截至 2020 年年底,我国共有各类养老机构和设施 32.9 万个,养老床位合计 821 万张,每千名老年人拥有养老床位 31.1 张。全国共有两证齐全(指具备医疗机构执业许可或备案,并进行养老机构备案)的医养结合机构 5 857 家,床位总数达 158.5 万张。医疗卫生机构与养老服务机构建立签约合作关系 7.2 万对,超过 90% 的养老机构以不同形式为入住老年人提供医疗卫生服务。但是,养老机构医疗服务仍然存在一系列问题。一是养老机构内设医疗机构(医务室、护理站、康复中心、小型医院)发展参差不齐。相当一部分养老机构医疗服务功能设置简单,只能处理老年人特别是失能失智老人的一些简单健康问题,大多数情况下需要送老人转院治疗。二是大多数养老机构内设医疗机构医务人员水平参差不齐。医务人员长期缺乏同行之间医疗学术交流,对治疗和医疗护理的新技术、新药品和新方法知之甚少,无法开展老人术后、治疗后的健康功能维护和医疗护理工作。而且,大部分医务人员是全科医生,无法提供较高质量的专科医疗服

务。医护人员缺乏标准化能力体系,也没有继续教育和长期终生教育的机制。三是养老机构医务人员数量少,但需要管理的老人规模大,医务人员工作负担重、压力大且薪酬有限,医务人员流失现象比较严重。养老机构医疗服务急需加强。

（一）增加养老机构医疗服务供给

一是鼓励养老机构自设医疗服务。严格按照医疗服务标准,根据在院老年人医疗服务需求,制定养老机构医疗服务发展规划。建设符合医疗服务标准的医务室、护理站、康复中心或小型医院,形成有资质的、多学科的医护团队,满足失能失智老人情绪和精神治疗、术后卒中后治疗和慢病治疗等治疗服务需求,以及创面护理、情绪和精神护理、用药诊察护理和治疗护理等医疗护理服务需求。

二是鼓励医疗机构在养老机构设立医务室、康复中心、小型医院、互联网医院等附属医疗机构。充分发挥医疗机构医疗资源优势,组成符合失能失智老人医疗服务需求的多学科团队,积极开展老年认知症治疗和干预、卒中手术后治疗和多种慢性病共治的工作。对需要深入治疗的老人,转入医疗机构继续治疗,实现失能失智老人医疗服务的连续性和有效性。

三是鼓励养老机构与医疗机构对口服务签约。养老机构与就近的医疗机构签约,形成失能失智老人对口医疗服务,这是节约卫生服务资源的最好办法。其中,社区卫生服务中心与养老机构就近建设、签约服务不仅能节约卫生服务资源,而且可以让养老机构的失能失智老人享受社区居家医疗服务,特别是签约家庭医生的上门服务。

四是社区卫生服务中心定期指派医务人员为辖区内未设立医疗机构的养老机构提供上门巡诊服务。

五是促进养老机构内设医疗机构互联网诊疗服务。大力推动养老机构内设医疗机构开展互联网诊疗服务,鼓励有条件的养老机构内设医疗机构设立互联网诊疗站点,纳入当地互联网诊疗服务监督管理系统,以确保互联网医疗质量。同时,通过互联网平台开展专家会诊,对失能失智老人的一些复杂的并发症和合并症进行诊断治疗。同时,通过互联网平台实现失能失智老人快速转诊。

（二）提高养老机构医疗服务水平

一是设立养老机构医疗服务点(医务室、康复中心、小型医院)规模和服务标准。要按养老机构入住老人数或按入住失能失智老人数配备医疗服务点的规模。根据养老机构医疗服务点的规模设立其服务标准,规定服务点的服务内容。如,健康管理、慢性疾病用药、老年认知症患者精神和情绪干预(包括非药物干预)、卒中后用药和医疗护理、创面和切口护理、插管服务等。

二是加强社区卫生服务中心、二级医院与养老机构医务人员的交流。举行定期专业培训,不断提升养老机构医务人员医疗服务水平。

三是建立养老机构便利就医绿色通道。鼓励养老机构至少与1家医疗机构合作,建立双向转诊机制。

四是鼓励社区卫生服务中心和二级医院的医生在养老机构开设上门诊疗服务、专家讲座和专家门诊。

五是在养老机构积极开展基本公共服务项目。建立好入住养老机构的失能失智老人的健康档案,开展健康教育、生活方式和健康状况评估、体格检查(包括肝功能、肾功能、血脂、血常规、尿常规、空腹血糖、腹部黑白B超、心电图检测等)、高血压管理、糖尿病管理等项目。

六是在养老机构推进失能失智预防。积极开展养老机构防失能、防跌倒、防衰弱、防失智等项目,积极推进养老机构老年人失能失智非药物干预。

由于多方面因素约束,提升养老机构内设医疗机构服务能力的工作进展不快。养老机构在内设医疗机构建设方面遇到了经费、体制、管理能力等一系列困难。相比之下,养老机构与医疗机构签约合作进展更为迅速。2020年12月,国家卫生健康委、民政部、国家中医药管理局发布《关于印发医疗卫生机构与养老服务机构签约合作服务指南(试行)的通知》(国卫办老龄发〔2020〕23号)(下称《通知》),《通知》指出,签约医疗卫生机构可定期或不定期安排医疗卫生人员上门,也可根据需求在养老服务机构设置分院或门诊部,安排医疗卫生人员常驻养老服务机构提供医疗卫生服务。在符合双方意愿的基础上,养老机构可探索将内设医疗卫生机构交由签约医疗卫生机构管理运营。医疗卫生机构还可与具备条件的养老机构内设医疗卫生机构开展双向转诊、远程医疗服务。这一规定进一步拓展了养老机构与医疗机构合作的空间。

为了规范养老机构与医疗机构之间的合作,《通知》规定了医疗卫生机构为签约养老服务机构入住老年人提供的医疗卫生服务内容,主要包括:基本公共卫生服务、疾病诊疗服务、医疗康复服务、医疗护理服务、中医药服务、精神卫生服务、安宁疗护服务、家庭病床服务、急诊急救绿色通道服务、双向转诊服务、药事管理指导、专业培训、传染病防控和院内感染风险控制指导、远程医疗服务等。可根据医疗卫生机构的类型与资质有所侧重地提供相关服务,如综合医院、中医医院可重点提供疾病诊疗、中医药服务、急诊急救绿色通道、专业培训等服务。康复医院(康复医疗中心)、护理院(站、中心)、安宁疗护中心可重点提供医疗康复、医疗护理、安宁疗护、专业培训等服务。基层医疗卫生机构可重点提供基本公共卫生服务、疾病诊疗、中医药服务、家庭病床、专业培训等服务。

(1)基本公共卫生服务。基层医疗卫生机构指导签约养老服务机构做好健康教育,有条件的医疗卫生机构可以在签约养老服务机构开展健康教育宣传活动和专题健康咨询,举办健康讲座,为养老服务机构入住老年人提供疾病预防、膳食营养、心理健康等指导,指导老年人建立合理膳食、控制体重、适当运动、心理平衡、改善睡眠、戒烟限酒、科学就医等健康生活方式,提高老年人自我保健的意识和能力。对于存在危险因素的老年人进行针对性的健康教育和危险因素干预。签约基层医疗卫生机构按照《国家基本公共卫生服务规范(第三版)》要求,为签约养老服务机构内符合条件的 65 岁及以上老年人提供免费健康体检和健康管理服务。对发现已确诊的原发性高血压和 2 型糖尿病等老年病患,同时开展相应的慢性病患者健康管理以及失能老年人健康评估与健康服务。为签约养老服务机构老年人提供疫苗接种健康指导,并根据国家和地方免疫规划,引导符合条件的老年人到当地预防接种门诊接种免疫规划疫苗。

(2)疾病诊疗服务。医疗机构安排执业医师为签约养老服务机构入住老年人提供常见病、多发病等疾病的诊疗服务。基层医疗卫生机构根据老年人意愿提供家庭医生签约服务,并为慢性病老年患者提供长期处方服务。

(3)医疗康复服务。有条件的医疗机构可安排专业康复医师为签约养老服务机构内需要康复的老年人提供专业医疗康复服务和康复技能指导。

(4)医疗护理服务。医疗机构可安排医务人员为签约养老服务机构有需求的老年人提供管路护理、压疮管理和其他专业的医疗护理服务。有条件的医疗卫生机构可开展老年护理需求评估,并根据老年人健康状况和护理需求评估结果,为有需求的老年人提供针对性的医疗护理服务。

(5)中医药服务。有中医药服务资质和能力的医疗机构为签约养老机构入住老年人提供中医诊疗、中医康复、中医健康状态辨识与评估、咨询指导、健康管理等服务。同时为签约养老机构工作人员提供中医药技能指导,在养老机构推广普及中医保健知识和易于掌握的中医推拿、贴敷、刮痧、拔罐、中医养生操等中医保健技术与方法。

（6）精神卫生服务。有条件的医疗机构可安排精神卫生专业人员为签约养老机构内有需求的老年人提供精神卫生或心理健康相关服务。针对老年人的心理特征、认知功能、心理支持需求等情况，提供专业的疾病诊疗、情绪调节、心理支持、危机干预、交流沟通等个性化服务。

（7）安宁疗护服务。有条件的医疗机构可安排专业医疗卫生人员为签约养老机构内处于生命终末期的老年人提供症状控制、舒适照护、心理支持和人文关怀等服务，指导签约养老机构对临终老年人家属进行情绪疏导、哀伤辅导等心理关怀服务。

（8）家庭病床服务。医疗机构可在当地卫生健康行政部门的指导和规定下，在签约养老服务机构设立家庭病床，为诊断明确、病情稳定、符合建床条件的老年人提供必要的查床、护理、会诊与转诊服务。

（9）急诊急救绿色通道服务。医疗机构特别是二级及以上医疗机构，为签约养老机构内有需求的老年人提供急诊急救绿色通道，重点为急危重症患者提供相应服务。必要时将急危重症患者转运至签约医疗机构或上级医疗卫生机构进行紧急救治。

（10）双向转诊服务。对于内部设置医疗机构的养老机构，签约医疗机构可与具备条件的养老机构内设医疗机构建立双向转诊机制。转诊应当严格按照医疗机构出入院标准和双向转诊指征，为老年人提供连续、全流程的医疗卫生服务。

（11）药事管理指导。有条件的医疗机构可为签约养老机构提供药事管理指导，包括日常摆药、储存、质量管理等，可为养老机构入住老年人提供合理用药指导。

（12）专业培训。有条件的医疗机构可定期组织签约养老机构内设医疗机构的医务人员参加医学继续教育；如有能力和相应条件，可对签约养老机构的工作人员组织开展应急救护等医疗卫生专业知识和技能的专项培训。

（13）传染病防控和院内感染风险防控指导。有条件的医疗机构可指导签约养老机构严格执行相关管理制度、操作规范，协助养老机构内设医疗机构医疗废弃物的规范处置，提高传染病防控和院内感染风险防控意识和能力。指导其加强机构内感染预防与控制工作，做好传染病防控、疫情监测信息报告等工作。

（14）远程医疗服务。如具备相应条件，签约医疗机构可开展面向养老机构内设医疗机构的远程医疗服务。

通过医疗机构与养老机构的签约服务，可以将医疗机构的有效医疗服务资源输送到养老机构，方便了失能失智老人就医，会在一定程度上提高失能失智老人的年就诊率，改善失能失智老人生活质量。然而，目前医疗机构与养老机构合作的最大的问题是对医疗机构和养老机构的激励不够，双方合作动力不足，合作流于形式、合作内容单一的现象在一定程度上存在。下一步，国家应出台更多的激励政策，有效推动医疗机构和养老机构的合作。

四、加强失能失智老人多病共治服务

多病共存是老年人，尤其是失能失智老人中存在的普遍现象。目前我国老年多病共治服务刚刚起步，综合性医院老年医学科建设正在进行，全国老年医学科数量和治疗能力明显不足，难以满足老年人多病共治的医疗服务需要。2021年12月国家卫生健康委、全国老龄办、国家中医药局发布的《关于全面加强老年健康服务工作的通知》（国卫老龄发〔2021〕45号）第一次明确提出"提高老年医疗多病共治能力"，要求"加强综合性医院老年医学科建设，到2025年，二级及以上综合性医院设立老年医学科的比例达到60%以上"。2022年2月国家卫生健康委等15部门发布的《关于印发"十四五"健康老龄化规划的通知》（国卫老龄发〔2022〕4号）也明确指出，我国"老年医学及相关学科发展滞后，老年综合评估、老年综合征管理和多学科诊疗等老年健康服务基础薄弱"，要求"在医疗机构推广多学科诊疗模式"，"推动老年医疗服务从单病种模式向多病共治模式转变"。

（一）加强多病共治医学研究

经过多年的探索，国外已有一些多病共治的成功案例，但随着慢性疾病不断发展，多病共存的形式日益多样，内容日益复杂，多病共治研究仍然在进行当中。我国的多病共治研究尚在起步，联合治疗的形式和内容也在探索当中。因此，根据我国老年人慢性疾病多病共存的发展态势，必须加快推进慢性疾病多病共治研究。要加快国家老年医学中心和国家老年区域医疗中心建设，积极推动全国各省市老年区域医疗中心建设。通过典型疾病多病共治研究，推出典型疾病多病共治医学指南，供基层医疗机构参考，提高基层医疗机构多病共治能力。

（二）加强综合性医院老年医学科建设

第一，加强老年医学科硬件建设。2019年12月国家卫生健康委印发《老年医学科建设与管理指南（试行）》指出，设置老年医学科的综合医院应当具备与老年医学科相关的科室设置，包括重症医学科、医学心理科（室）、营养科、麻醉科、外科、内科、妇科、肿瘤科、中医科、康复科（室）、药剂科、检验科、医学影像科、输血科（室）等。老年医学科主要收治患老年综合征、共病以及其他急、慢性疾病的老年患者。老年医学科应当设置门诊诊室、病房、综合评估室。床位数应≥20张，每床净使用面积应≥7 m²，床间距宜≥1.0 m，卫生间面积宜≥4 m²。病房设置标准符合国家规定。老年医学科门诊、病区及相关公用场所应当符合老年患者活动场所及坐卧设施安全要求，执行国家无障碍设计的相关标准。老年医学科应当具备的基本设备包括轮椅、转运床（或医用平车）、站立及行走辅助器、坐式体重计；报警系统、供氧装置、负压吸引装置、输液泵、注射泵等。同时需具有气管插管设备、简易呼吸器、心电监护仪、心脏除颤仪等抢救设备，以及其他与开展老年医学科诊疗业务相应的设备。鼓励有条件的医院设置辅助洗浴设备、电动护理床、自主转运装置等。

第二，加强老年医学科多学科团队建设。老年医学科以老年患者为中心，采用老年综合评估常规模式、共病处理模式和多学科团队工作模式，对老年患者进行医疗救治，最大程度维持和恢复老年患者的功能状态。老年医学科医师除本病房患者管理和门诊工作外，应当参与其他学科的老年医学工作，如高风险老年患者术前评估与围术期管理、会诊等。老年医学科医师是经卫生健康行政部门注册，取得临床专业执业资格，并经过相关培训，从事老年医学专业医疗服务的医师。老年医学科护士是经过卫生健康行政管理部门注册的护士。老年医学科每张病床应当配备医师≥0.3名，配备护士≥0.6名。老年医学科医师配置应当确保三级查房制度。鼓励有条件的医院配备康复治疗师、营养师、心理治疗师、临床药师等人员。三级综合医院老年医学科主任应当由具有副高级以上专业技术资格，且在老年医学科连续工作5年以上的医师担任。二级综合医院的老年医学科主任应当由具备中级以上专业技术资格的医师担任。确保老年医学科可持续发展，从业人员梯队完整结构合理，岗位责任分工明确，团队协作特征鲜明，服务流程科学，医疗质量规范，信息资料保存完整。

第三，建立老年医学科诊疗规范。制定老年综合评估技术规范，老年多学科服务模式,老年患者跌倒、坠床、压疮及误吸、安宁疗护等技术方案和处置措施。按照医疗机构患者活动场所及坐卧设施安全要求等行业标准,制定符合老年特点的患者安全保障措施。建立老年患者在院内及与康复、护理机构及社区卫生服务中心的双向转诊机制。

(三) 积极推动多病共治医疗联合体建设

充分发挥大型医院的帮扶带动作用,帮助和指导基层医疗机构开展老年人多病共治服务。积极推进由市级三甲医院牵头、二甲医院和社区卫生服务中心、养老机构医疗服务团队为主体的紧密医联体建设,以社区和养老机构为重点,加强高血压、脑卒中、糖尿病和老年综合征等慢性病预防和诊治,方便社区和养老机构失能失智老人就医,让他们在家门口就能享受到高质量的医疗服务。加强市级三甲医院和二甲医院对社区卫生服务中心、养老机构医疗服务团队的专业指导,建立以高血压、脑卒中、糖尿病和老年综合征为主的医联体专科团队,提升基层卫生服务机构、养老机构医疗服务团队对慢性疾病和老年综合征的诊疗水平,增加失能失智老人到社区卫生服务中心和养老机构医务室就医的积极性。加强以社区或养老机构为互联网医疗服务终端的互联网医疗建设。实现医联体对失能失智老人共病疑难病症会诊和转诊、转院服务。加强医联体医疗费用结算改革,方便失能失智老人医联体诊疗、转治和转院治疗费用结算,同时也提高医联体各方参与主体参与医联体建设的积极性,提升医联体服务失能失智老人的效率。

(四) 加强失能失智老人多病共治多学科团队建设

失能失智老人多病共治多学科团队提供全面、合理的治疗与保健医疗服务,最大程度改善与维护失能失智老人的身体功能,提高生命质量。它从老年疾病诊治及健康管理出发,既要考虑多种疾病的治疗与多重用药的合理性,又要考虑老年综合征与疾病交织、影响疾病的转归与功能康复,涉及日常保健、慢病管理、急性期及重症处理、缓和医疗、临终关怀等多个环节。它可以在传统按疾病类型分病区的基础上设置多学科特色医疗团队。

(1) 失能失智老人生活品质促进团队。针对失智失能老人照护者,这个团队可开展提高失能失智老人生活品质培训。在开展治疗的同时,对失能失智老人开展手工制作、益智游戏等活动,促进和维护失能失智老人的身体功能。

（2）老年髋部骨折围术期多学科团队。该团队可针对老年人常见髋部骨折造成的功能丧失，由多学科团队管理老年人的内科疾病和老年综合征，尽快调整好失能失智老人身体状态、缩短术前等待时间，术后加速康复训练，出院后继续功能锻炼、长期随访，形成老年髋部骨折一站式服务体系，提高失能失智老人医疗效率，让更多的失能失智老人重新站起来。

（3）预防谵妄的多学科团队。这个团队综合干预失能失智老人生活计划，减少失能失智老人术后谵妄的发生，维持或改善身体和认知功能，并缩短住院时间。

（4）老年人急性期照护团队。基于老年综合评估及管理建立失能失智老人急性期照护模式，帮助衰弱与日常生活能力急性下降的失能失智老人迅速康复。

（5）基于移动互联网的老年综合征交互式评估与干预多学科团队。对失能失智老人的老年肌少症开展早期预警、诊断和多维度干预。

（6）老年营养管理团队。通过评估失能失智老人营养不良风险，制定适宜方案，促进失能失智老人营养状况好转与功能恢复。

（7）缓和医疗与安宁疗护团队。针对疾病终末期失能失智老人践行缓和医学意识和理念，以控制症状为主，改善老人生活质量、缓解家属焦虑情绪。上述这些多病共治多学科团队成员必须包括多学科背景。如，老年科医师、护师、临床药剂师、康复师、营养师等。医务人员既要有多系统疾病的扎实处置能力，又能寻找更适合老年人的治疗方案，达到多病共治的效果。

（五）加强社区多病共治团队建设

社区医疗机构是社区居家养老的失能失智老人多重慢性疾病诊疗、配药的重要场所。但是目前社区全科医生多病共治经验严重不足。我国目前仍然沿袭传统的分学科类别独立教学方法进行全科医生培养，全科医生并未获得现实所需要的足够的多病共治理论和经验。而且，社区医疗机构缺乏多重慢性病管理社区指南，使得全科医生在失能失智老人多病共治中心有余而力不足。因此，社区多病共治工作必须加强。

其一，加强全科医生多病共治服务能力培训。加强医学院校医学生多病共治理论与实践培训，加强多学科学术交流，提升医学生毕业后从事全科医生工作的能力。加强二级、三级综合医院与社区全科医生的学术交流，请二级、三级综合医院到社区卫生服务中心开展多病共治学术讲座、会诊。社区全科医生主动追踪转诊到综合医院的失能失智老人治疗情况，学习综合医院多病共治的经验。

组织二级、三级综合医院、社区卫生服务中心多病共治医联体团队。积极开展多级联动的多病共治医疗合作。在合作中不断提升社区全科医生多病共治服务能力。

其二，组织社区多病共治多学科团队。组织以全科医生、家庭医生、专科医生、中医师、药剂师、护士等组成的以社区卫生服务中心为主的多病共治团队，结合家庭医生签约服务，以及社区康复、护理和安宁服务等，积极开展居家养老的失能失智老人多病共治服务。组织由二级或三级综合医院或专科医院、社区卫生服务中心组成的社区多病共治多学科团队。充分利用综合医院和专科医院多学科优势和多病共治服务经验，在社区开展失能失智老人多病共治服务。

其三，根据我国社区卫生服务中心功能、全科医生的工作职责，以及我国分级诊疗制度建立社区多病共治服务指南或规范。社区多病共治服务指南着重体现在三个方面。

（1）失能失智老人多病共存状态评估。根据国际通用的老年慢性病患者共病状态评估工具，如疾病指数、查尔森合并症指数、Elixhauser 共病指数、疾病累积评分量表、共存病指数等，结合我国实际情况，制定我国多病共存评估量表，对失能失智老人多病共存情况进行评估。评估结果应明确老人身体状况（包括失能失智情况、跌倒风险和衰弱情况等），还应明确老人是否存在多重用药情况、用非药物代替治疗情况、药物不良反应情况，以及老人用药依从性等。

（2）情况分析和沟通。首先要与全科医生团队进行被评估老人多病共存情况分析，特别是进行多学科分析，让不同学科的医生站在不同的学科角度提出老人多病共治的对策建议。其次，与老人及家属进行沟通。将初步治疗方案以通俗易懂的方式告知老人或其家属，听取老人或家属的意见。最后，共同协商取得初步治疗方案。

（3）决定治疗方案。在充分沟通的基础上，再次修改初步治疗方案，做出采取治疗方案在社区治疗，或是向二级或三级医院转诊的决定。

五、加强老年友善医院建设

医院是失能失智老人接受医疗服务的重要场所。医院是否对失能失智老人友善在一定程度上决定了失能失智老人卫生服务利用程度。我国政府高度重视老年友善医院建设。2020 年 12 月，国家卫生健康委发布了《关于开展建设老年友善医疗机构工作的通知》(国卫老龄函〔2020〕457号),提出要推动解决老年人在运用智能技术方面遇到的困难,优化老年人就医环境,为老年人就医提供方便,对老年人就医予以优先,并决定在全国开展建设老年友善医疗机构工作。到2021年底,50％以上综合性医院、康复医院、护理院和基层医疗机构,建设成为老年友善医疗机构;到2022年底,90％以上综合性医院、康复医院、护理院和基层医疗机构,建设成为老年友善医疗机构。2021年6月,国家卫生健康委又发布《关于实施进一步便利老年人就医举措的通知》(国卫办医函〔2021〕311号),聚焦老年人反映突出的就医问题,制定了便利老年人就医的十项举措。建设老年友善医院,就是要从文化、管理、服务、环境等方面,加快老年友善医疗机构建设,方便老年人看病就医。

(一)加强医疗机构老年友善医疗服务

1. 规范老年医学科建设和服务

二级以上综合性医院要按规范设置老年医学科,设立老年医学门诊、病房和评估室,开展老年综合评估等医疗服务,预防失能失智,识别失能失智风险因素,注重对老年综合征、衰弱、失智的评估与干预。积极开展失能失智老人多病共治服务。组织失能失智老人多病共治多学科团队,建立失能失智老人多病共治诊疗指南。积极开展失能失智老人多病共存状态评估、多重用药评估和药品不良反应评估,为失能失智老人提供多病共治解决方案。

2. 方便失能失智老人就诊服务

为失能失智老人提供多渠道预约挂号服务。完善电话、网络、现场预约等多种挂号方式,畅通老年人预约挂号渠道。根据老年人患病特点和就医实际情况,为失能失智老人提供一定比例的现场号源。医联体的核心医院向医联体内基层医疗机构预留一定比例的预约号源,方便失能失智老人通过社区预约转诊就医。建立失能失智老人就医绿色通道。鼓励医疗机构设立志愿者服务岗,明确导诊、陪诊服务人员,提供轮椅、平车等设施设备。优化失能失智老人进入医疗机构的预检流程、候诊流程、缴费和取药流程,减少失能失智老人医院就诊等待时间。推行失能失智老人出入院"一站式"服务。不断优化出入院流程,建立失能失智老人出入院绿色通道,方便失能失智老人办理住院登记、缴费、住院前检查检验预约等各类事项。在病区或住院部提供出院费用结算、出院小结打印等"一站式"服务。优化互联网医疗服务线上线下服务流程。不断优化互联网医疗服务平台的界面设计和服务功能,简化网上办理流程,为老年人提供语音引导、人工咨询等服务。逐步实现网上就医服务与医疗机构自助挂号、取号叫号、缴费、打印检验报告、取药等智能终端设备的信息联通,促进线上线下服务结合。推动通过身份证、社保卡、医保电子凭证等多介质办理就医服务,鼓励在就医场景中应用人脸识别等技术。在发展互联网医疗服务的同时,结合老年人就医需求,保留挂号、缴费、打印检验报告等人工窗口。推动通过身份证、社保卡、医保电子凭证等多介质办理就医服务,鼓励在就医场景中应用人脸识别等技术。在门诊设立标识清晰的老年人综合服务点,为老年人提供咨询、助老器具借用等综合服务。提供便利的药事服务。落实慢性病长期处方的有关要求,减少失能失智老人往返医院的次数。积极推行中药饮片代煎、药物配送、用药咨询等服务,方便失能失智老人就近配备慢性病常用药物。推行门诊智慧药房建设,推动处方系统与药房配送系统对接,减少失能失智老人取药等候时间。

3. 优化居家养老的失能失智老人医疗服务

通过签约、巡诊等多种方式为确有需要的失能失智老人提供上门诊疗、康复、照护等个性化服务。通过家庭病床、上门巡视、家庭医生签约等方式,根据《居家医疗服务参考项目(试行)》积极开展失能失智老人需求量大、医疗风险低、适宜居家操作实施的技术和服务项目。建立社区卫生服务中心、乡镇卫生院与上级医疗机构远程会诊系统,为失能失智老人提供远程会诊服务。全面落实失能失智老人健康管理和基本公共卫生服务项目,加强失能失智老人日常健康管理。

4. 加强对失能失智老人住院管理

对住院老年患者进行高风险筛查,重点开展防跌倒、肺栓塞、误吸和坠床等项目,建立风险防范措施与应急预案、高风险筛查后知情告知制度。对住院的老年患者开展综合评估和老年综合征管理,并根据老年人的特点提供膳食营养服务。鼓励患者及家属参与照护计划的制定与实施。加强专业培训,提高医务人员和陪护人员服务失能失智老人的能力。

(二) 建设老年友善环境

1. 加强医院诊疗区和住院病区适老化改造

根据失能失智老人行动不便的特点,门急诊、住院病区配备有辅助移乘设备(如轮椅、平车等),并方便取用;主出入口有方便失能失智老人上下车的临时停车区和安全标识；所有出入口、门、台阶、坡道、转弯处、轮椅坡道及信息标识系统等的设置均应符合国家标准《无障碍设计规范》(GB50763—2012)。门诊和住院病房应设置无障碍卫生间，门宽应当适宜轮椅进出。

2. 构建适老化就医环境

加强对医疗机构内不适老、不便老的设备、设施改造。医疗机构内适老标识应醒目、简明、易懂，具有良好的导向性。医疗机构内地面应防滑、无反光。适老性病房应温馨整洁。病房中应当配有时钟和提示板，温湿度适中，家具稳固。

第十六章

加强失能失智老人医疗护理

护理是失能失智老人身体功能维护和生活质量维持的重要手段。

护理分为医疗护理和生活护理。

医疗护理是指由医务人员根据疾病管理和治疗需要提供的护理服务。包括病情的观察和具体的医疗护理措施。病情的观察主要是指对体温、脉搏、呼吸、血压、瞳孔等生命体征的观察。具体的医疗护理措施包括：① 治疗护理。如退热、输液、输氧、排气、排炎、导尿等采用治疗手段时的护理。② 用药护理。督促病人用药，正确服用，观察药物不良反应等。③ 诊察护理。如化验标本的正确采集，做各类检查时的护理等。④ 心理护理。对病人的恐惧、焦虑等心理状态进行观察和抚慰，减轻病人心理压力。

生活护理是由养老服务人员根据老年人照护需求提供的日常生活护理服务。它包括：① 生活护理。照顾老人的日常起居。如洗头、口腔清洁、淋浴、更衣、辅床、修剪指(趾)甲、如厕等，以及一些必要的消毒。② 饮食护理。根据老人病种病情的需要，制作特定的病号饭，科学合理安排老人饮食，以补充足够营养，促进机体恢复。③ 休息与睡眠。创造安宁的环境，保证老人充分的休息与睡眠。

随着我国人口老龄化浪潮的到来，老年人口规模特别是失能失智老人规模迅速扩大，社会对老年护理服务的需求快速增长。与一般老年人相比，失能失智老人护理需求更为强烈，对医疗护理和生活护理均有不同程度的需要，而且，相当一部分失能失智老人既需要医疗护理，又需要生活护理。但在现实生活中，由于我国老年护理发展相对落后，失能失智老人的护理需求并没有得到相应的满足。

一、加强失能失智老人医疗护理服务

我国政府高度关注老年护理问题。根据我国人口老龄化发展态势和老年护理基本情况,我国政府发布了一系列推动我国老年护理事业发展的文件。2018年 6 月,国家卫生健康委员会、国家发展改革委、教育部、民政部、财政部、人力资源社会保障部、国家市场监督管理总局、中国银行保险监督管理委员会、国家中医药管理局、中国残联以及中央军委后勤保障部等十一部委联合发布《关于促进护理服务业改革与发展的指导意见》(国卫医发〔2018〕20 号)。2019 年 7 月,国家卫生健康委员会、财政部、国家市场监督管理总局、国家中医药管理局等四部委联合发布《关于加强医疗护理员培训和规范管理工作的通知》(国卫医发〔2019〕49 号)。2019 年 7 月,国家卫生健康委员会、中国银行保险监督管理委员会、国家中医药管理局等三部委联合发布《关于开展老年护理需求评估和规范服务工作的通知》(国卫医发〔2019〕48 号)。2019 年 12 月,国家卫生健康委、国家中医药管理局发布《关于加强老年护理服务工作的通知》(国卫办医发〔2019〕22 号)。上述文件要求全国各地积极应对人口老龄化趋势,健全完善护理服务体系,加强护理人员培养和队伍建设,创新护理服务模式,完善相关体制机制,促进护理服务业持续健康发展。其中,2018 年 6 月发布的《关于促进护理服务业改革与发展的指导意见》(国卫医发〔2018〕20 号)提出,到 2020 年要实现老年护理服务四项目标:第一,我国护理服务体系健全完善。以机构为支撑、社区为平台、居家为基础的护理服务体系基本建立,覆盖急性期诊疗、慢性期康复、稳定期照护、终末期关怀的护理服务格局基本形成。护理服务业快速增长,护理产业规模显著扩大。第二,我国护理队伍得到长足发展。护士队伍的数量、素质、能力基本能够适应卫生健康事业发展和人民群众健康需求。注册护士总数超过 445万,每千人口注册护士数超过 3.14 人,医护比不低于 1∶1.25,基层医疗机构护士总量超过 100 万。形成一支由护士和辅助型护理人员组成的护理从业人员队伍,从事老年护理、母婴护理的护理人员数量显著增加。第三,护理服务供给更加合理。医疗机构护理服务有序合理,分工协作更加紧密。护理院、护理中心、康复医疗中心、安宁疗护机构等接续性医疗机构数量显著增加,康复护理、老年护理、残疾人护理、母婴护理、安宁疗护等服务供给不断扩大。社区和居家护理服务得到进一步发展。第四,护理服务能力大幅提升。优质护理服务全覆盖,护理学科建设得到加强,专科护理水平不断提升。康复护理、中医护理、老年护理、母婴护理、居家护理和安宁疗护等服务能力有效提高,群众获得感显著增强。

从目前的情况来看,我国已基本实现上述目标。以机构为支撑、社区为平台、居家为基础的护理服务体系基本建立;由护士和辅助型护理人员组成的护理从业人员队伍发展迅速,从事老年护理工作的人员规模不断壮大;医疗护理、康复护理、养老护理等服务分工有序合理,协作紧密;老年护理能力有了较大的提高。

(一) 我国老年医疗护理工作取得的成效

一是大力增加了老年护理服务供给。

首先,增加了老年护理资源供给。提供老年护理服务的医疗机构和床位数量得到了大幅度增加。老年护理医疗资源的规划、布局已纳入"十四五"经济社会发展规划。根据辖区内老年人群(包括失能失智老人)的数量、疾病谱特点、医疗护理需求等情况,全国各地均建立覆盖老年人群疾病急性期、慢性期、康复期、长期照护期、生命终末期的护理服务体系。医疗资源丰富地区的部分一级、二级医院转型为护理院、康复医院。支持和引导社会力量举办规模化、连锁化的护理站、护理中心、康复医疗中心、安宁疗护中心,增加辖区内提供老年护理服务的医疗机构数量。有条件的基层医疗卫生机构根据需要设置和增加了老年护理服务的床位。

其次,加强了医疗机构老年护理服务供给。按照分级诊疗的要求,结合功能定位,根据老年患者疾病特点、自理能力情况以及多元化护理新需求等,增加了老年护理服务供给,特别是失能失智老人护理服务供给。积极开展老年护理服务需求评估工作,根据评估情况,按需分类,为老年患者提供专业、适宜、便捷的老年护理服务。三级医院主要为患有急危重症和疑难复杂疾病的老年患者提供专科护理服务。公立三级医院要承担辖区内老年护理技术支持、人才培训等任务,发挥帮扶和带动作用,鼓励社会力量举办的三级医院积极参与。鼓励二级医院设置老年医学科,为老年患者提供住院医疗护理服务。护理院、康复医院、护理中心、康复医疗中心等医疗机构要为诊断明确、病情稳定的老年患者提供护理服务。"呼叫中心"等服务机构为老年患者提供居家生活护理、日间生活护理服务。通过家庭医生签约服务等多种方式,为老年患者提供疾病预防、医疗护理、慢性病管理、康复护理、安宁疗护等一体化服务。社区卫生服务中心、乡镇卫生院等基层医疗卫生机构设立家庭病床、日间护理中心,积极为有需求的老年患者特别是失能失智老人提供医疗护理服务。

二是完善了医疗护理服务体系。

按照分级诊疗制度和医疗联合体建设要求,落实各级各类医疗机构功能定位,建立不同级别医院之间、医院与基层医疗机构之间、医疗机构之间科学合理的分工协作机制。通过鼓励和推动社会力量举办护理机构或者部分一级、二级医院转型等方式,激发市场活力,扩大老年护理、残疾人护理、康复护理、安宁疗护等服务供给。三级医院主要提供疑难、急危重症患者护理服务,加强护理学科建设和人才培养;二级医院等主要提供常见病、多发病护理;护理院、护理中心、康复医疗中心、安宁疗护机构、基层医疗机构等主要提供日常医疗护理、老年护理、残疾人护理、康复护理、长期照护、安宁疗护等服务。

三是创新了护理服务模式。

进一步扩大优质护理服务覆盖面。实现二级以上医院优质护理服务全覆盖,提高开展优质护理服务的其他医疗机构的比例。医院充分利用信息技术,创新护理服务模式,为患者提供全流程、无缝隙、专业便利的智慧护理服务。对住院患者全面实施责任制整体护理,为患者提供高质量护理服务。门急诊、手术室等非住院部门也应优化服务流程,开展优质护理服务。

(二)我国老年医疗护理存在的问题与对策

尽管如此,我国老年医疗护理还存在较大不足。目前我国医疗护理的现状是:医疗机构老年医疗护理服务体系、服务规范标准都已完善,但基层医疗机构尽管已经进入医疗机构医疗护理服务体系,但其医疗护理服务开展不足,设置和人员均未到位,居家和养老机构的失能失智老人无法从基层医疗机构获得便利的医疗护理,许多失能失智老人为了获得医疗护理服务不得不想办法住进综合医疗机构,甚至形成了长期"占床"的现象。目前居家和养老机构的失能失智老人的医疗护理主要是由家属/照护者来做。家属/照护者未受过医疗护理专业训练,护理过程中插口感染、用药不当等情况时有发生。因此,加快居家和养老机构失能失智老人医疗护理迫在眉睫。

一是要逐步推进医疗机构延续性护理服务。有条件的医疗机构对具有较高再入院率或对医疗护理有较高需求的出院患者提供延续性护理服务,将护理服务延伸至社区、家庭。接续性医疗机构和基层医疗机构积极为上级医院诊断明确、病情稳定的术后康复患者、慢性病患者、晚期肿瘤患者以及失能失智、完全不能自理的老年患者及残疾人等提供接续性护理服务。鼓励有条件的接续性医疗机构和基层医疗机构提供日间照护、居家护理和家庭病床。通过组建医疗联合体促进大型医院优质护理资源下沉，帮扶带动接续性医疗机构和基层护理服务能力提升。

二是大力发展社区和居家失能失智老人护理服务。医联体内二级以上医院通过建立护理联合团队、一对一传帮带、开展社区护士培训等形式，帮扶带动基层医疗机构提高护理服务能力。鼓励二级以上医院优质护理资源加入家庭医生签约团队，为社区群众提供专业化护理服务。支持护理院、护理中心以及基层医疗机构大力发展日间照护、家庭病床和居家护理服务，为长期卧床、晚期肿瘤患者、行动不便的老年人、残疾人以及其他适合在家庭条件下进行医疗护理的人群等提供居家护理服务。鼓励有资质的劳务派遣机构、家政服务机构等积极开展护理领域生活性服务，增加生活照料、挂号取药、陪伴就医、辅具租赁以及家庭照护等服务。在社区，要重点开展失能失智老人测血糖、注射、食物和尿液插管医疗护理服务。在社区卫生服务中心设立注射、食物和尿液插管门诊服务和上门服务项目，为社区失能失智老人提供门诊服务和定期上门服务，解决失能失智老人医疗护理服务困难问题。

三是加强养老机构医疗护理服务。加强养老机构内设医疗机构医疗护理能力建设。在养老机构内设医疗机构功能设置时优先考虑医疗护理项目设置。未设立医疗护理项目的养老机构内设医疗机构要逐步建立和完善医疗护理服务，争取在"十四五"期末设有医疗机构的养老机构全部具有医疗护理服务功能。加强二级、三级综合医疗机构对养老机构内设医疗机构医疗护理服务项目培训和人员培训，帮助养老机构不断提高医疗护理服务水平。

四是推动互联网＋医疗护理服务。鼓励有条件的地区和医疗机构按照要求积极探索开展"互联网＋护理服务"新型业态。结合实际合理确定"互联网＋护理服务"项目，优先为失能、高龄或行动不便的老年患者提供居家护理等服务。基层医疗机构要建立社区医疗护理中心。通过互联网平台掌握社区失能失智老人医疗护理需求，通过网上预约形式，开展护士上门医疗服务。

五是加强医疗护理"带教"。将提供老年护理服务的相关医疗机构纳入医联体建设，充分发挥大型医院优质护理资源的帮扶带动作用，借助城市医疗集团、县域医共体、专科联盟以及远程医疗等形式，帮助和指导基层医疗卫生机构、养老机构内设医疗机构开展失能失智老人医疗护理服务。

六是加强医疗护理质量安全管理。加强医疗护理规范和服务指南建设。分别制定社区门诊医疗护理服务、社区上门医疗护理服务和养老机构医疗护理服务指南,细分医疗护理服务步骤和质控要求,持续改进社区和养老机构医疗护理服务。针对不同失能失智程度,制定不同失能失智老人医疗护理重点、护理安全管理措施及责任,保障医疗护理服务过程中失能失智老人护理安全。

二、提高基层医疗护理人员服务能力

医疗护理人员缺失是当前基层(社区和养老机构)医疗护理服务不足的重要原因之一。因此,当务之急要加快我国基层医疗护理人员培养,提高基层医疗护理人员服务能力。

(一) 大力增加基层医疗护理人员供给

一是加快基层医疗机构医疗护理人员培训。重点加强二级医院、护理院(站)、护理中心、康复医院、康复医疗中心以及社区卫生服务中心、乡镇卫生院等基层医疗机构护士培训,提升其老年人常见病、多发病护理,老年心理护理等老年护理专业技术水平,特别要提高为失能失智老年人提供医疗护理服务的能力。

二是加快培训医疗护理员。2019 年 7 月国家卫生健康委员会、财政部、国家市场监督管理总局、国家中医药管理局发布的《关于加强医疗护理员培训和规范管理工作的通知》(国卫医发〔2019〕49 号)指出,根据《中华人民共和国职业分类大典(2015 年版)》,医疗护理员是医疗辅助服务人员之一,主要从事辅助护理等工作。其不属于医疗机构卫生专业技术人员。要充分发挥市场在资源配置中的决定性作用,依托辖区内具备一定条件的高等医学院校、职业院校(含技工院校)、行业学会、医疗机构、职业培训机构等承担医疗护理员培训工作,将拟从事医疗护理员工作或者正在从事医疗护理员工作的人员按照《医疗护理员培训大纲(试行)》开展培训。在强化职业素质培训过程中,将职业道德、法律安全意识以及保护服务对象隐私等纳入培训全过程,注重德技兼修。对符合条件的人员按照规定落实职业培训补贴等促进就业创业扶持政策。

三是完善医疗机构护理管理制度。修订完善护士执业管理制度,充分发挥护士在疾病预防、医疗护理、康复促进、健康管理等方面作用,促进护士职业发展。医疗机构要建立健全护理人员管理制度。在护士岗位设置、收入分配、职称评定、管理使用等方面，对编制内外人员统筹考虑。建立健全医疗机构护士绩效考核指标体系，突出岗位职责履行、工作量、服务质量、行为规范、医疗质量安全、医疗费用控制、医德医风和患者满意度等指标，将考核结果与护士岗位聘用、职称晋升、个人薪酬挂钩，做到多劳多得、优绩优酬。逐步完善激励机制，在绩效分配、职称晋升、教育培训等方面，向基层护士倾斜，调动基层护士队伍积极性。

四是完善医疗护理员制度。医疗机构应当使用培训合格的医疗护理员从事相应工作，要合法、规范用工。医疗机构可直接使用医疗护理员，并按照劳动保障相关法律法规，明确双方权利和义务，为其提供必要的职业卫生防护用品等；也可与劳务派遣机构、取得劳务派行政许可的家政服务机构签订协议，由其派遣医疗护理员并进行管理，在合同中明确双方机构管理职责和赔偿责任承担主体。在医疗机构内，医疗护理员应当在医务人员的指导下，对服务对象提供生活照护、辅助活动等服务。聘用医疗护理员的医疗机构要建立相应管理制度，明确医疗护理员的工作职责和职业守则，制订服务规范。要指定专职部门和人员负责管理，定期对医疗护理员进行在岗培训和能力评估，以工作质量和服务对象满意度为主要指标，开展服务质量监督考核，进一步规范服务行为，提高服务水平。有资质的劳务派遣机构、家政服务机构要建立健全医疗护理员管理和派遣制度，并依法缴纳社会保险费，保障其工资福利待遇等合法权益。探索建立医疗护理员分级管理机制，拓宽职业发展路径。

五是完善医疗护理相关制度。完善医疗护理服务项目招投标制度。按照公平竞争择优的原则，鼓励采用政府购买服务方式，把部分适宜的老年医疗护理服务项目交由具备条件的社会办老年护理服务机构承担。积极探索建立完善有利于老年医疗护理服务发展的收费、支付等相关保障机制，妥善解决目前医疗护理服务中已经反映出来的收费、支付问题，推动医疗护理服务发展。合理调整医疗护理服务价格。科学核算护理服务成本，合理制定和调整医疗护理服务价格，逐步理顺护理服务比价关系，体现护士技术劳动价值。推动研究核算居家医疗护理服务、长期照护服务等服务成本，合理确定服务价格，为加快发展医疗护理服务业提供政策支撑。

六是加强医疗护理安全监管。将提供失能失智老人医疗护理服务的相关医疗机构纳入医疗护理质量监测体系，加强老年医疗护理服务质量控制和行为监管。加大对老年医疗护理服务工作的指导力度，健全专项检查和第三方评估等工作机制，充分发挥社会监督的作用。对于出现重大老年医疗护理安全事件、社会反映强烈的医疗机构和人员依法依规严肃问责。按照法律法规有关规定公开区域内提供老年护理服务相关医疗机构、人员处罚等信息，并纳入全国信用信息共享平台。

（二）加强医疗护理员培训

医疗护理员是医疗机构医疗护理人员的重要补充。由于市场机制作用，医疗护理员可以灵活选择就业场所。他们可以到医疗机构工作，也可以到社区、家庭和养老机构工作。由于他们具有一定的医疗护理知识，对基层医疗护理服务开展具有积极的推动作用。但是，医疗护理员培训极为重要。如果医疗护理员在培训不到位的情况下贸然上岗，很有可能会形成失能失智老人医疗护理风险。2019 年 7 月国家卫生健康委员会、财政部、国家市场监督管理总局、国家中医药管理局发布《关于加强医疗护理员培训和规范管理工作的通知》（国卫医发〔2019〕49 号，以下简称《通知》），要求必须加强医疗护理员的培训。

《通知》规定，老年医疗护理员采用理论和实践相结合的培训方式。培训总时间不少于 150 学时，其中理论培训不少于 50 学时，实践培训不少于 100 学时。培训结束后必须达到以患者为主要服务对象的医疗护理员培训目标。同时，还应了解《中华人民共和国老年人权益保障法》；熟悉护理院（站）、护理中心、医养结合机构等相关规章制度、护理员岗位职责；熟悉老年人的常见疾病及照护要求；掌握老年人的生理、心理特点；掌握老年人生活照护特点；掌握老年人营养需求和进食原则；掌握老年人常见疾病使用药物的注意事项；掌握老年人沟通技巧和方法。

因此，老年医疗护理员的培训内容必须包括《中华人民共和国老年人权益保障法》；护理院（站）、护理中心、医养结合机构等相关规章制度和护理员岗位职责；老年人的生理、心理特点；老年人的常见疾病及照护要求；老年人的生活照护内容及要求；跌倒/坠床、意识障碍、吞咽障碍、视力/听力障碍、睡眠障碍、大小便失禁、便秘、压力性损伤、营养失调、疼痛、坠积性肺炎等情况的表现、预防和照护措施；老年人的饮食种类、营养需求、进食原则、注意事项；老年人常见疾病使用药物的注意事项；老年人沟通技巧和方法，常见心理问题的应对，异常心理行为的识别和应对措施；老年人终末期安宁疗护相关知识等。

老年医疗护理员的实践培训内容更为详细。它包括：义齿摘取、佩戴、清洗和存放；协助老年人进食/水，观察并记录异常；模拟体验，感受老年人的生活行为，给予老年人照护措施；热水袋等保暖物品和设施的使用方法及注意事项；对意识障碍、吞咽障碍、视力/听力障碍、睡眠障碍、大小便失禁、便秘、压力性损伤、营养失调、疼痛等情况进行照护和安全防护；预防跌倒、坠床、呛咳、噎食、烫伤、管路滑脱、坠积性肺炎、触电、走失等意外情况。

老年基本护理要求包括：① 了解护理对象的护理内容，及时向专业医护人员请教，使病人得到尽可能完善的护理服务。② 病人居室光线要充足，温度、湿度要适宜。③ 护理动作要迅速、轻柔，切忌生拉硬拽，避免给病人增加不必要的痛苦。④ 注意病人的卧位，姿势要舒适，除需要暴露部分外，其余部分要遮挡，注意保暖。⑤ 注意清洁操作，护理者要衣帽整洁，最好戴口罩，操作前后要用肥皂洗手。⑥ 做好心理护理，了解病人心理状态，做好解释工作。对病人要和蔼可亲，语言要温柔，使病人尽可能处于接受治疗的最佳心理状态。⑦ 护理操作完毕后，整理好病人的衣服被褥，使病人感觉舒适。⑧ 做好病情观察记录和护理记录。

三、加强失能失智老人康复服务

康复是维护失能失智老人身体功能的一项重要措施。对失能失智老人采取积极的康复措施，能促进其功能恢复，提高其生活质量。轻、中度失能失智老人通过康复治疗和护理之后，失去的一部分身体功能能够得到恢复。同时，还能保持一部分身体功能，不让其继续恶化。

目前我国失能失智老人康复主要分为两个阶段：早期康复阶段和后期康复阶段。早期康复阶段是指失能失智老人在脑卒中等心脑血管疾病突发后出现肢体障碍和精神障碍，在住院期间接受治疗时接受医院的康复治疗。主要通过运动疗法、强制性运动疗法、减重平板运动疗法、肌电生物反馈电刺激、等长收缩运动训练和有氧运动训练等方法，促进老人神经功能恢复、脑功能重塑；改善其身体功能和生存质量，延长生存期。一些轻、中度老年认知障碍患者在住院期间也会接受运动疗法、音乐疗法、电子游戏、经络磁电刺激等方法进行康复治疗。这些治疗主要在医院进行。后期康复阶段主要是指失能失智老人回到社区或养老机构之后，接受基层医疗机构康复训练或养老机构康复训练。采用的方法主要为运动疗法、针灸疗法和按摩疗法。

目前我国失能失智老人康复治疗存在的主要问题是：

第一，早期康复阶段参加康复治疗的老人非常少。大多数三级综合医院并不具备病人住院康复治疗的功能,大多数失能失智老人在病情稳定后不得不离开医院,失去了在早期康复窗口期恢复身体功能的机会。在这种情况下,大多数三级综合医院采取患者"下转"的办法,将老人转到具有康复功能的二级医院或康复专科医院,以保住老人早期康复窗口期恢复身体功能的机会。但是,老人"下转"非常困难。大多数具有康复功能的医院超负荷运转,接收患者的能力有限。"下转"的患者"下转"后的满意度也非常低,以致患者"回流"现象比较严重。北京一家三级医院的研究表明,近半数有康复治疗需求的脑卒中患者选择再次入住该院神经内科,而非转入康复专科医院,服务内容以护理照料及维持性治疗为主。

第二,后期康复阶段康复治疗手段单一,效果有限。多数患者在医院接受急性期救治后,需要长期坚持康复,以维持训练效果。然而,大多数基层医疗机构并不具备康复治疗功能。有一些社区卫生服务中心配备了康复中心,但设施单一,人员配备不足。1—2个工作人员往往负责整个康复中心的治疗工作。另外,专业指导不足,失能失智老人康复治疗不能做到有的放矢,老人难以获得长期合理的康复服务。因此,失能失智老人康复服务急需加强。

(一)加强失能失智老人康复服务供给

根据国家卫生健康委、国家发展改革委、教育部、民政局、财政局、医保局、中医药局、中国残联等八部委发布的《关于印发加快推进康复医疗工作发展意见的通知》(国卫医发〔2021〕19号)要求,逐步建立一支数量合理、素质优良的康复医疗专业队伍。到2025年,每10万人口康复医师达到8人、康复治疗师达到12人。康复医疗服务能力稳步提升,服务方式更加多元化,康复医疗服务领域不断拓展,人民群众享有全方位全周期的康复医疗服务。加强老年康复医疗服务机构和设施建设。把护理院、康复医院建设作为重点,新建一批护理院、康复医院,引导一些企业办医疗机构转为护理院、康复医院,鼓励社会力量举办护理院和康复中心。鼓励医疗资源丰富地区的部分一级、二级医院转型为护理院、康复医院。完善康复医疗工作制度、服务指南和技术规范。结合康复医疗专业特点和临床需求,制(修)订完善医疗机构康复医疗工作制度、康复医疗服务指南和技术规范等,规范临床康复服务行为,提高康复医疗服务的专业性和规范性,进一步增进医疗效果。加强康复医疗能力建设。以提升康复医疗服务能力为核心,重点加强三级综合医院康复医学科、三级中医医院康复科和三级康复医院的康复早期介入、多学科合作的康复医疗服务能力。根据失能失智老人的疾病特点和康复医疗服务迫切需求，积极推动老年神经康复、骨科康复、心肺康复、肿瘤康复、老年康复、疼痛康复、重症康复、中医康复、心理康复等学科建设，开展康复评定、康复治疗、康复指导和康复随访等服务。逐步推进康复与临床多学科合作模式。鼓励有条件的医疗机构创新开展康复医疗与外科、神经科、骨科、心血管、呼吸、重症、中医等临床相关学科紧密合作模式。以患者为中心，强化康复早期介入，推动加速康复外科建设，将康复贯穿于失能失智老人疾病诊疗全过程，提高医疗效果，促进老人快速康复和功能恢复。合理配置康复辅助器具适配设备设施，建立康复医师、康复治疗师与康复辅助器具配置人员团队合作机制，提高康复辅助器具在失能失智老人康复治疗中的作用效果。提升中医康复服务能力。充分发挥中医药在失能失智老人康复治疗中的重要作用。鼓励有条件的医疗机构积极提供中医药康复服务。加强中医药康复服务机构建设和管理，强化中医药康复专业人才培养和队伍建设，开展中医康复方案和技术规范研究，积极发展中医特色康复服务，增加基层中医康复服务供给，切实提升中医药康复服务能力和水平。

（二）加强社区和养老机构康复服务

加强接续性医疗机构建设，畅通双向转诊通道。通过新建、改（扩）建、转型发展，鼓励多方筹资建设基于社区、连锁化的康复中心和护理中心。鼓励有条件的基层医疗卫生机构根据需要设置和增加提供老年护理、康复服务的床位。鼓励有条件的地区和医疗机构开展"互联网＋护理服务"。鼓励二级及以上综合性医院提供康复医疗服务。通过为失能失智老人提供早期、系统、专业、连续的康复医疗服务，促进失能失智老人功能恢复。加强县级医院和基层医疗机构康复医疗能力建设。结合国家加强县级医院综合服务能力建设的有关要求，鼓励县级医院结合实际将康复医疗服务作为补短板强弱项的重点领域予以加强，切实提升县级医院康复医疗服务水平。依托开展社区医院建设和持续提升基层医疗服务能力的工作平台，支持有条件的基层医疗机构开设康复医疗门诊，为失能失智老人提供便捷、专业的康复医疗服务。提高基层康复医疗能力。通过医联体、对口支援、远程培训等方式，发挥优质康复医疗资源辐射和带动作用，提高康复医疗中心和社区卫生服务中心、乡镇卫生院等基层医疗机构康复医疗服务能力和水平。鼓励医联体内有条件的二级以上医院通过建立康复医疗联合团队、一对一帮带、选派康复专家定期下沉基层医疗机构出诊、查房、培训等,帮扶基层医疗机构提升康复医疗能力。同时,要加强对全科医生、家庭医生签约团队的培训,提高其康复医疗服务能力。鼓励二级及以下医院、基层医疗卫生机构与护理站建立签约合作关系,共同为居家失能老年人提供健康照护服务。支持有条件的医疗机构与养老机构内设医疗机构加强合作,提高养老机构康复水平。积极发展社区和居家康复医疗。鼓励有条件的医疗机构通过"互联网+"、家庭病床、上门巡诊等方式将机构内康复医疗服务延伸至社区和居家。支持基层医疗机构丰富和创新康复医疗服务模式,优先为失能失智老人或高龄老年人、慢性病患者、重度残疾人等有迫切康复医疗服务需求的人群提供居家康复医疗、日间康复训练、康复指导等服务。

四、加强失能失智老人安宁服务

安宁疗护,是指为疾病终末期或老年患者在临终前提供身体、心理、精神等方面的照料和人文关怀等服务,控制痛苦和不适症状,提高生命质量,帮助患者舒适、安详、有尊严地离世。安宁疗护、临终关怀、安宁和缓医疗、姑息疗法等内涵具有相似之处,我国将它们统称为安宁疗护。20 世纪 70 年代中期,美、德、法等发达国家建立起各种形式的临终关怀机构。1987 年,中国有了第一家临终关怀医院,随后,一些城市也确定试点医院,提供临终关怀床位。

安宁疗护的主要做法是:首先,临床医生诊断,患者已处于临终期,现有医疗水平不可能使其痊愈;其次,护士与家属沟通,是否接受"安宁疗护",即不进行插管、心肺复苏等无谓的、创伤性抢救,而主要针对不适症状进行处理,如针对患者的水肿、疼痛、尿失禁等症状进行疗护;随后,心理护理跟进,帮助患者平静地面对死亡,完成心愿。

临终关怀不同于安乐死。它既不促进也不延迟病人死亡。其主要任务包括对症治疗、家庭护理、缓解症状、控制疼痛、减轻或消除病人的心理负担和消极情绪。

安宁疗护主要由医生、护士、社会工作者、家属、志愿者、营养学和心理学工作者等多方面人员共同参与。近几年来,我国安宁疗护得到了较大的发展。

2015 年 11 月,国家卫生计生委、民政部、发展改革委、财政部、人力资源社会保障部、国土资源部、住房城乡建设部、全国老龄办、中医药局等九部门联合发布《关于推进医疗卫生与养老服务相结合指导意见的通知》(国办发〔2015〕84号)明确提出,建立健全医疗卫生机构与养老机构合作机制,整合医疗、康复、养老和护理资源,为老年人提供治疗期住院、康复期护理、稳定期生活照料以及临终关怀一体化的健康和养老服务。支持养老机构开展医疗服务,养老机构可根据服务需求和自身能力,按相关规定申请开办老年病医院、康复医院、护理院、中医医院、临终关怀机构等。鼓励医疗卫生机构与养老服务融合发展,统筹医疗卫生与养老服务资源布局,重点加强老年病医院、康复医院、护理院、临终关怀机构建设,提高基层医疗卫生机构康复、护理床位占比,鼓励其根据服务需求增设老年养护、临终关怀病床。

2016 年 12 月,国务院印发《"十三五"卫生与健康规划》(国发〔2016〕77 号),要求提高基层医疗卫生机构康复、护理床位占比,鼓励其根据服务需求增设老年养护、安宁疗护病床。完善治疗—康复—长期护理服务链,发展和加强康复、老年病、长期护理、慢性病管理、安宁疗护等接续性医疗机构。支持养老机构按规定开办医疗机构,开展老年病、康复、护理、中医和安宁疗护等服务。2017 年 1月,国家卫生计生委印发《关于安宁疗护中心的基本标准和管理规范(试行)的通知》《关于印发安宁疗护实践指南(试行)的通知》(国卫医发〔2017〕7 号),明确安宁疗护中心的准入标准、服务管理和操作规范。修改《医疗机构管理条例实施细则》,在医疗机构类别中增加了"安宁疗护中心",进一步加强安宁疗护机构管理。

2019 年 11 月,国家卫生健康委等八部门联合印发《关于建立完善老年健康服务体系的指导意见》(国卫老龄发〔2019〕61 号)。文件明确,要认真总结安宁疗护试点经验,稳步扩大试点。此外,营利性医疗机构可自行确定安宁疗护服务内容和收费标准。

2022 年 4 月,国家卫生健康委印发的《全国护理事业发展规划(2021—2025年)》的通知(国卫医发〔2022〕15 号)指出,加快发展安宁疗护。推动各地按照《安宁疗护中心基本标准和管理规范(试行)》,结合分级诊疗要求和辖区内群众迫切需求,着力增加安宁疗护中心和提供安宁疗护服务的床位数量。制订和修订《安宁疗护实践指南(试行)》及相关技术标准,不断规范从业人员实践行为。加快培养、培训从事安宁疗护服务的专业人员,切实提高生命终末期患者的安宁疗护质量。

2017 年,我国开展了第一批全国安宁疗护试点工作。2019 年 5 月,国家卫生健康委印发《关于开展第二批安宁疗护试点工作的通知》,在上海全市和其他省份的 71 个市区开展安宁疗护试点,安宁疗护已逐步在我国推广开展。

但是,安宁疗护在我国推广开展过程中还遇到了一系列问题。

一是观念问题。到目前为止,还有相当一部分居民不赞同安宁疗护。他们中的一些人认为,安宁疗护就是临终关怀,进入安宁疗护就是进入了等死期,不吉利。还有些人认为,亲人生病了,就是要全力抢救,哪怕是无效的抢救也值得,表明家属尽力了。进入安宁疗护,则表明家属没有尽力。

二是安宁疗护机构严重缺乏,且缺少知名度。目前二级、三级综合医院,以及社区卫生服务中心开设安宁疗护病房的机构并不多,且在社会上并没有知名度。一般居民均不知道哪个医疗机构有安宁疗护病房。

三是安宁疗护病房运行过程中遇到相当多困难。首先是收费困难。安宁疗护的医疗服务价格定价不明确,安宁疗护许多项目医保无法报销。目前大多数省份实行的医保报销政策是,患者结账出院后,由医院垫付部分报销费用,年底医保部门根据考核情况再将这一部分费用结算给医院。而医保部门考核的指标主要是医疗总费用、报销费用在总费用中的占比等。由于实行按病种付费或者定额付费等支付政策,只有医保目录内部的药物与服务项目才能享受医保报销。这就导致患者无论住多长时间的院,接受多少治疗,医保部门都是按照病种或者规定金额给医院。此外,安宁疗护病房以护理服务为主,但我国对护理服务定价较低,部分生活护理项目甚至没有出台收费标准。临终患者住院时间普遍较长,护理工作量较大,这导致医院缺乏开设安宁疗护病房的积极性。再加上公立医院普遍一床难求,开设安宁病房将影响床位周转率和使用率,这使得医院开设安宁疗护病房的积极性大打折扣。其次是多学科团队建设困难。由于安宁疗护病房收费困难,病房绩效无法体现,安宁疗护多学科团队人员激励实现困难,团队人员流动性较大,安宁疗护服务质量无法保证。

四是安宁疗护用药制度还有待于完善。许多安宁疗护中心在镇静、镇痛等药物的使用方面还遇到了许多困难。因此,未来安宁疗护工作还必须进一步加强。具体而言,应从如下几方面入手:

一是做好安宁疗护服务宣传工作。大力提倡安宁疗护,减少失能失智老人生命末期身体和精神痛苦,也减少失能失智老人家属丧亲痛苦。加强安宁疗护多学科团队工作内容宣传,让普通老百姓了解安宁疗护,熟悉安宁疗护,支持安宁疗护。同时,加强安宁疗护对国家经济利益和社会效益贡献作用的宣传。让普通老百姓知晓安宁疗护能够节约患者终末期医疗费用,提高有限医疗服务资源使用效率,并对终末期患者有精神抚慰作用。将生命教育纳入中小学校健康课程,推动安宁疗护理念得到社会广泛认可和接受。

二是增加安宁疗护服务供给。根据医疗机构的功能和定位,推动相应医疗卫生机构按照患者"充分知情、自愿选择"的原则开展安宁疗护服务,开设安宁疗护病区或床位,有条件的地方可建设安宁疗护中心,加快安宁疗护机构标准化、规范化建设。积极开展社区和居家安宁疗护服务。探索建立机构、社区和居家安宁疗护相结合的工作机制,形成畅通合理的转诊制度。在社区卫生服务中心建立安宁疗护病房或安宁疗护中心。重点为失能失智老人、高龄老人和癌症晚期老人提供安宁疗护服务。建立完善安宁疗护多学科服务模式,为疾病终末期患者提供疼痛及其他症状控制、舒适照护等服务,对患者及家属提供心理支持和人文关怀。

三是制定和完善安疗疗护相关制度。制定安宁疗护进入和用药指南。营利性医疗机构可自行确定安宁疗护服务内容和收费标准。非营利性医疗机构提供的安宁疗护服务,属于治疗、护理、检查检验等医疗服务的,按现有项目收费;属于关怀慰藉、生活照料等非医疗服务的,不作为医疗服务价格项目管理,收费标准由医疗机构自主确定。

四是建立社区和养老机构失能失智老人养老、医疗、护理、康复、安宁服务整合式服务体系。在完善老年照护统一需求评估管理和长期照护服务基础上,健全居家、社区、养老机构失能失智老人长期照护服务。加强康复护理服务。推进康复医疗重心从医院向社区延伸,逐步将社区卫生服务中心治疗床位转型为护理床位。以家庭病床服务为载体,向社区、居家和养老机构内符合标准的老年人提供上门医疗护理服务,形成社区卫生服务中心护理床位和家庭病床的有效转介,为失能失智老人提供早期、系统、专业、连续、就近、可负担的康复医疗服务。推进"互联网＋护理服务",为失能失智老人提供延续、规范的居家护理。积极开展安宁疗护服务,倡导普及优逝理念,满足失能失智老人多样化安宁疗护服务需求。

五是加强安宁疗护质量管理。加快制定安宁疗护服务指南和专家共识,严格执行安宁疗护实践指南,规范安宁疗护服务标准,不断提升安宁疗护服务质量。按照评估和观察、治疗原则、护理要点、注意事项等四步骤开展安宁疗护服务,进行老年患者症状控制(包括疼痛、呼吸困难、咳嗽、咳痰、咯血、恶心、呕吐、呕血、便血、腹胀、水肿、发热、厌食/恶病质、口干、睡眠/觉醒障碍、谵妄等症状)、舒适照护(包括:病室环境管理、床单位管理、口腔护理、肠内营养的护理、肠外营养的护理、静脉导管的维护、留置导尿管的护理、会阴护理、协助沐浴和床上擦浴、床上洗头、协助进食和饮水、排尿异常的护理、排便异常的护理、卧位护理、体位转换、轮椅与平车使用等)、心理支持和人文关怀(包括:心理社会评估、医患沟通、帮助患者应对情绪反应、尊重患者权利、社会支持系统、死亡教育、哀伤辅导等)三方面的疗护服务。

安宁疗护服务过程中要严格服务规范。

在症状控制环节,以疼痛控制为例,应遵守以下规范:

(1) 评估和观察。评估患者疼痛的部位、性质、程度、发生及持续的时间,疼痛的诱发因素、伴随症状,既往史及患者的心理反应;根据患者的认知能力和疼痛评估的目的,选择合适的疼痛评估工具,对患者进行动态的连续评估并记录疼痛控制情况。

(2) 治疗原则。① 根据世界卫生组织癌痛三阶梯止痛治疗指南,药物止痛治疗五项基本原则如下:a. 口服给药。b. 按阶梯用药。c. 按时用药。d. 个体化给药。e. 注意具体细节。② 阿片类药物是急性重度癌痛及需要长期治疗的中、重度癌痛治疗的首选药物。长期使用时,首选口服给药,有明确指征时可选用透皮吸收途径给药,也可临时皮下注射给药,必要时患者自控镇痛泵给药。③ 镇痛药物使用后,要注意预防药物的不良反应,及时调整药物剂量。结合病情给予必要的其他药物或非药物治疗,确保临床安全及镇痛效果。同时要避免突然中断阿片类药物引发戒断综合征。

(3) 护理要点。① 根据疼痛的部位协助患者采取舒适的体位。② 给予患者安静、舒适的环境。③ 遵医嘱给予止痛药,缓解疼痛症状时应当注意观察药物疗效和不良反应。④ 有针对性地开展多种形式的疼痛教育,鼓励患者主动讲述疼痛,教会患者疼痛自评方法,告知患者及家属疼痛的原因或诱因及减轻和避免疼痛的其他方法,包括音乐疗法、注意力分散法、自我暗示法等放松技巧。

(4) 注意事项。止痛治疗是安宁疗护治疗的重要部分,患者应在医务人员指导下进行止痛治疗,规律用药,不宜自行调整剂量和方案。

在舒适照护环节,以静脉导管的维护为例,应遵守以下规范:

(1) 评估和观察要点。① 评估患者静脉导管的固定情况,导管是否通畅。② 评估穿刺点局部及周围皮肤情况;查看敷料更换时间、置管时间。③ 静脉导管维护时应每日测量记录双侧上臂臂围并与置管前对照。

（2）操作要点。① 暴露穿刺部位，由导管远心端向近心端除去无菌透明敷料。② 打开换药包，戴无菌手套，消毒穿刺点及周围皮肤，消毒时应以穿刺点为中心至少擦拭 2 遍，消毒面积应大于敷料面积。③ 使用无菌透明敷料无张力粘贴固定导管；敷料外应注明的置管及更换日期、时间和操作者签名。④ 冲、封管遵循 A-C-L 原则（A：导管功能评估；C：冲管；L：封管）。每次输液前抽回血，确定导管在静脉内，给药前后生理盐水脉冲式冲管，保持导管的通畅。输液完毕使用生理盐水或肝素盐水正压封管，封管液量应 2 倍于导管＋附加装置容积。⑤ 输液接头至少每 7 天更换 1 次，如接头内有血液残留、完整性受损或取下后，应立即更换。

（3）指导要点。① 告知患者及照护者保持穿刺部位的清洁干燥，如敷料有卷曲、松动或敷料下有汗液、渗血及时通知护士。② 告知患者妥善保护体外导管部分。

（4）注意事项。① 静脉导管的维护应由经过培训的医护人员进行。② 出现液体流速不畅，使用 10 毫升及以上注射器抽吸回血，不可强行推注液体。③ 无菌透明敷料应至少每 7 天更换 1 次，如穿刺部位出现渗血、渗液等导致的敷料潮湿、卷曲、松脱或破损时应立即更换。④ 经输液接头进行输液或给药前，应使用消毒剂用力擦拭接头至少 15 秒。⑤ 注意观察中心静脉导管体外长度的变化，防止导管脱出。

在心理支持和人文关怀环节，以帮助患者应对情绪反应为例，应遵守以下规范：

（1）评估和观察。① 评估患者的心理状况和情绪反应。② 应用恰当的评估工具筛查和评估患者的焦虑、抑郁程度及有无自杀倾向。

（2）操作要点。① 鼓励患者充分表达感受。② 恰当应用沟通技巧表达对患者的理解和关怀（如：倾听、沉默、触摸等）。③ 鼓励家属陪伴，促进家属和患者的有效沟通。④ 指导患者使用放松技术减轻焦虑，如深呼吸、放松训练、听音乐等。⑤ 帮助患者寻找团体和社会的支持。⑥ 指导患者制定现实可及的目标和实现目标的计划。⑦ 如患者出现愤怒情绪，帮助查找引起愤怒的原因，给予有针对性的个体化辅导。⑧ 如患者有明显抑郁状态，请心理咨询师或治疗师进行专业干预。⑨ 如患者出现自杀倾向，应及早发现，做好防范，预防意外发生。

（3）注意事项。① 提供安宁、隐私的环境，减少外界对情绪的影响。② 尊重患者的权利，维护其尊严。③ 正确识别患者的焦虑、抑郁、恐惧和愤怒的情绪，帮助其有效应对。

第十七章

加强失能失智老人医疗保险保障

医疗保险是失能失智老人医疗服务的重要保障。到目前为止,我国已实现全民医疗保险,失能失智老人均享有城镇居民医疗保险、城镇职工医疗保险和新农合等保险。然而,失能失智老人医疗保险还存在医疗保险保障程度低、医疗保险覆盖的医疗服务项目不完全、医疗保险之外的个人支付比例过高等问题。因此,要加强失能失智老人医疗服务,必须充分运用好医疗保险这一重要工具,切实为失能失智老人提供符合个人需求的、满意的医疗服务保障。

一、加强失能失智老人就医保障

加强失能失智老人就医保障,要做好三方面的工作。一是加强医疗保险对失能失智困难老人医疗救助力度。二是要加强医疗保险对医疗项目的覆盖力度。三是要加强医疗保险对失能失智老人特殊保障功能。

(一)加强医疗保险对失能失智困难老人的医疗救助力度

失能失智困难老人医疗救助应救尽救。2021年10月国务院办公厅发布的《关于健全重特大疾病医疗保险和救助制度的意见》(国办发〔2021〕42号)提出让医疗救助公平覆盖医疗费用负担较重的失能失智困难老人。对失能失智老人中的低保对象、特困人员、低保边缘家庭成员和纳入监测范围的农村易返贫致贫人口,按规定给予救助。对不符合低保、特困人员救助供养或低保边缘家庭条件,但因高额医疗费用支出导致家庭基本生活出现严重困难的大病患者(以下称因病致贫重病患者),根据实际给予一定救助。充分利用三重制度保障,保障失能失智困难老人就医。第一，发挥基本医保主体保障功能，严格执行基本医保支付范围和标准，实施公平适度保障。第二，发挥大病保险补充保障作用。积极探索完善大病保险对失能失智老人中的低保对象、特困人员和返贫致贫人员的倾斜支付政策。第三，发挥医疗救助托底保障功能。按照"先保险后救助"的原则，对基本医保、大病保险等支付后个人医疗费用负担仍然较重的失能失智困难老人按规定实施救助，合力防范因病致贫返贫风险。完善农村易返贫致贫人口医保帮扶措施，巩固医疗保障脱贫攻坚成果，并与乡村振兴有效衔接。

妥善解决失能失智困难老人在政策范围内的基本医疗需求保障问题。救助费用主要覆盖在定点医药机构发生的住院费用、因慢性病需长期服药或患重特大疾病需长期门诊治疗的费用。由医疗救助基金支付的药品、医用耗材、诊疗项目原则上应符合国家有关基本医保支付范围的规定。基本医保、大病保险起付线以下的政策范围内个人自付费用，按规定纳入救助保障。对失能失智困难老人中的低保对象、特困人员原则上取消起付标准，其医疗费用按不低于70%的比例救助。加强门诊慢性病、特殊疾病救助保障，门诊和住院救助共用年度救助限额，统筹资金使用，着力减轻失能失智困难老人门诊慢性病、特殊疾病医疗费用负担。对规范转诊且在省域内就医的失能失智困难老人，经三重制度综合保障后政策范围内个人负担仍然较重的，给予倾斜救助。

加大农村失能失智困难老人医疗救助力度。对患大病和慢性疾病的农村失能失智困难老人进行分类救治，实行失能失智困难老人在户籍地住院先诊疗后付费。将农村失能失智困难老人全部纳入重特大疾病医疗救助范围。对突发重大疾病暂时无法获得家庭支持、基本生活陷入困境的农村失能失智困难老人，加大临时救助和慈善救助等帮扶力度。建立基本医疗保险、大病保险、疾病应急救助、医疗救助等制度的衔接机制，发挥协同互补作用，形成保障合力，切实解决农村失能失智困难老人家庭因病致贫、因病返贫问题。

建立健全以基本医疗保险为主体、多层次医疗保障为补充的全民医保体系，织密医疗保障网。加快城镇职工医疗保险、城镇居民医疗保险、新农合、大病保险和医疗救助等制度的协调整合，不断提升医疗保障待遇水平。建立慢性疾病门诊保障机制，将高血压、糖尿病等常见慢性疾病病种纳入门诊慢性疾病保障范围。提高城乡居民在基层医疗机构就诊的医保报销比例。提高高血压、糖尿病等慢性疾病在二级医院就诊的报销比例。提高大病保险待遇水平。降低失能失智困难老人大病保险起付标准。

　　加大失能失智老人医疗救助与其他生活救助的协同性。加强多部门协同，促进专项医疗救助、临时救助、支出性贫困救助和社区综合帮扶等救助措施的协同性，提升失能失智困难老年人总体救助水平。加强失能失智老人收入保障。根据国民经济增长情况，动态上调居民养老金，确保失能失智老人养老金能保持持续上升趋势。完善失能失智困难老人救助帮困制度。加强低保家庭中失能失智老人生活救助和医疗救助。

　　加强失能失智困难老人慈善医疗救助。鼓励慈善组织和其他社会组织设立大病救助项目，发挥补充救助作用。促进互联网公开募捐信息平台发展和平台间慈善资源共享，规范互联网个人大病求助平台信息发布，推行阳光救助。支持医疗救助领域社会工作服务和志愿服务发展，丰富救助服务内容。根据经济社会发展水平和各方承受能力，探索建立罕见病用药保障机制，整合医疗保障、社会救助、慈善帮扶等资源，实施综合保障。

（二）加强医疗保险对医疗项目的覆盖力度

　　积极探索医疗保险对医疗护理服务、康复服务、安宁疗护服务的支撑作用。加快医疗护理服务、康复服务、安宁疗护服务价格核算，严格医疗护理服务、康复服务、安宁疗护服务规范，尽快将医疗护理服务、康复服务、安宁疗护服务纳入医保支付范畴。同时，积极推动医养结合机构纳入医保支付范围。实现按日支付、按病种支付等多种灵活的医疗保险支付方式，推动医养结合机构发展。积极探索将失能失智老人医疗服务纳入医疗保险日间病床管理服务。明确医保支付标准，实行康复医疗、慢性精神疾病等长期住院病人按床日付费的支付方法，减少医疗资源和医保资金挤占。

（三）加强医疗保险对失能失智老人的特殊保障功能

　　探索失能失智老人医疗保险绿色通道。根据欧美一些国家的经验，设立失能失智老人专项医疗保险经费，单独核算和拨付。失能失智老人一到医院，即进入失能失智老人专项医疗保险服务通道。同时，还可以在这个绿色通道开设失能失智老人优先服务项目。如优先诊疗、优先检查、优先医疗护理、优先结账和优先取药等服务，方便失能失智老人就医。

二、加强失能失智老人用药保障

医疗药品和高值医用耗材价格虚高一直是造成失能失智老人"看病贵"的重要原因之一。因此,要解决失能失智老人"看病贵"问题必须降低医疗药品和高值医用耗材价格。近年来,我国政府大力开展医疗药品和高值医用耗材降费工作,并已取得了一定成效。

(一)降低医疗药品价格

2019 年 1 月,国务院办公厅发布《关于印发国家组织药品集中采购和使用试点方案的通知》(国办发〔2019〕2 号),要求在北京、天津、上海、重庆和沈阳、大连、厦门、广州、深圳、成都、西安等 11 个城市,从通过质量和疗效一致性评价(含按化学药品新注册分类批准上市,简称一致性评价,下同)的仿制药对应的通用名药品中遴选试点品种,国家组织药品集中采购和使用试点,实现药价明显降低,减轻患者药费负担;降低企业交易成本,净化流通环境,改善行业生态;引导医疗机构规范用药,支持公立医院改革;探索完善药品集中采购机制和以市场为主导的药品价格形成机制。

集中采购中,一致性评价是重中之重。只有通过了一致性评价的产品才能进行集采试点。一致性评价的本质是为了提升国产仿制药物的竞争力,强行用国产药物替代外资品牌药,同时减少中小型的医药生产厂家,促进资源向大中型企业聚拢。从通过一致性评价的仿制药对应的通用名药品中遴选试点品种。集中采购实质是以量换价,在试点地区公立医疗机构报送的采购量基础上,按照试点地区所有公立医疗机构年度药品总用量的 60%—70%估算采购总量,进行带量采购,量价挂钩、以量换价,形成药品集中采购价格,试点城市公立医疗机构或其代表根据上述采购价格与生产企业签订带量购销合同。剩余用量,各公立医疗机构仍可采购省级药品集中采购的其他价格适宜的挂网品种。为了缓解医疗机构的资金压力,医保向医疗机构预付至少 30%采购金,保证医疗机构和医药企业各自的资金回款。

试点城市医保支付标准与采购价协同。对于集中采购的药品,在医保目录范围内的,以集中采购价格作为医保支付标准,原则上对同一通用名下的原研药、参比制剂、通过一致性评价的仿制药,医保基金按相同的支付标准进行结算。

患者使用价格高于支付标准的药品,超出支付标准的部分由患者自付,如患者使用的药品价格与中选药品集中采购价格差异较大,可渐进调整支付标准,在2—3年内调整到位,并制定配套政策措施;患者使用价格低于支付标准的药品,按实际价格支付。在保障质量和供应的基础上,引导医疗机构和患者形成合理的用药习惯。

通过试点逐渐挤干药价水分,改善用药结构,降低医疗机构的药占比。深化医保支付方式改革,建立医保经办机构与医疗机构间"结余留用、合理超支分担"的激励机制和风险分担机制,推动医疗机构使用中选的价格适宜的药品,降低公立医疗机构运行成本。公立医疗机构医疗服务收支形成结余的,可按照"两个允许"(允许医疗卫生机构突破现行事业单位工资调控水平,允许医疗服务收入扣除成本并按规定提取各项基金后主要用于人员奖励)的要求,统筹用于人员薪酬支出。

鼓励医疗机构使用集中采购中选的药品,将中选药品使用情况纳入医疗机构和医务人员绩效考核,各有关部门和医疗机构不得以费用控制、药占比、医疗机构用药品种规格数量要求等为由影响中选药品的合理使用与供应保障。对不按规定采购、使用药品的医疗机构,在医保总额指标、对公立医院改革的奖补资金、医疗机构等级评审、医保定点资格、医疗机构负责人目标责任考核中予以惩戒。对不按规定使用药品的医务人员,按照《处方管理办法》和《医院处方点评管理规范(试行)》相应条款严肃处理。进一步完善药品临床应用指南,加强医疗机构药品使用监测,严格处方审核和处方点评,加强医师和药师宣传培训,组织开展药品临床综合评价,促进科学合理用药,保障患者用药安全。

2019年11月,国家医疗保障局发布《关于做好当前药品价格管理工作的意见》(医保发〔2019〕67号),进一步提出,发挥医保对药品价格引导作用。深化药品集中带量采购制度改革,坚持"带量采购、量价挂钩、招采合一"的方向,促使药品价格回归合理水平。探索实施按通用名制定医保药品支付标准并动态调整。健全公开透明的医保药品目录准入谈判机制。完善对定点机构协议管理,强化对医保基金支付药品的价格监管和信息披露,正面引导市场价格秩序。推进形成合理的药品差价比价关系。同种药品在剂型、规格和包装等方面存在差异的,按照治疗费用相当的原则,综合考虑临床效果、成本价值、技术水平等因素,保持合理的差价比价关系。建立价格供应异常变动监测预警机制。定期监测药品价格和供应变化情况。对价格、采购数量、配送率等出现异常变动的,通过函询约谈等手段加强日常管理。对存在价格涨幅或频次异常、区域之间或线上线下之间价格差异较大、流通环节加价明显超出合理水平、配送不到位等情况的药品，各级医疗保障部门可函询相关经营者，要求书面说明情况；对情节严重、影响恶劣的，可约谈或跨区域联合约谈相关经营者，要求其说明变化原因，提供与药品价格成本构成相关的生产、经营、财务和产品流向等资料，并分类妥善处理。涨价理由不合理、不充分的，如经营者自愿将价格调整到合理区间，应向医疗保障部门提交书面承诺函，并在承诺时间内调整到位；如拒不调整，可视情节采取提醒告诫、发布警示信息、降低信用评价、暂停挂网等措施。

集中带量采购有效降低了药品价格。第一批试点的 4 个直辖市和 7 个副省级城市首批 25 个试点药品中选价格平均降幅达到 52%。第二批中选药品价格平均下降 53%。与此同时，我国全部取消药品和耗材加成，破除以药补医的机制。

（二）降低高值医用耗材价格

在控制医疗药品价格的同时，我国开展了高值医用耗材价格控制。高值医用耗材是指直接作用于人体、对安全性有严格要求、临床使用量大、价格较高、群众费用负担重的医用耗材。近年来，我国高值医用耗材行业得到较快发展，水平不断提升，技术明显进步，在满足人民群众健康需求、促进健康产业发展等方面发挥了积极作用，但同时也出现了价格虚高、过度使用等群众反映强烈、社会关注度高的突出问题。2019 年 7 月国务院办公厅《关于印发治理高值医用耗材改革方案的通知》(国办发〔2019〕37 号)，提出理顺高值医用耗材价格体系，完善高值医用耗材全流程监督管理，净化高值医用耗材市场环境和医疗服务执业环境，支持具有自主知识产权的国产高值医用耗材提升核心竞争力，推动形成高值医用耗材质量可靠、流通快捷、价格合理、使用规范的治理格局，促进行业健康有序发展、人民群众医疗费用负担进一步减轻。

这次改革主要是将单价和资源消耗占比较高的高值医用耗材作为重点治理对象。建立高值医用耗材价格监测和集中采购管理平台，按照带量采购、量价挂钩、促进市场竞争等原则探索高值医用耗材分类集中采购。所有公立医疗机构采购高值医用耗材须在采购平台上公开交易、阳光采购。对于临床用量较大、采购金额较高、临床使用较成熟、多家企业生产的高值医用耗材，按类别探索集中采购，鼓励医疗机构联合开展带量谈判采购，积极探索跨省联盟采购。对已通过医保准入并明确医保支付标准、价格相对稳定的高值医用耗材,实行直接挂网采购。加强对医疗机构高值医用耗材实际采购量的监管。

建立高值医用耗材基本医保准入制度,实行高值医用耗材目录管理,健全目录动态调整机制,及时增补必要的新技术产品,退出不再适合临床使用的产品。逐步实施高值医用耗材医保准入价格谈判,实现"以量换价"。建立高值医用耗材产品企业报告制度,企业对拟纳入医保的产品需按规定提交相关价格、市场销量、卫生经济学评估、不良事件监测等报告,作为医保准入评审的必要依据。建立高值医用耗材医保评估管理体系和标准体系。

制定医保支付政策。结合医保基金支付能力、患者承受能力、分类集中采购情况、高值医用耗材实际市场交易价格等因素,充分考虑公立医疗机构正常运行,研究制定医保支付政策;科学制定高值医用耗材医保支付标准,并建立动态调整机制。已通过医保准入谈判的,按谈判价格确定医保支付标准。对类别相同、功能相近的高值医用耗材,探索制定统一的医保支付标准。医保基金和患者按医保支付标准分别支付高值医用耗材费用,引导医疗机构主动降低采购价格。

规范医疗服务行为,严控高值医用耗材不合理使用,完善重点科室、重点病种的临床诊疗规范和指南,严格临床路径管理,提高临床诊疗规范化水平。加强涉及高值医用耗材的手术管理,规范临床技术指导行为。使用单位将高值医用耗材规范使用纳入医务人员规范化培训和继续教育内容,严格按产品说明书、技术操作规范等要求使用。探索推进医疗机构相关从业人员职业体系和专业化队伍建设。完善高值医用耗材临床应用管理,并将其纳入公立医疗机构绩效考核评价体系。加大医疗质量抽查力度,开展重点领域专项治理行动,从严查处各级各类医疗机构高值医用耗材临床使用违规行为,建立完善相关信用评价体系。

建立高值医用耗材院内准入遴选机制,严禁科室自行采购。明确高值医用耗材管理科室,岗位责任落实到人。完善高值医用耗材使用院内点评机制和异常使用预警机制,开展对医务人员单一品牌高值医用耗材使用、单台手术高值医用耗材用量情况监测分析,对出现异常使用情况的要及时约谈相关医务人员,监测分析结果与其绩效考核挂钩。

加强医保定点医疗机构服务行为管理。将高值医用耗材使用情况纳入定点医疗机构医保服务协议内容,加强对医保医生管理,对违反医保服务协议的,通过约谈、警示、通报批评、责令限期整改以及暂停或解除协议等方式进行处理。完善医保智能审核信息系统建设,加强高值医用耗材大数据分析,对高值医用耗材使用频次高和费用大的医疗机构和医务人员进行重点监控、重点稽核、定期通报并向社会公开。建立定点医疗机构、医务人员"黑名单"制度,完善医保定点医疗机构信用评价体系。

与此同时,我国取消公立医疗机构医用耗材加成。2019 年底实现全部公立医疗机构医用耗材"零差率"销售,高值医用耗材销售价格按采购价格执行。公立医疗机构因取消医用耗材加成而减少的合理收入,通过调整医疗服务价格、财政适当补助等方式妥善解决。

通过医疗药品和高值医用耗材价格控制,诊疗不合理行为也得到了一定的控制。诊疗不合理行为包括:过度、滥用检查;过度、浪费用药;过度、浪费治疗;无指征检查、用药;甲病乙治;违规超标准收费;重复用药;拖延治疗时间;挂床继续计各种费用;抗生素滥用、输液治疗、大型医疗设备滥用;小病大养;违规转院;无医嘱计费、重复计费、套改项目计费和虚假计费等。

三、加强失能失智老人长期护理保险服务

使用医保基金,发展失能失智老人长期照护服务,是国际通行的一种做法。2016 年 6 月,国家人力资源和社会保障部发布《关于开展长期护理保险制度试点的指导意见》(人社厅发〔2016〕80 号),提出在全国 15 个城市、2 个重点联系省份开展长期护理保险制度试点。探索建立以社会互助共济方式筹集资金,为长期失能人员的基本生活照料和与基本生活密切相关的医疗护理提供资金或服务保障的社会保险制度。

长期护理保险的运作方式是,通过优化职工医保统账结构、划转职工医保统筹基金结余、调剂职工医保费率等途径筹集资金,逐步探索建立互助共济、责任共担的长期护理保险多渠道筹资机制。筹资标准根据当地经济发展水平、护理需求、护理服务成本以及保障范围和水平等因素,按照以收定支、收支平衡、略有结余的原则合理确定。建立与经济社会发展和保障水平相适应的动态筹资机制。拥有城镇职工医疗保险并通过老年人长期护理保险服务评估的参保人可以享受长期护理保险服务。长期护理保险基金按比例支付护理服务机构和护理人员为参保人提供的符合规定的护理服务所发生的费用。根据护理等级、服务提供方式等制定差别化的待遇保障政策,对符合规定的长期护理费用,医保基金支付水平总体上控制在 70% 左右,其余费用由参保人个人承担。具体待遇享受条

件和支付比例,试点地区可自行确定。同时,积极探索建立多层次长期护理保障制度。积极引导发挥社会救助、商业保险、慈善事业等的有益补充,解决不同层面护理需求。鼓励探索老年护理补贴制度,保障特定贫困老年人长期护理需求。鼓励商业保险公司开发适销对路的保险产品和服务,发展与长期护理社会保险相衔接的商业护理保险,满足多样化、多层次的长期护理保障需求。试点工作启动后,各试点地区根据自身实际情况开展了探索,取得了一系列显著成效。试点地区的失能人群享受到了长期护理保险服务,同时也推动了长期照护服务市场发展,培育了一大批市场化的专业照护组织。

目前,我国长期护理保险制度仍处于试点阶段,在制度设计、服务体系、评定标准、管理流程等方面都在探索中。一些新情况、新问题也不断从长期护理保险试点中涌现出来,急需应对。

一是部分试点地区长期护理保险筹资结构单一,过分依赖医保基金。2020年9月,国家医疗保障局、财政部发布《关于扩大长期护理保险制度试点的指导意见》(医保发〔2020〕37号),再次强调长期护理保险试点要"建立互助共济、责任共担的多渠道筹资机制"。要求筹资以单位和个人缴费为主,单位和个人缴费原则上按同比例分担,其中单位缴费基数为职工工资总额,起步阶段可从其缴纳的职工基本医疗保险费中划出,不增加单位负担;个人缴费基数为本人工资收入,可由其职工基本医疗保险个人账户代扣代缴。同时,探索可持续发展的运行机制,提升保障效能和管理水平。坚持统筹协调,做好与相关社会保障制度及商业保险的功能衔接。并且,进一步明确长期护理保险独立险种的地位。提出"坚持独立运行,着眼于建立独立险种,独立设计、独立推进。坚持保障基本,低水平起步,以收定支,合理确定保障范围和待遇标准"。在基金管理方面,长期护理保险基金管理参照现行社会保险基金有关制度执行。基金单独建账,单独核算。建立健全基金监管机制,创新基金监管手段,完善举报投诉、信息披露、内部控制、欺诈防范等风险管理制度,确保基金安全。在服务管理方面,进一步探索完善对护理服务机构和从业人员的协议管理和监督稽核等制度。做好参保缴费和待遇享受等信息的记录和管理。建立健全长期护理保险管理运行机制,明确保障范围、相关标准及管理办法。引入和完善第三方监管机制,加强对经办服务、护理服务等行为的监管。加强费用控制,实行预算管理,探索适宜的付费方式。在经办管理方面,引入社会力量参与长期护理保险经办服务,充实经办力量。同步建立绩效评价、考核激励、风险防范机制,提高经办管理服务能力和效率。健全经办规程和服务标准,优化服务流程,加强对委托经办机构的协议管理和监督检查。社会力量的经办服务费,可综合考虑服务人口、机构运行成本、工作绩效等因素,探索从长期护理保险基金中按比例或按定额支付,具体办法应在经办协议中约定。加快长期护理保险系统平台建设,推进"互联网＋"等创新技术应用,逐步实现与协议护理服务机构以及其他行业领域信息平台的信息共享和互联互通。

二是长期护理保险服务受到了老年人普遍欢迎,要求享受长期护理保险服务的老年人数量激增,加大了医保基金的支付压力。为此,《关于扩大长期护理保险制度试点的指导意见》(医保发〔2020〕37号)对长期护理保险的参保对象和保障范围、资金筹集和待遇支付作了进一步规定。① 参保对象和保障范围:长期护理保险制度试点阶段从职工基本医疗保险参保人群起步,重点解决重度失能人员基本护理保障需求,优先保障符合条件的失能老年人、重度残疾人。有条件的地方可随试点探索深入,综合考虑经济发展水平、资金筹集能力和保障需要等因素,逐步扩大参保对象范围,调整保障范围。② 资金筹集:探索建立互助共济、责任共担的多渠道筹资机制。科学测算基本护理服务相应的资金需求,合理确定本统筹地区年度筹资总额。筹资以单位和个人缴费为主,单位和个人缴费原则上按同比例分担,其中单位缴费基数为职工工资总额,起步阶段可从其缴纳的职工基本医疗保险费中划出,不增加单位负担;个人缴费基数为本人工资收入,可由其职工基本医疗保险个人账户代扣代缴。有条件的地方可探索通过财政等其他筹资渠道,对特殊困难退休职工缴费给予适当资助。建立与经济社会发展和保障水平相适应的筹资动态调整机制。③ 待遇支付:长期护理保险基金主要用于支付符合规定的机构和人员提供基本护理服务所发生的费用。经医疗机构或康复机构规范诊疗、失能状态持续6个月以上,经申请通过评估认定的失能参保人员,可按规定享受相关待遇。根据护理等级、服务提供方式等不同实行差别化待遇保障政策,鼓励使用居家和社区护理服务。对符合规定的护理服务费用,基金支付水平总体控制在70%左右。做好长期护理保险与经济困难的高龄、失能老年人补贴以及重度残疾人护理补贴等政策的衔接。

与此同时,严格规范老年照护统一需求评估。长期护理保险试点开展以来,老年照护统一需求评估一直采取地方标准。各地评估标准不一,执行标准的科学和严格程度也不一。有些试点地区还出现了评估结果时紧时松的情况,导致了医保基金支付总额波动。2019年8月,国家卫生健康委、中国银行保险监督管理委员会、国家中医药管理局等联合印发《关于开展老年护理需求评估和规范服务工作的通知》(国卫医发〔2019〕48 号),并制定了《老年人能力评估标准表(试行)《老年综合征罹患情况(试行)》《护理需求等级评定表(试行)》《护理服务需求评定表(试行)》《护理服务项目建议清单(试行)》等国家标准,要求提供老年护理服务的医院、护理院(站)、护理中心、康复医疗中心、社区卫生服务中心、乡镇卫生院、医养结合机构中的医疗机构,以及通过家庭病床、巡诊等方式为居家老年人提供上门医疗护理服务的相关医疗机构参照《老年人能力评估标准表(试行)》对需要护理服务的 60 周岁及以上老年人开展日常生活活动能力、精神状态与社会参与能力、感知觉与沟通能力评估。根据《老年综合征罹患情况(试行)》对老年人罹患跌倒(30 天内)、谵妄(30 天内)、慢性疼痛、老年帕金森综合征和痴呆等老年综合征情况进行评估。根据老年人能力和老年综合征罹患情况的评估结果,对照《护理需求等级评定表(试行)》,将老年患者护理需求分为护理 0 级(能力完好)、护理 1 级(轻度失能)、护理 2 级(中度失能)、护理 3 级(重度失能)、护理 4 级(极重度失能)5 个等级。评估过程坚持科学、严格评估。各地相关医院、护理院、护理中心、康复医疗中心、社区卫生服务中心、乡镇卫生院等医疗机构对拟提供护理服务的 60 周岁及以上老年人,可参照本评估标准开展护理需求评估。不具备评估能力的机构,可以按照"就近便利、保证质量"的原则,委托具备合法资质、有评估能力的相关医院、护理院等医疗机构或其他专业机构承担相关评估工作。评估人员应当由上述机构内经过省级护理服务需求评估专业培训,并考核合格的人员(包括医师、护士等医务人员)担任。每次至少由 2 名评估人员(至少有 1 名医师)共同完成评估。原则上,评估结果有效期为 6 个月。在评估结果有效期内,如老年人身体、能力、疾病状况发生变化,或者有效期满,医疗机构应当及时进行重新评估。与此同时,加强老年护理需求评估人员培训,提高其评估能力,确保评估工作的真实、客观、科学。

三是护理服务偏重日常生活照料,缺少医疗护理。《关于开展老年护理需求评估和规范服务工作的通知》(国卫医发〔2019〕48 号)附件中包括了《护理服务项目建议清单(试行)》,在综合各试点地区长期护理保险服务项目基础上,增加了生命体征监测、冷疗和热疗、吸氧、无创辅助通气、雾化吸入、吸痰、机械辅助排痰、气管切开护理、鼻饲、留置胃管护理、口服给药、用药指导、标本采集、导尿、留置尿管护理、灌肠、肛管排气、失禁护理、造口护理、血糖监测、胰岛素皮下注射、静脉留置针护理、静脉导管维护、输液护理、局部给药、直肠给药、压力性损伤/伤口护理、留置引流管护理等医疗护理服务项目,增加了协助选择、使用辅助器具指导、坐起训练、站立训练、行走训练、平衡训练、肢体训练、呼吸功能训练、失禁功能训练、认知训练、语言训练等康复训练内容,增加了心理评估、心理支持、心理沟通和疏导等心理护理内容,增加了刮痧、拔罐(包括留罐、闪罐、走罐、药罐)、艾灸、中药泡洗、穴位贴敷、中药外敷、中药给药护理、中医情志护理、中医饮食护理等中医护理内容。这些护理内容的增加不仅扩大了失能失智老人长期护理保险服务的服务范围,拓展了长期护理保险服务的内涵,而且比较好地解决了目前医疗护理、康复、心理护理和中医护理等项目尚未纳入医保基金,无法为失能失智老人提供服务的问题。

四是长期护理保险服务项目标准不统一,标准执行不严格,严重影响长期护理保险服务质量。在长期护理保险试点期间,长期护理保险服务项目的服务标准采用地方标准,地方标准不一致,服务管理水平不一致,许多试点地区缺乏科学、规范的长期护理保险服务质量监管。《关于开展老年护理需求评估和规范服务工作的通知》(国卫医发〔2019〕48 号)中附上了《护理服务项目建议清单(试行)》,但并未附上《护理服务项目服务规范》,使得长期护理保险服务项目内容可参照《护理服务项目建议清单(试行)》,但在服务规范上还必须执行地方标准。因此,长期护理保险试点地区必须严格规范长期护理保险服务行为。加大政府购买力度,把适合的老年护理服务项目交由具备条件的社会组织和企业承担。要对提供老年护理服务的医疗机构加大监督管理力度,将随机抽查和专项督查有机结合,充分发挥社会监督的作用,加强对老年护理服务质量控制和行为监管,确保长期护理保险服务质量和安全。同时,还要对开展老年护理需求评估和服务的机构和企业进行定期评估,通过评估及时发现问题,认真研究,积极解决,不断调整和完善医疗保险制度和长期护理保险制度。

五是长期护理保险服务形式单一,服务不方便。因此,还需要在试点过程中不断创新长期护理保险服务形式。如,上海市规定,长期护理保险服务包括 3 种形式:① 居家上门照护。是指养老服务机构,以及护理站、门诊部、社区卫生服务中心等基层医疗卫生机构和护理院,为居家的参保人员,通过上门照护形式,提供基本生活照料和与基本生活密切相关的医疗护理服务。60 周岁及以上、经评估失能程度为二至六级的参保人员,可以享受居家上门照护。试点阶段,每周上门服务的时间和频次为:评估等级为二级或三级的,每周上门服务 3 次;评估等级为四级的,每周上门服务 5 次;评估等级为五级或六级的,每周上门服务 7

次;每次上门服务时间为 1 小时。对评估等级为五级或六级接受居家照护服务的参保人员,连续接受居家照护服务 1 个月以上 6 个月(含)以下的,由其自主选择,在规定的每周 7 小时服务时间的基础上,每月增加 1 小时的服务时间或获得 40 元现金补助;连续接受居家照护服务 6 个月以上的,由其自主选择,在规定的每周 7 小时服务时间的基础上,每月增加 2 小时的服务时间或获得 80 元现金补助。对参保人员在评估有效期内发生的居家上门照护的服务费用,长期护理保险基金的支付水平为 90%。② 社区日间照护。是指养老服务机构为社区日间照护场所内的参保人员,在规定时间段,提供基本生活照料和与基本生活密切相关的医疗护理服务。评估等级为二至四级的参保人员,可以享受社区日间照护。每周接受的服务频次为:评估等级为二级或三级的参保人员,每周服务 3 天;评估等级为四级的参保人员,每周服务 5 天。对参保人员在评估有效期内发生的符合规定的社区日间照护的服务费用,长期护理保险基金的支付水平为 85%。③ 养老机构照护。是指养老机构为入住其机构内的参保人员,提供基本生活照料和与基本生活密切相关的医疗护理服务。评估等级为二至六级的参保人员,可以享受养老机构照护。对参保人员在评估有效期内发生的符合规定的养老机构照护的服务费用,长期护理保险基金的支付水平为 85%。以上做法,极大地方便了失能失智老人,受到了广大居民的欢迎。

六是长期护理保险居家护理服务监管难度较大。由于 80% 以上的失能失智老人居住在家庭,所以长期护理保险服务主要在家庭中进行。但是由于家庭地点分散,隐私性和封闭性强,长期护理保险服务质量监管难度较大。一些长期护理保险服务组织采用手机信息平台进行服务监控。但是,目前只能做到护理人员到达服务对象家和离开服务对象家的两个时间点打卡监控,护理人员的服务态度、服务质量只能通过失能失智老人家属投诉进行质量管理。由于许多失能失智老人表达有障碍,其家属又未在服务现场,因此,家属服务投诉并不能很好地起到监控现场服务质量的作用。因此,要进一步加强长期护理保险服务的信息支撑作用。大力加强长期护理保险服务信息系统建设,通过科技赋能,加强对长期护理服务质量监控,不断优化经办服务流程,实施线上评估、线上视频巡查稽核,提高长期护理保险服务人员服务责任心和服务水平。同时通过信息系统,加强服务现场场景的把握和风险管控,避免不必要的服务纠纷和伤害风险,保证失能失智老人和护理人员人身安全。加强对护理服务组织和机构的监督,建立定期的巡查及突击检查机制,及时纠正不符合业务规范的不良行为。

七是护理人员队伍建设有待提升。目前长期护理保险服务存在专业护理人员数量不足、兼职护理人员服务技能不规范等问题,迫切需要加强护理人员服务队伍建设。加强护理人员专业培训。综合各试点地区长期护理保险服务项目服务规范,尽快制定国家《护理服务项目服务规范》。按《护理服务项目服务规范》进行护理人员培训,达到护理服务规范化、程序化和科学化。加强护理人员继续培训教育。根据长期护理保险服务由试点地区地方标准向国家标准统一的要求,不断完善长期护理保险服务项目内容。同时加强护理人员对新增服务项目内容的学习培训,保持长期护理保险服务人员队伍持续健康发展。通过提高长期护理保险服务水平,保障医疗保险基金运行稳定和安全。

第十八章

失能失智老人友好社会建设

2021年11月,中共中央国务院发布《关于加强新时代老龄工作的意见》,提出在新时代要做好健全养老服务体系、完善老年人健康支撑体系、促进老年人社会参与、着力构建老年友好型社会、积极培育银发经济等5个方面老龄工作。其中,"老年友好社会建设"是第一次正式写入中央文件,充分表明老年友好社会建设在新时代老龄工作中的重要性。

"友好"是一种和谐共生的社会形态。老年友好社会是指老年人群体与自然、经济和社会发展协调可持续发展。换句话说,在老年友好社会,不会因为经济和社会高速发展而忽略老年群体的生存和发展,而且还会重点关注老年群体,推动老年群体与经济社会一起发展,共享改革开放的丰硕成果。

"友好"是一种社会发展价值观。老年友好社会体现出整个社会对老年人政策友好、权益保障友好、社会服务友好、健康支撑友好、社会参与友好、居住环境友好和社会氛围友好。不同国家和地区可以将老年友好的价值观在社会建设中全方位体现,即建设体现政策、权益保障、社会服务、健康支撑、社会参与、居住环境和社会氛围等各个方面的老年友好社会,也可以将老年友好价值观体现在某一人群中,如失能失智老人友好社会建设,或失智老人友好社会建设。同时,还可以扩大或缩小老年友好社会建设区域。如,可以开展老年友好社会建设,也可以开展老年友好社区建设。

失能失智老人友好社会是老年友好社会价值在失能失智老人群体中的重要体现。失能失智老人是老年群体中需要重点关怀的群体。政策友好、权益保障友好、社会服务友好、健康支撑友好、社会参与友好、居住环境宜居和友好、社会氛围友好对失能失智老人而言非常重要。从医疗服务角度来看,这些友好都是对失能失智老人医疗服务改善最强有力的社会支持。

失能失智老人友好社会建设的主要目的是形成支持和关怀失能失智老人的社会合力。通过调动社会一切因素，完善失能失智老人养老服务、医疗服务的政策体系、服务体系和保障体系，维持失能失智老人身体功能，延缓疾病进程，提高生活质量。因此，失能失智老人友好社会建设重点在建设内容，而不在形式。只要与失能失智老人相关的友好社会建设内容均可纳入失能失智老人友好社会建设范畴，而不必拘泥于失能失智老人友好社会固定的范式。换句话说，老年友好社会建设、老年友好社区建设、老年友好城市建设、老年认知障碍（失智）友好社区建设等均可纳入失能失智老人友好社会建设范畴。

一、失能失智老人友好社会建设实践

失能失智老人是失能老人、失智老人和既失能又失智老人等三种老人群体的统称。因老年认知障碍导致的失智问题来势凶猛，社会应对仓促，需要社会更多的理解和关怀，失能失智老人友好社会建设最初是从失智老人友好社区建设起步的。

（一）日本的实践

日本是最早开展失能失智老人友好社会建设的国家。日本失能失智老人友好社会建设基于其应对老年认知症的实践，因此，日本失能失智老人友好社会建设有两个特点：一是日本失能失智老人友好社会建设聚焦于失智老人。因为失智老人当中也包括一部分失智同时也失能的老人，但不包括单纯失能老人。二是日本失能失智老人友好社会建设被称为日本认知障碍友好社区建设。但在日本，认知障碍友好社区建设实际上包括了友好社会建设和友好社区建设两方面内容。

日本老年认知障碍友好社区建设是与日本认知症应对过程紧密相连的。在过去40年里，日本应对老年认知症的过程经过了三个阶段：① 宣传教育、加强专门照护和医疗专科服务阶段（1980年代）；② 日间照料、群居照护阶段（1990年代）；③ 友好社区建设阶段（2000年代）。

第一阶段（1980年代）：宣传教育、加强专门照护和医疗专科服务。20世纪70年代，日本显现出老年认知障碍问题，且进展迅速。1980年日本居家养老认知障碍老人为51万人，1985年达到60万人，1990年达到100万人，2010年达到 280 万人,2020 年达到 410 万人。1980 年 1 月日本成立"痴呆老人家属会"(现称"公益社团法人认知症患者和家属会"),开展全国性网络活动及家属集会活动。活动内容包括:其一,老年认知障碍预防活动。组织举办保健讲座和体检活动,加强预防容易诱发认知障碍的脑血管性疾病,鼓励老年人积极参与社会活动。其二,老年认知障碍人群服务。在全国各个保健所开展老年精神病咨询业务,定期派保健师到认知症老人家里提供认知症相关知识培训,在日托中心开展面向认知症老人家庭照护者的讲座。规定"特别养护老人之家"(老人社会福利院)等养老机构要重点接收有显著行动或精神障碍的认知症老人。在"特别养护老人之家"设立照护认知症老人的收费奖励制度,鼓励照护机构接收认知症老人。提高认知症专科病房医疗收费标准,鼓励医院设立认知症老人专科病房。在全国 59 所精神病医院设立"老年痴呆性疾病中心",为认知症老人提供咨询、诊断和治疗。尽管如此,在这一阶段,认知症老人所出现的各种症状仍然被社会看成是"行为问题"及"麻烦问题",日本这个阶段应对认知障碍的工作主要是考虑如何解决认知障碍患者给周围人带来的"麻烦",而非真正关怀老年认知症患者。

第二阶段(1990 年代):日间照料、群居照护。1990 年代,日本先后推出"黄金计划"("推进高龄者保健福利的 10 年计划")和"新黄金计划"(重新修订的"黄金计划"),全面解决认知症老人照护问题。这一阶段日本的老年认知障碍应对政策视角已经逐渐转向老年认知障碍人群。在医疗方面,在老人保健疗养院增设认知症专科病房,让需要接受机构照护的早期认知症患者也能住进老人保健疗养院。同时,提高含照护服务的老人医疗费用中公费负担比例,将老人上门护理疗护费、精神病医院住院费纳入老人公费医疗费用范围。在居家照护方面,进一步加强对居家认知障碍老人照护者的支持。将日托中心重新规划和调整为小规模认知症老人专用的日间照料中心,使其起到推广认知症老人居家养老的作用。推出"痴呆症高龄者群居公寓"(以集体生活为主,限制在 9 人以下规划的认知症老人群居公寓),运营经费由国库补贴,满足老年认知障碍人群既有集体照护,又有相对独立空间和自由的需求。

第三阶段(2000 年代):友好社区建设。2000 年代,日本实施长期照护保险制度。通过长期照护评估认定,全国需要照护的老年人中有近 50% 的老年人有认知症,在照护保险指定的养老机构中有 80% 的老人有认知症。长期照护保险制度将"认知症高龄者群居公寓"确定为长期照护保险支付对象。在"特别养护老人之家"设立了单元式照护病房(单人房间集体照护),大多数认知症老人得到基本照护。2005 年日本推出了"认识认知症的社区建设十年计划"，并将 2005 年作为"认识认知症的第一年"①，在社区全面普及认知症知识，消除社会对认知症的误解和偏见。以地方政府和各种有关团体为中心开展了"构建社区性的认知症支援体系"和"患了认知症也能安全生活的百人会议"，以及"认知症支持者的百万人游行队伍"和"患了认知症也没关系的社区建设"等宣传活动。成立了认知症患者"本人联络网"协助系统，促进认知症患者管理。至此，日本应对老年认知障碍的政策视角已完全转至老年认知障碍人群身上。不仅仅关注认知症患者的认知症状，而且关注认知症患者的切身感受，顾全患者隐私，帮助他们选择适合自己的照护方式。

日本老年认知障碍友好社区建设的基本含义是：加强社区居民对认知症的理解、对认知症患者的肯定和宽容，以利于对老年认知障碍预防、医疗、照护、生活帮助和居住等五个方面的综合性照护体系在社区确立和运转，建立一个让认知症患者真正安心的生活环境。

日本老年认知障碍友好社区建设有三个特点：

一是老年认知障碍人群视角。在老年认知障碍人群得到基本的社区综合性照护服务之后，继续推进老年认知障碍社会理解、社会宽容，增进社区居民对老年认知障碍社区综合性照护服务合理性和必要性的理解，推动社区综合性照护服务有效运转，提升老年认知障碍人群生活质量。

二是为老年认知障碍人群创造更多社会联系和良好社会关系。老年认知症中有两种突出症状。其一，中心型症状。这是一种因脑组织器质性损害所造成的记忆障碍、定位障碍、判断能力和行为能力低下的状态。医学治疗不能改善这种状态，只能通过社会帮助来减轻患者遇到的生活困惑。当他们在日常生活中遇到困难时，必须要有照护者很自然地伸出手来帮助他们。其二，周边型症状，也称为"行为、心理症状"。其症状表现为攻击性行为、喧闹、情绪不稳、徘徊等行为症状，以及坐立不安、焦躁、忧郁、幻觉和妄想等精神症状。这些周边型症状是由于患者认知功能及交流能力降低导致的难以处理好人际关系以及客观环境中各种问题所造成的，是一种并发性的不适应状态。脱水、便秘和药物副作用等都有可以诱发周边型症状。因此，建立老年认知障碍人群与周边的良好人际关系

---

① "认知症"此前多被称为"痴呆症"，但在长护险服务实施过程中，"痴呆症"名称的不利性逐渐显现。经过再三研讨，日本将"痴呆症"改为"认知症"，以消除"痴呆症"带来的社会偏见和患者病耻感，推进老年长期照护服务和老年认知障碍早期筛查、诊疗和预防。

和环境关系,可以在一定程度上预防和避免周边型症状扩大。在社区生活中,认知症患者会与居民和照护人员发生各种关系,消除人们对认知症患者的偏见和否定性看法,对于提升老年认知障碍人群生活质量非常重要。由于文化背景原因,在日本及亚洲其他国家,对老年认知障碍人群带有偏见和否定性倾向的社会认知普遍存在,人们常常误以为认知障碍是由衰老造成的,而不是疾病造成的。所以,在养老照护设施健全、照护水平较高的日本仍然会发生照护者与患者之间的冲突,甚至护理员杀死被照护老人的事件也常发生。

三是激发社区居民对老年认知障碍人群提供帮助的热情。2007 年起,日本卫生劳动部向社区提供补助金鼓励社区健全和推进社区认知症协助体系建设。各地社区开展了各具特色的社区宣传活动,提高居民对老年认知障碍的社会认知,鼓励居民主动为老年认知障碍人群提供力所能及的帮助,形成关爱老年认知障碍的社区氛围。

日本老年认知障碍友好社区建设聚焦于老年认知障碍社会认知的提升,大大帮助了由国家自上而下建立的社区综合照护服务体系的运转,成为社区综合照护服务体系不可或缺的"协助体系"。

(二) 英国的实践

英国一直被认为是开展失能失智老人友好社区建设的典范。与日本认知障碍综合友好社区建设类似,英国失能失智老人友好社会建设也是聚焦于老年认知症老人,聚焦友好社区建设,也包括了大量老年友好社会建设的内容。

英国老年认知障碍友好社区建设也是基于其应对老年认知症的实践。在开展老年认知障碍友好社区建设之前,英国已经进行了一系列卓有成效的老年认知障碍应对工作。2009 年英国出台首个应对老年认知障碍的国家政策"与失智症和谐共存",开启了全国性老年认知障碍应对。在之后的三年时间,英国在提高对老年认知障碍认识、老年认知障碍早期诊断及干预治疗等三个关键性领域努力改善老年认知障碍人群应当享受的服务质量,形成了由国家健康服务部协同各地方政府的社会服务部门、私人企业及志愿组织共同提供健康及社会护理服务的体系。这个体系包括家庭护理、日间护理以及医护人员提供的服务。其中,健康类服务包括急救护理、辅助住院护理、社交与心理健康服务;护理类服务包括设备安装调试、送餐、家庭护理、喘息服务和日间护理等。基于三年来的成果,2012 年英国卫生部发布《挑战失智症 2015》,首次提出老年认知障碍友好社区概念,并提出到 2015 年建成更多老年认知障碍友好社区及住宅的目标。2015 年,英国卫生部发布《挑战失智症 2020》,提出到 2020 年全国老年认知障碍友好社区至少覆盖全国 85 万名患者中的一半的目标。英国老年认知障碍友好社区建设目标与 2007 年世界卫生组织发布的《全球老年友好城市建设指南》老年友好城市的标准高度一致。《全球老年友好城市建设指南》指出,室外空间和建筑、交通、住所、社会参与、信息交流、老年人就业、尊老与社会包容等八条标准是判断老年友好城市的重要标准。

英国老年认知障碍友好社区的基本含义是:能够理解、尊重老年认知障碍人群,并为其提供有支持的城市及村镇社区;居住在社区的老年认知障碍人群对自己抱有信心、能够积极参与社区活动并为社区做出贡献。社区其他居民对老年认知障碍症有足够的理解和认知,不排斥老年认知障碍人群。

英国老年认知障碍友好社区建设重点是改变社区物理和社会环境,通过社区物理和社会环境的改变,实现对老年认知障碍人群的支持、尊重和理解,鼓励老年认知障碍人群在社区居住,积极参与社区活动,为社区做出贡献。

英国老年认知障碍友好社区建设有四个特点:

一是老年认知障碍人群视角。从老年认知障碍人群视角来审视社区公共设施、服务设施、街道和个人住所等物理空间环境,为其独立生活提供适宜的物理环境和社区环境。社区整体环境、住宅内部空间环境、室内与室外联系、花园和室外景观等都要从生理、心理、认知及社群等方面达到改善老年认知障碍人群健康状况的目的。在社区整体环境方面,英国失智服务发展中心 2013 年发布《为失智人群改进住宅设计》,对社区环境,从室外地面、楼栋和楼层区分、室外照明、走廊和公共区域地面、楼梯和台阶、栏杆扶手、门、标识、声环境、电梯等方面提出了设计导则,供房地产商参考。在住宅内部空间环境、室内与室外联系、花园和室外景观等方面,英国失智服务发展中心 2013 年发布《为失智人群居家环境设计的十个提示》,英国阿尔茨海默病协会 2015 年推出《让您的家更失智友好》,英国护理与康复协会和"银发联盟"2017 年联合发布《让您的家更适合失智人群居住》,为老年认知障碍人群的家人或护理者的住宅改造提供指导。而且,这些指导非常讲究细节,例如,由于失智者的记忆力与理解力受损而严重依赖视觉,因而要求住宅的平面布局应清晰并具有大量视线联系,以开放式设计为主,避免走廊和复杂流线,尽量保证在住宅内部大部分位置都能看到卫生间。住宅配备灵活的智能技术、步入式私人花园、最小化的交通空间,卧室门的位置安排保证居住者在床头能看到室内的所有区域，以增强方位感。从起居室透过玻璃门能够看到卫生间门，透过凸窗能看到室外花园和小径。厨房的橱柜均采用玻璃门以提示柜内的物品放置情况，操作台面的高度可调节等。

二是老年认知障碍友好社区建设采取政府主导、部门协作、社会参与的社会治理方式。英国卫生部、国家住房联合会、阿尔茨海默病协会、失智症行动联盟、英国护理与康复协会、失智服务发展中心、住宅学习与发展联盟等政府或民间组织一起参与老年认知障碍友好社区研究和建设工作，许多地区的基金会和企业提供了社区研究和建设经费。

三是英国老年认知障碍友好社区建设强调规范性，提倡社区建设认证与评估。其一，老年认知障碍社区认证。2015年，在英国，社区可根据其在老年认知障碍友好方面的相关工作成果，自主申报、注册老年认知障碍友好社区。阿尔茨海默病协会将依据7个标准对申请认证的社区进行审核，审核结果在"失智症之友"官方网站公布。社区在向阿尔茨海默病协会申请认证之前，对照英国标准协会的《英国失智友好社区认证准则》进行自查，确认没有问题之后再申请认证。其二，老年认知障碍友好社区建设评估。皇家城市规划研究院推荐采用"场地标准"评估工具，引导社区居民表达自己对社区整体环境的感受，从而确定社区中需要改善的部分。阿尔茨海默病协会将应用于医院和健康中心环境评估的工具引入老年认知障碍友好社区建筑环境评估。失智服务发展中心为社区内的护理设施提供专业的失智设计评估服务，其开发并改良的"失智设计评估工具"可用于评估老年认知障碍人群生活的所有物理及社会环境。失智症创新协会提供了老年认知障碍友好建筑的基本评估工具，用于指出建筑空间中可能对老年认知障碍人群造成不利影响的建筑环境因素。

四是英国老年认知障碍友好社区建设表达了一种新的理念：老年认知障碍人群能够居住在自己家中并且是社区中所有环境、设施和活动的重要参与者。英国"让失智人群充满活力地生活在一直居住的社区中"这一理念，在一定程度上改变了老年认知障碍人群必须居住在医院或养老机构才能获得较高生活质量的传统观念。

（三）世界卫生组织对各国实践的总结和推广

世界卫生组织长期关注全球老年认知障碍疾病进展。在对全球老年认知障碍友好社区建设工作证据进行总结的基础上，世界卫生组织在《2017—2025 全球失智症行动计划》中提出了关于老年认知障碍友好社区的意见和建议。

世界卫生组织关于老年认知障碍友好社会的基本定义是：老年认知障碍友好社会必须具备包容性与便利性的社区环境，并在社区环境中提供给所有人最佳的医疗服务、社会参与机会以及社会保障，以确保老年认知障碍人群、照护者及家属的生活品质与尊严。老年认知障碍友好社会的倡议包括以下共同的关键层面：维护老年认知障碍人群权益，避免老年认知症污名化，鼓励老年认知症患者的社会参与，为患者的照护者及家庭提供协助。针对文化背景及各社区特定需求，规划"认识失智症"与"失智症友好"运动，使面向老年认知症患者的医疗服务和社会服务有所提升。

世界卫生组织关于老年认知障碍友好社会建设的意见和建议有三个特点：

一是重视从全球视角看待老年认知症带来的不良后果。世界卫生组织在《2017—2025全球失智症行动计划》中指出，2015年全球失智症患者高达4 700万人，约占全球老年人口的5%；患者人数估计在2030年将增至7 500万，在2050年将达1.32亿。全球每年约有990万人罹患老年认知症，即每三秒钟新增1个病例。在非传染性疾病所导致的失能人数中，老年认知障碍占11.9%。随着全球人类平均寿命增加，这个比例还将增加。老年认知症是导致全球老年人失能及生活无法独立的主要原因，不但对患者本身，而且对照护者、家属、社区及社会均造成严重冲击。2015年老年认知症照护成本估计约为8 180亿美元，相当于全球GDP的1.1%，其中，中低收入国家老年认知症照护成本占国内GDP的0.2%，高收入国家占国内GDP的1.4%。预计到2030年时，全球老年认知症照护成本将增加2万亿美元，如此庞大的负担将危及全球社会经济发展，对医疗、社会服务，尤其是对长期照护体系造成沉重负担。

二是强调老年认知障碍疾病及应对在不同国家和地区的差异性及公平性。世界卫生组织指出，目前近60%的老年认知症患者集中于中低收入国家，且估计大部分新增的病例（71%）也位于这些地区。老年认知症医疗及社会照护成本高昂，加上因照护患者而导致家属收入减少，甚至是失业，使老年认知症患者及其家庭面临严重的财务冲击。在高收入国家，老年认知症相关成本是由非专业家庭照护（45%）和社会服务（40%）共同分担的。而在中低收入国家，社会服务成本只占15%，非专业的家庭照护负担非常重。由于未来老年认知症新增病例多数集中于中低收入国家，这将进一步扩大国家之间的不平等。

三是强调老年认知障碍人群人权和健康公平。世界卫生组织指出，老年认知症患者在预防、治疗及照护需求与实际可得的服务之间存在巨大落差。老年认知症患者得不到诊断的现象在全球普遍存在,而且确诊时通常已是病程晚期。老年认知症患者获得的长期照护(从确诊至临终)也常常是片段性的。由于大众缺乏对老年认知症的了解与认识,导致患者经常被污名化,妨碍疾病诊断及照护。不论在社区或照护机构,老年认知症患者人权经常受到忽略。患者在医疗决策过程中也总是被排除在外,患者个人意愿与希望获得的照护方式也经常不受尊重。

世界卫生组织对老年认知障碍友好社区建设的意见和建议具有较为鲜明的普适性和指导性,便于世界各国参考和借鉴。同时,世界卫生组织的意见和建议针对性仍然非常强。

一是强调老年认知障碍人群照护服务的整合性。针对当前世界大多数国家老年认知症人群医疗和照护服务缺乏整合性问题,世界卫生组织要求从老年认知症患者的居住、社区、生活辅助设施、护理之家,到医院和安宁病房,提供整合性、以人为本的照护服务。要求有系统地将照护地点从医院移向社区,建立以社区为基础、整合医疗和社会照护体系的多专业支撑网络,为老年认知症人群提供高品质照护服务以及具有实证基础的介入措施。

二是强调老年认知症人群需求和选择。针对老年认知症人群在医疗和照护服务中普遍缺乏尊重的问题,要求尊重老年认知症人群从确诊至临终过程中的自主性,为他们提供整合式、以人为本、符合不同文化、以社区为基础的医疗照护、社会心理照护、长期照护与支持,并在适当时候采纳家属与照护者的意见。

三是强调老年认知症照护者的社区支持。针对老年认知症照护者精神压力大、精神抑郁风险高的问题,要求为照护者提供便于获得、具实证基础的信息资讯、训练计划、喘息服务和其他符合其需求的资源,以增进照护者知识及照护技能。加强医疗与社会照护人员训练,及时发现并减少照护者压力。加强照护者保护,为其提供社会与身心障碍福利、制定反歧视政策和法规(如就业歧视),为其提供照护者角色以外的各种协助。

二、我国失能失智老人友好社会建设实践与挑战

(一)上海的实践

上海是我国人口老龄化率最高的城市。2018 年,全市老年认知症患者达到

20万人。从2018年开始，上海在全国率先建设老年认知症照护床位，目前已经建成5 000多张，让患有认知症的老年人在养老机构照护单元中获得专业的服务。从2019年开始，上海在全国率先开展老年认知障碍友好社区建设试点，目前试点已覆盖121个街镇。上海市编制了《老年认知障碍友好社区建设导则》《长宁区老年认知障碍友好城区建设导则》，指导试点工作科学、有序进行。在老年认知障碍友好社区试点期间，各试点单位开展健康教育，普及认知障碍知识；开展风险测评，掌握社区老年认知障碍人群的基础情况，积极实施早期干预。同时，为老年认知症患者家庭提供心理慰藉、能力提升和喘息服务等家庭支持。试点单位建立了社区老年认知障碍支持中心，建立健全老年认知障碍友好支持网络，形成了社区长效支持机制。

2020年12月，上海市人民代表大会常务委员会通过的《上海市养老服务条例》明确提出，"本市推进老年认知障碍友好社区建设，培育专业服务组织和专业人员队伍，加强认知障碍的早期预防和干预"。2021年8月上海市政府发布的《上海市国民经济和社会发展"十四五"规划》提出，老年认知障碍友好社区要实现"街镇全覆盖"。

（二）全国性实践

2020年12月，国家卫生健康委员会、全国老龄办发布《关于开展示范性全国老年友好型社区创建工作的通知》（国卫老龄发〔2020〕23号），提出探索建立老年友好型社区创建工作模式和长效机制，切实增强老年人的获得感、幸福感、安全感。到2025年，在全国建成5 000个示范性城乡老年友好型社区，到2035年，全国城乡实现老年友好型社区全覆盖。

全国老年友好型社区建设主要围绕居住环境、日常出行、老年服务、社会参与、精神生活和为老服务的科技化等6个方面开展建设。

在居住环境方面，要加大适老化改造力度。支持对老年人住房的空间布局、地面、扶手、厨房设备、如厕洗浴设备、紧急呼叫设备等进行适老化改造、维修和配备，降低老年人生活风险。要关注老年人居住安全。建立社区防火和紧急救援网络，完善老年人住宅防火和紧急救援救助功能。定期开展独居、空巢、留守、失能（含失智）、重残、计划生育特殊家庭老年人家庭用水、用电和用气等设施安全检查，对老化或损坏的设施及时进行改造维修，排除安全隐患。

在日常出行方面，要加强老年人出行安全。加强老年人住宅公共设施无障碍改造,重点对坡道、楼梯、电梯、扶手等进行改造。加强社区道路设施、休憩设施、信息化设施、服务设施等与老年人日常生活密切相关的设施和场所的无障碍建设。

在老年服务方面,要加强老年人健康管理和医疗服务。利用社区卫生服务中心(站)、乡镇卫生院等定期为老年人提供生活方式和健康状况评估、体格检查、辅助检查和健康指导等健康管理服务,为患病老年人提供基本医疗、康复护理、长期照护、安宁疗护等服务。开展老年人群营养状况监测和评价,制定满足不同老年人群营养需求的改善措施。深入推进医养结合,支持社区卫生服务机构、乡镇卫生院内部建设医养结合中心,为老年人提供多种形式的健康养老服务。利用社区日间照料中心及社会化资源为老年人提供生活照料、助餐助浴助洁、紧急救援、康复辅具租赁、精神慰藉、康复指导等多样化养老服务。建立定期巡访独居、空巢、留守、失能(含失智)、重残、计划生育特殊家庭老年人等的工作机制。

在社会参与方面,要加强老年人社会参与。引导和组织老年人参与社区建设和管理活动,支持社区老年人广泛开展自助、互助和志愿活动。为老年人和老年社会组织参与社区活动提供必要的场地、设施和经费保障,满足老年人社会参与需求。

在精神文化生活方面,鼓励社区自设老年教育学习点或与老年大学、教育机构和社会组织等合作在社区设立老年教育学习点,方便老年人就近学习。丰富老年教育内容和手段,积极开展老年人思想道德、科学普及、休闲娱乐、健康知识、艺术审美、智能生活、法律法规、家庭理财、代际沟通、生命尊严等方面的教育。

在为老服务方面,要提高为老服务的科技化水平。利用社区综合服务平台,有效对接服务供给与需求信息,加强健康养老终端设备的适老化设计与开发,为老年人提供方便的智慧健康养老服务。依托智慧网络平台和相关智能设备,为老年人的居家照护、医疗诊断、健康管理等提供远程服务及辅助技术服务。

2021年6月,根据《关于开展示范性全国老年友好型社区创建工作的通知》要求,国家卫生健康委发布《关于印发全国示范性老年友好型社区评分细则(试行)的通知》(国卫办老龄函〔2021〕303号),将《全国示范性老年友好型社区评分细则(试行)》(城镇社区)和《全国示范性老年友好型社区评分细则(试行)》(农村社区)印发至全国,供各地开展创建指导和评估验收使用。2022年2月,国家卫生健康委老龄司发布《关于开展 2022 年全国示范性老年友好型社区创建工作的通知》(国卫老龄函〔2022〕35 号)，要求在 2021 年创建工作的基础上，创建 1 000 个全国示范性老年友好型社区。"十四五"期间，全国将创建 5 000 个示范型老年友好社区，还要建一批老年友好型城市。

在大力开展示范型老年友好社区建设的同时，国家卫生健康委大力推进老年认知障碍预防、干预、治疗和社区支持工作，为老年认知障碍友好社区建设提供了强有力的政策支持框架。2019 年 9 月，国家卫生健康委发布了《阿尔茨海默病预防与干预核心信息》，提出"加强社会宣传，减少对患者的歧视，关爱患者及其家庭，建设友好的社会环境"。2020 年 9 月，国家卫生健康委发布了《探索老年痴呆防治特色服务工作方案》，提出到 2022 年，在试点地区，将公众对老年痴呆防治知识的知晓率提高到 80%。建立健全老年痴呆防治服务网络，防治服务能力显著提升，建立健全患者自我管理、家庭管理、社区管理、医院管理相结合的预防干预模式，社区(村)老年人认知功能筛查率达 80%。并提出了六项重点任务：一是加强科普宣教。要求试点地区加大社区(村)、医疗机构、老龄办、养老机构等的宣教力度，创新宣教形式，利用重阳节等重大纪念日或节日进行科普知识宣传。二是开展患者评估筛查。要求基层医疗卫生机构、养老机构、医养结合机构定期对老年人开展认知功能评估。三是开展预防干预服务。依托医联体等，在基层开展老年痴呆预防干预服务，对不同患病程度的老年人开展针对性治疗。四是建立协作服务团队。在县级及以上综合医院、精神专科医院提供专业诊疗服务资源；建立多学科协作的诊疗与照护服务团队。五是提升专业服务能力。对各级医疗卫生机构、养老机构、医养结合机构等的服务提供者开展技能培训，培养老年精神科医生。六是搭建信息共享服务平台。要求各试点地区探索搭建信息服务平台，提供科普、服务资源获取、管理治疗等服务。

(三) 我国失能失智老人友好社会建设中遇到的挑战(以老年认知障碍友好社区建设为例)

1. 老年认知障碍医疗和照护服务体系状况

医疗和照护服务体系是老年认知障碍友好社区建设的基础，也是老年认知障碍人群及家庭最原始、最根本的需求。老年认知障碍的国家应对一般都是从建立老年认知障碍医疗和照护服务体系开始。伴随着老年认知障碍国家应对不断深入，医疗和照护服务体系仍在继续健全和完善之中，老年认知障碍人群的医疗和照护服务从最初只能提供基本服务不断走向尊重患者人权、需求,让患者生活更安心、更安全。日本从 1980 年代举力应对老年认知障碍症,整个 1980 年代、1990 年代、2000 年代直至 2010 年代均在不断完善老年认知障碍医疗和照护服务体系。2000 年代开展的"提高老年认知障碍的社会认知,增进社会理解和支持"的老年认知障碍友好社区建设,在一定程度上是为了进一步和谐老年认知障碍人群的医患关系、照护和被照护关系以及社区人际互动关系,帮助提升老年认知障碍医疗和照护服务水平和质量。英国的情况也是如此。伴随着 20 世纪 70 年代欧美国家"社区复兴运动"浪潮,英国开展了大规模"社区复兴运动",基层社区医疗和照护体系在"社区复兴运动"中得到了健全和完善,加之强有力的医疗保险体制改革,英国基层卫生系统基础打得非常扎实且运转有效,为 2009 年英国应对老年认知障碍的行动打下了良好的基础。从 2009 年到 2012 年,英国只花了短短的 3 年时间就完成了老年认知障碍医疗和照护服务体系建设。自 2012 年开始,着手以社区物理空间和社区环境为主的老年认知障碍友好社区建设。英国开展老年认知障碍友好社区建设的一个重要目的就是让老年认知障碍人群回到社区。回到社区一方面是为了给患者提供一个安心生活的地方,另一方面也是为了节约医疗和照护服务费用,提高医疗和照护服务效率。英国医疗机构住院病人和养老机构老人中一半为老年认知障碍人群。老年认知障碍人群生活在社区的花费(包括健康与社会护理服务、喘息服务、康复和药物治疗)为每年 24 128 英镑,而生活在养护设施中的花费为每年 35 424 英镑。如果按照全国 5% 的老年认知障碍人群计算,让老年认知障碍人群居住在家里,推迟 1 年入住养护设施,英国每年将节约 5 500 万英镑。

我国高度重视与人口老龄化共生的老年认知障碍问题。我国 2019 年出台了《国家积极应对人口老龄化中长期规划》,提出了到 21 世纪中叶我国积极应对人口老龄化的战略性、综合性、指导性文件。2019 年,《健康中国行动(2019—2030 年)》提出到 2022 年和 2030 年实现"65 岁及以上人群老年期痴呆患病率增速下降"的应对老年认知障碍国家指标。一些人口老龄化程度较深、老年认知障碍问题凸显的省市开始着手老年认知障碍医疗和照护服务体系建设。以上海为例。上海市 2019 年人口老龄化水平为 35.2%。据上海市精神卫生中心估算,目前上海有老年认知障碍人群 20 万人。近年来,上海主要从四个方面应对老年认知障碍。第一,积极配置老年认知障碍服务资源。根据老年认知障碍人群增长趋势,2019 年上海市政府将"增加 1 000 张老年认知障碍病床"纳入市政府实事项目；上海市长期老年照护保险服务将老年认知障碍人群中的失能老人纳入长护险服务，并对家庭成员开放了"喘息服务"，以减轻家庭照护压力。《上海市深化养老服务实施方案（2010—2022 年）》提出"加强老年认知障碍照护服务"，指出"在本市老年照护统一需求评估体系框架中，探索形成老年认知障碍评估标准，建立基本情况数据库，构建分层分类的老年认知障碍干预和照护体系，研究制订相应照护设施建设、服务规范、人员培训等系列标准，培育各类从事老年认知障碍照护工作的专业组织和护理人员。通过新建、改扩建等方式，在养老服务机构中加快建设老年认知障碍照护专区及照护床位。试点开展老年认知障碍友好社区建设，普遍开展相关知识宣传，营造关爱老年认知障碍者的社会环境"。第二，医疗机构积极开展老年认知障碍筛查，加强对确诊患者的早诊治早干预。上海精神卫生中心、华山医院等医疗机构举办了多期老年认知障碍评估员培训，并开展小规模的社区老年人认知障碍筛查。第三，部分养老机构积极开展老年认知障碍病人康复和心理关怀活动。他们打破养老机构不愿招收老年认知障碍人群的传统，不仅招收老年认知障碍人群，而且尝试用音乐疗法、电子游戏疗法和怀旧疗法等方法改善老年认知障碍者的生活质量。第四，一些医疗机构积极开展老年认知障碍人群康复训练。开展了老年认知障碍者吞咽康复和防压疮、防跌倒训练，一些社区卫生中心还开展了身体机能康复训练。尽管如此，到目前为止，上海尚未形成健全的老年认知障碍医疗和照护服务体系。全国大多数省市还停留在养老服务体系建设阶段，医养结合水平还比较低，老年认知障碍医疗和照护服务体系比较薄弱。

2. 老年认知障碍的社会认知

老年认知障碍的社会认知是老年认知障碍友好社区建设的关键。老年认知障碍的社会认知影响了老年认知障碍应对国家战略，造成了不同国家和地区之间健康公平差异。老年认知障碍的社会认知影响了老年认知障碍医疗和照护服务，造成了不同老年认知障碍人群之间以及老年认知障碍人群与非老年认知障碍人群之间医疗和照护服务可获得性差异。老年认知障碍的社会认知还影响了老年认知障碍人群的社会参与，造成了老年认知障碍人群的社会排斥。正因为如此，老年认知障碍的社会认知情况催生了老年认知障碍友好社区建设需求。在老年认知障碍友好社区建设过程中，老年认知障碍社会认知影响了友好社区建设的方方面面，如资源投入、社区设计、社区建设和社会服务。在日本案例中，由于社会对老年认知障碍认识不足，影响照护者与患者沟通，影响患者病情判断和医疗措施的采纳,还会形成患者污名化、社区对患者及家庭的排斥。在英国案例中,对老年认知障碍认识不足影响社会组织特别是基金会在社区改造中的参与度,影响设计者的设计思路(到底是以患者为中心,还是以照护者照护便利为中心?)。

我国老年认知障碍的社会认知有待提升。2019年底,上海市卫生和健康发展研究中心课题组在上海市杨浦、普陀、金山和奉贤等四区开展了居民老年认知障碍社会认知调查(样本量:2 500份;调查对象:20—70岁上海市常住人口;调查方法:整群抽样)。调查结果表明:上海居民老年认知障碍知识水平较高,但对老年认知障碍人群肯定和理解的态度不明显,对老年认知障碍人群及照护者采取帮助的居民比例并不高;老年认知障碍人群病耻感比较强烈。

第一,上海居民老年认知障碍知识水平较高。其一,上海居民对与老年认知障碍相关的词汇比较熟悉。听说过以下词汇的比例为:"认知障碍"69.1%、"老年痴呆"92.6%、"阿尔茨海默病"80.2%、"血管性痴呆"25.8%、"额颞叶痴呆"10.4%、"路易体痴呆"10.4%、"失智症"44.2%。其二,对老年认知障碍一般症状比较了解,但了解不深。居民对老年认知障碍早期症状知晓率达到49.1%,对中晚期身体症状(如健忘,多次重复语言动作,不能清晰表达自己的意愿,不认识回家的路等症状)比较了解,知晓率达到65%以上,但对中晚期精神症状(如易怒,具攻击性,有幻觉和妄想,冷漠等)以及生活能力下降(如需他人协助洗澡,无法独立上厕所、吞咽困难等)知晓率较低,只占30%左右。其三,对老年认知障碍目前治疗效果比较了解。56.5%的居民知道目前老年认知障碍症不能治愈,只能延缓病情。其四,对老年认知障碍延缓措施比较了解。60%以上的居民知道"管理好血压、多运动、多用脑、积极参与社会交往、均衡膳食"等做法可以延缓早期老年认知障碍症病情发展。

第二,居民对老年认知障碍人群肯定和理解的态度不明显。62.9%的居民认为"家里有认知障碍患者这件事会是家庭的负担",25.9%居民认为"家里有认知障碍患者这件事可能会是家庭的负担",69.6%的居民表示自己对有认知障碍患者的家庭是"关心"的。

第三,对老年认知障碍人群及照护者采取帮助行动的居民比例不高。居民在户外公共场所遇到无人陪护的老年认知障碍人群,"主动上前询问是否需要帮助"的居民只占17%,"叫公共场所工作人员帮助"的占19.4%,"打电话叫警察帮助"的占17%。

第四,老年认知障碍人群病耻感比较强烈。被确诊为早期认知障碍患者后,61.5%的老人选择"对外隐瞒病情",54.8%的老人选择"远离人群,不再社交",27.3%的老人有"强烈的病耻感"。说明这些老年人并没有感受到环境的友好,而采取了自我社会排斥的态度。

3. 社区社会治理状况

老年认知障碍友好社区建设是社区建设的一个重要方面。纵观社区建设发展历史,自上而下和自下而上两种社区建设模式各有优势。自上而下的社区建设模式就是指由国家行政系统自上而下开展社区建设,由国家确立社区建设目标、建设任务。自下而上的社区建设方式就是强调社会参与的社会治理模式。交易费用学派认为社会治理在政府和市场都无法单独解决的公共问题中具有一定的比较优势。从日本、英国经验来看,老年认知障碍友好社区建设均采用社会治理方式。社会治理方式最大优点是可以集中一切社会资源和社会力量参与社区建设,但社会治理的弱点是如果治理不当,也会产生"治理困境"。一是治理能力困境。参与治理的主体均存在治理能力缺陷。如"政府失败""市场失灵""志愿失效"和个人"经济理性"等。在缺乏有效的整合机制和制度设计下,社会治理会使主体治理劣势叠加,出现更大的治理失败。二是治理行动困境。治理主体均有自己的利益和目标,他们即使认识到合作治理的好处,也不一定意味着合作是自发的和顺利的。围绕各自利益最大化,主体各方会陷入无休止的纷争中,难以达成各方认可的公共治理目标。三是治理责任困境。主体间领域的相互渗透很容易模糊主体之间的边界,造成治理责任指向不明、责任归属难等问题。因此,老年认知障碍友好社区建设取决于社区社会治理水平,如果社区社会治理水平比较低,经常出现"治理困境",那么,老年认知障碍友好社区建设很难成功。在英国案例中,由于英国社会治理比较成熟,尽管老年认知障碍友好社区建设中治理主体很多,但是政府主导有力,各方职责清晰,协同合作,英国老年认知障碍友好社区建设得卓有成效。

与日本、英国老年认知障碍友好社区建设基础相比,我国老年认知障碍友好社区建设基础相对薄弱,社区社会治理有待加强。2013年,党的十八届三中全会提出了"完善和发展中国特色社会主义制度,推进国家治理体系和治理能力现代化"的全面深化改革的总目标。具体包括如下方面:一是创新社会治理体制。坚持完善党委领导、政府主导、社会协同、公众参与、法治保障的体制机制,推进社会治理精细化。二是在发挥好政府治理作用的基础上,健全利益表达、利益协调、利益保护机制,引导群众依法行使权利、表达诉求、解决纠纷,实现政府治理和社会调节、居民自治良性互动。三是改革社会组织管理制度,鼓励和支持社会力量参与社会治理、公共服务,激发社会活力。四是深化基层组织和部门、行业依法治理,支持各类社会主体自我约束、自我管理。发挥市民公约、乡规民约、行业规章、团体章程等社会规范在社会治理中的积极作用。五是加强社会治理基础制度建设,建立国家人口基础信息库、统一社会信用代码制度和相关实名登记制度,完善社会信用体系,健全社会心理服务体系和疏导机制、危机干预机制。2017 年,党的十九大强调加强和创新社会治理领域,提出要建立共建共治共享的社会治理格局,加强社会治理的制度建设,提高社会治理社会化、法治化、智能化和专业化水平,健全公共安全、社会治安防控、社会心理服务和社区治理四个体系建设。2019 年党的十九大四中全会审议通过了《中共中央关于坚持和完善中国特色社会主义制度、推进国家治理体系和治理能力现代化若干重大问题的决定》,提出"到二〇三五年,各方面制度更加完善,基本实现国家治理体系和治理能力现代化;到新中国成立一百年时,全面实现国家治理体系和治理能力现代化,使中国特色社会主义制度更加巩固、优越性充分展现"。

伴随着我国国家治理体系和治理能力现代化进程推进,基层社区治理改革推进迅速,党委领导、政府主导、社会协同、公众参与、法治保障的社会治理模式在基层社区工作中得到广泛运用,社区社会治理正在有序向前推进。但是,由于实践时间短,各地经济社会发展水平不一,全国各地社区社会治理水平差异较大。北京、上海、广州和深圳等经济发达地区社区社会治理比较成熟,政府职能转变比较迅速,部门之间协作较好,企事业单位、社会组织和社区居民参与社区事务的热情很高,特别是以党建引领开展各类社区项目对社会吸引力大、效果好。但大多数经济不发达省市很难做到这一点。同时,经济发达地区的社区社会治理也面临着一些问题:一是社会组织发育不成熟,缺乏有实力的社会组织参与社区事务。目前许多社会组织依靠政府购买项目参与社区事务,能引入大量社会资源参与社区建设的社会组织还不多见。二是社会治理手段运用还不够熟练。许多社区项目不注重社区需求调查,不注重社会参与各方职责划分、任务落实;项目运作过程不注重成本核算,项目结束不注重项目评估,导致项目缺乏可持续性。因此,要开展失能失智老人友好社会建设,还必须加强我国社会治理建设,切实动员社会力量参与失能失智老人友好社会建设。

三、我国失能失智老人友好社会建设策略

基于我国失能失智老人友好社会建设（以老年认知障碍友好社区建设为例）遇到的挑战，我们必须有的放矢，有所为，有所不为。

（一）坚持老年友好社会建设

老年友好社会建设是失能失智老人友好社会建设的前提。只有形成全社会关心关爱老年人的社会氛围，失能失智老人才能得到社会的重点关注和照护。因此，必须做好老年友好社会建设的顶层设计，将失能失智老人友好社会建设放在老年友好社会建设的重要环节，使失能失智老人友好社会建设有落实、有抓手、有步骤。

（二）同步建设失能老人友好社会和失智老人友好社会

失智是我们在人口老龄化进程中遇到的新情况、新问题。而且，老年认知障碍不仅是一种身体状况，还是一种疾病，需要给予治疗。在老年认知障碍友好社会建设过程中，不仅会遇到老年认知障碍的社会认知问题，还会遇到药物治疗和非药物干预等一系列专业性知识和问题，因而，老年认知障碍友好社会建设专业性更强，分开建设失能友好社会和失智友好社会似乎更为合理。但事实上，这两者并不矛盾。老年友好社会建设中包括了更多有利于失能老人的信息，而老年认知障碍（失智）友好社会建设中包括了更多有利于失智老人的信息。考虑到大多数失智老人同时也是失能老人，大多数失能老人同时也是失智老人，因此，同时建设老年友好社会和老年认知障碍友好社会，更有利于全体失能失智老人。

（三）同步建设友好社会和友好社区

失能失智老人需要全社会、全方位的社会支持。如果只重视失能失智老人友好社区建设而忽视了全社会氛围的营造，那么，失能失智老人最需要的医疗服务、社会关爱等也将被忽略。

（四）提升老年健康和老年认知障碍社会认知

对老年健康和老年认知障碍的社会认知是目前影响慢性疾病管理和治疗，

以及导致老年认知障碍知晓率低、就诊率低和治疗率低的重要因素。因此,要加强全社会健康教育。提高公众对慢性疾病风险因素和风险结局的认知。加强不良生活方式干预,预防慢性疾病、老年综合征和老年认知症。做好慢性疾病管理,合理用药,延缓慢性疾病进展。提升老年认知障碍社会认知,消除认知障碍污名化、患者病耻感和社会隔离倾向。

(五)形成理解和帮助失能失智老人的社会氛围

要让对失能失智老人"友好""友善"的理念融入政策、社会事务、社区活动和社区设施等社会各个方面,在社会政策、社会事务,以及社区政策、社区活动和社区设施中体现出对失能失智老人的理解和关怀。目前社区中对失能失智老人不友好的现象在一定程度上存在。比如,许多居民反对社区使用老年认知障碍友好社区标识,担心这会影响其住房价格。还有的居民反对为失能失智老人进行社区环境改造,担心这会占用社区维修基金,影响其住房日后修缮。还有的居民担心社区失能失智老人参加社区活动,会影响社区观瞻,影响自己的心情。因此,通过提升居民社会认知水平,形成失能失智老人友好社会氛围,非常必要。

(六)完善医疗服务

医疗服务是维持失能失智老人生活质量的重要支撑。建设失能失智老人友好社会,就要完善失能失智老人医疗政策,改善失能失智老人医疗服务,加强失能失智老人医疗保障,形成失能失智老人医疗服务社会支持环境。其一,完善失能失智老人医疗政策。就是要通过政策保障失能失智老人能够享有便捷的医疗服务,负担得起医疗费用。其二,改善失能失智老人医疗服务。就是要加强失能失智老人医疗服务的便利性、有效性和可持续性。其三,加强失能失智老人医疗保障。就是要通过多层次的医疗保险制度保障失能失智老人不会因病致贫或因病返贫。其四,形成失能失智老人医疗服务社会支持环境,就是根据失智失能老人的不同特征,构建一个由居家护理、社区老年中心、养老机构、医疗护理机构四个层次组成的失智失能老人医疗服务社会支持环境体系。

(七)完善基层社区医疗和照护服务体系

医疗和照护服务体系建设涉及国家医疗制度和养老制度顶层设计和自上而下的资源配置,但失能失智老人的相当一部分医疗服务和全部的照护服务最终落实在社区。社区医疗服务和照护体系是否完善？服务是否便利？服务水平能否满足失能失智老人需求？这些都将在基层社区医疗服务和照护服务中体现出来。必须加强基层社区医疗服务和照护服务体系建设，不断提升社区医疗服务和照护服务水平。同时，还必须建设好失能失智老人社区医疗和照护信息系统。这个信息系统包括社区失能失智老人身体、精神、就医、照护状况以及对医疗和照护的需求信息，同时还包括照护者身体、精神状况及其对喘息服务的需求信息。这个信息系统与社区卫生中心居民健康档案信息系统和社区长期护理保险服务信息系统对接，通过信息共享，及时向医疗和照护服务体系提出服务需求，推动医疗和照护体系整合，让失能失智老人获得最适宜的医疗和照护服务。

（八）坚持适老化改造

英国经验表明适老化改造对老年认知障碍人群及照护者生活质量提升具有良好效果。适老化改造也必须是我国失能失智老人友好社会建设的主要内容。"老旧远"是许多老年人面临的现实困境。"老"是指老年人口，"旧"是指旧城区或衰败的农村地区，"远"是指城市远郊或农村边远山区。党的十八大以来，关注民生问题已成为全党的共识和努力的方向。面对"老旧远"的问题，中央提出开展养老服务体系建设并为老年人提供养老服务，做好旧区改造和历史风貌保护，促进"乡村振兴"。这为老年人口集聚的"旧""远"地区开展适老化改造提供了良好的制度环境和物质条件，不仅可以提升老年认知障碍人群的生活质量，更可以解决我国照护机构不足、老年认知障碍人群入住难等问题。

（九）坚持社会治理

要逐步改变单纯依靠政府财政力量建设老年友好社会的传统观念，吸引更多的社会资源，形成建设失能失智老人友好社会的合力。

在失能失智老人友好社会建设过程中，要注意运用社会治理手段和方法。建立政府主导，街道职能部门及社会组织运营，社区各方参与的核心团队。通过焦点小组方式，确定解决所关注问题的首要任务和可利用资源。确定社会参与各方的任务和职责。建立地方财政主导、社会多渠道参与的财力投入机制。建立失能失智老人友好社会建设实施办法及指导手册，实施标准化管理、专业化服务。建立日常评估、定期评估相结合的失能失智老人友好社会评估机制。

四、我国失能失智老人友好社会建设的主要内容

(一) 提升失能失智的社会认知

1. 老年健康知识宣传教育

利用各种载体和渠道,广泛开展慢性疾病、老年综合征和老年认知症的公共健康教育工作,提高广大居民对老年疾病的认知,消除恐惧与歧视,加强对失能失智老人的理解、肯定和宽容,为失能失智老人及照护者提供力所能及的帮助和支持,帮助失能失智老人及照护者积极参与社会活动和社区活动,消除社会排斥。

2. 老年疾病预防教育

通过多种形式的社区宣传教育,提高公民对老年疾病的正确认识,提升社区居民对慢性疾病、老年综合征和老年认知症患病风险因素的了解,做好预防管理工作。提升公民对慢性疾病、老年综合征和老年认知症的辨识能力,推动不良生活方式干预,使慢性疾病、老年综合征和老年认知症能得到早发现、早诊断、早干预。加强老年防跌倒、老年衰弱干预,关注老年人心理健康。

3. 形成失能失智老人社会支持氛围

将对失能失智老人和照护者"友好""友善"的理念融入各项政策、事务、活动和设施中,在政策、事务、活动和设施建设中体现对失能失智老人及照护者的理解和关怀。构建失能失智老人友好支持网络,通过邻里交流、沟通,帮助失能失智老人安心生活、安全活动。建立失能失智老人家庭服务绿色通道。

(二) 失能失智预防与干预

1. 老年失能失智风险测评

加强对引发老年人失能失智的慢性疾病、老年综合征和老年认知症的相关疾病的管理和筛查。在社区内建立慢性疾病、老年综合征和老年认知症筛查、评估、初诊和双向转诊的标准、路径与机制。通过老年人健康体检,开展跨部门、多渠道参与的引发失能失智风险的相关疾病筛查工作。建立社区认知障碍评估团队,培训专业的认知功能评估员。引入社区医生团队,形成认知障碍初诊分层机制。通过社区老年认知障碍风险测评,掌握社区老年人认知障碍情况基础数据,

建立记忆健康档案。

2. 失能失智早期干预

通过国家基本公共卫生服务项目，积极开展高血压管理、脑卒中预防、糖尿病管理等项目。为社区老年人提供类型多样、内容丰富的健康促进活动，开展防跌倒、防衰弱、防营养不良，以及肌少症康复等相关项目。为社区内的早期认知障碍老年人提供非药物干预训练或专业疗法。针对干预训练做好相应跟踪及数据对比，提升干预效率和干预效果。

3. 失能失智老人医疗服务

加强失能失智老人慢性疾病、老年综合征和老年认知症治疗与管理。根据失能失智老人多病共存情况，积极开展多学科团队医疗服务，精准治疗，合理用药，不断满足失能失智老人医疗服务需求。加强基层医疗机构失能失智老人健康管理、医疗护理、康复和安宁疗护服务，方便失能失智老人就医。加强二级、三级综合医院与社区卫生服务中心、精神卫生中心及相关医疗机构的合作，为需医疗诊治的失能失智老人提供医疗转介服务。

（三）失能失智老人及照护者支持

1. 失能失智老人支持

在全社会倡导关心关爱失能失智老人的社会氛围，不断完善失能失智老人养老照护、医疗服务、医疗护理、康复服务、安宁疗护等各方面政策，提高失能失智老人养老照护水平和医疗服务、康复服务水平。在社区日常生活、社区事务和社区活动中及时为失能失智老人提供力所能及的帮助和服务，让失能失智老人在社区或养老机构中安全、安心地生活。

2. 家庭支持

建立基于需求、分级分层的失能失智老人家庭支持功能性服务载体，提升失能失智老人服务效能。开设慢性疾病、老年综合征、老年认知症照护课堂，提升家庭照护者的专业照护能力。建立家属支持团体，促进家庭照护者之间相互分享照护经验，倾诉照护压力。着重关注家庭照护者精神健康和认知障碍预防工作，降低家庭照护者患抑郁和认知障碍的风险。为失能失智老人家庭照护者提供必要的心理慰藉和喘息服务。有效梳理社区失能失智服务资源，制作社区失能失智家庭支持手册，方便家庭了解和对接相应服务。开展社区失能失智老人家庭顾问服务，精准匹配社区服务与家庭需求。建立失能失智老人家庭顾问服务标准和规范,做好顾问团队的培养与培训。建立社区认知障碍老年人应急机制,防范认知障碍老年人走失等相关风险。

(四) 适老化改造

1. 公共环境适老化改造

大力加强城市或农村公共空间(广场、公园、餐饮场所、娱乐活动场所、银行等)适老化改造。除设立残障人士专用通道之外,还应加强公共厕所、洗手池、公共交通停车站点等设施的适老化改造,方便失能失智老人外出和参与社会活动。大力加强医疗机构老年友善医院建设,形成有利于失能失智老人就医的医疗环境。

2. 社区环境改造

根据社区失能失智老人状况,有针对性地改造可能影响失能失智老人及照护者生活质量的社区花园、社区公共空间和社区道路等社区环境。利用城市微更新契机,开发更多具有社区历史意义、便于失能失智老人社会交流的社区公共空间,强化失能失智老人社会交流,延缓失能失智发展进程。在社区内统一失能失智友好标识、友好色彩,帮助失能失智老人认识周围环境,提升视觉空间辨识度。在社区公共服务设施(如居住、交通、公共空间)中加入失能失智友好元素,方便失能失智老人使用。

3. 家庭环境改造

根据失能失智老人身体和精神状况,结合其需求,组织社会力量对失能失智老人居所进行适老化改造,增加其行走、活动和交流便利,提高其生活质量。

(五) 加强失能失智老人信息管理

1. 建立失能失智老人信息系统

掌握城市或农村失能失智老人及其照护者身体、精神、医疗和照护信息,及时调整失能失智老人养老照护和医疗资源配置。依托社区综合为老服务中心,建立"社区失能失智老人支持中心""社区老年认知障碍支持中心",发挥平台作用,合理配置资源,建立健全失能失智老人友好支持网络,形成社区长效支持机制。

2. 加强失能失智老人信息共享

一方面,将社区失能失智老人信息与社区卫生服务中心健康档案信息对接,方便家庭医生及时进行患者家庭走访和巡诊。同时，也方便家庭医生与区域医联体其他医疗机构报送患者信息，为患者获得会诊、转诊，以及调整用药和护理方案的机会。

另一方面，加强失能失智老人与长期护理保险服务机构信息系统信息共享。将社区失能失智老人信息与社区卫生服务中心健康档案信息对接，方便失能失智老人及其照护者根据患者情况调整长期护理保险服务项目内容，满足失能失智老人长期照护服务需求。

参考文献

1. 胡亦新,余小平.中国老年医疗照护:技能篇(常见疾病和老年综合征)[M].北京:人民卫生出版社,2017.

2. 黄金银,唐莹.失能失智老人整合照护[M].杭州:浙江大学出版社,2021.

3. 赵林,多田罗浩三,桂世勋.日本如何应对超高龄社会——医疗保障、社会保障对策[M].北京:知识产权出版社,2014.

4. 连菲,向立群,苗畅.英国失智友好社区:政策、设计与案例[J].世界建筑,2019,(2):104-122.

5. 世界卫生组织.2017—2025 全球失智症行动计划,2016,www.who.int/about/copyright.